现代著名老中医名著重刊丛书

第六辑

潜厂医话

遗著　杨则民

整理　董汉良　陈天祥

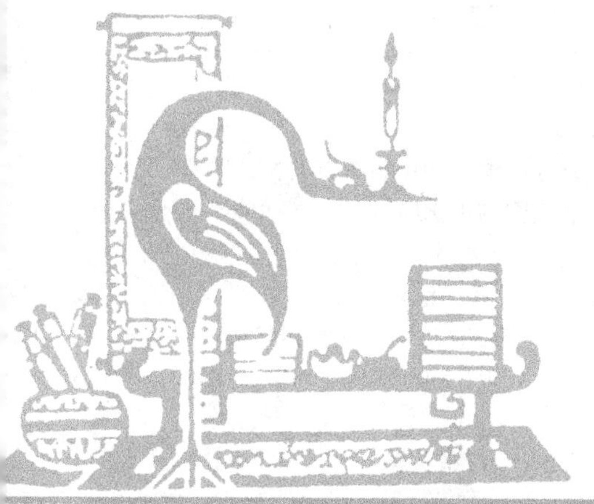

人民卫生出版社

图书在版编目（CIP）数据

潜厂医话/杨则民遗著．董汉良等整理．—北京：人民卫生出版社，2010.10

ISBN 978-7-117-13250-3

Ⅰ.①潜… Ⅱ.①杨…②董… Ⅲ.①中医学临床-经验-中国 Ⅳ.①R249

中国版本图书馆 CIP 数据核字（2010）第 184238 号

现代著名老中医名著重刊丛书

第六辑

潜厂医话

遗　　著：杨则民
整　　理：董汉良　陈天祥
出版发行：人民卫生出版社（中继线 010-59780011）
地　　址：北京市朝阳区潘家园南里 19 号
邮　　编：100021
E - mail：pmph @ pmph.com
购书热线：010-59787592　010-59787584　010-65264830
印　　刷：北京虎彩文化传播有限公司
经　　销：新华书店
开　　本：850×1168　1/32　**印张：**10
字　　数：197 千字
版　　次：2010 年 10 月第 1 版　2024 年12月第 1 版第 4 次印刷
标准书号：ISBN 978-7-117-13250-3
定　　价：22.00 元

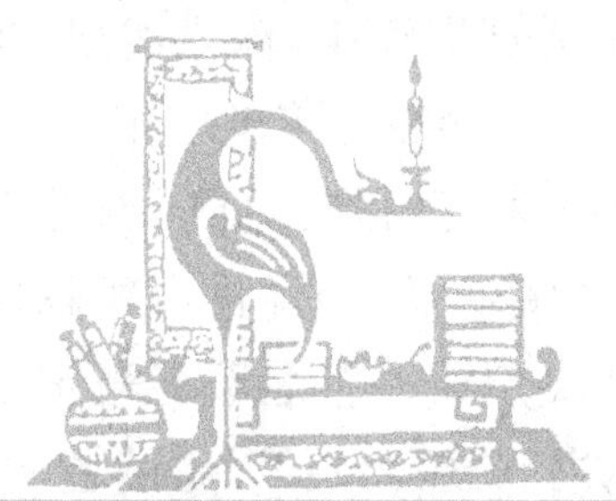

出版说明

自 20 世纪 60 年代开始，我社先后组织出版了一批著名老中医经验整理著作，包括医论医话等。半个世纪过去了，这批著作对我国现代中医学术的发展产生了积极的推动作用，整理出版著名老中医经验的重大意义正在日益彰显，这些著名老中医在我国近现代中医发展史上占有重要地位。他们当中的代表如秦伯未、施今墨、蒲辅周等著名医家，既熟通旧学，又勤修新知；既提倡继承传统中医，又不排斥西医诊疗技术的应用，在中医学发展过程中起到了承前启后的作用。这批著作多成于他们的垂暮之年，有的甚至撰写于病榻之前，无论是亲自撰述，还是口传身授，或是其弟子整理，都集中反映了他们毕生所学和临床经验之精华，诸位名老中医不吝秘术，广求传播，所秉承的正是力求为民除瘼的一片赤诚之心。诸位先贤治学严谨，厚积薄发，所述医案，辨证明晰，治必效验，不仅具有很强的临床实用性，其中也不乏具有创造性的建树；医话著作则娓娓道来，深入浅出，是学习中医的难得佳作，为近世不可多得的传世之作。

由于原版书出版的时间已久，已很难见到，部分著作甚至已成为学习中医者的收藏珍品，为促进中医临床和中医学术水平的提高，我社决定将一批名医名著编为《现代著名老中医名著重刊丛书》分辑出版，以飨读者。

第一辑收录 13 种名著：

《中医临证备要》　《施今墨临床经验集》

《蒲辅周医案》　《蒲辅周医疗经验》

《岳美中论医集》　《岳美中医案集》

《郭士魁临床经验选集——杂病证治》

《钱伯煊妇科医案》　《朱小南妇科经验选》

《赵心波儿科临床经验选编》《赵锡武医疗经验》

《朱仁康临床经验集——皮肤外科》

《张赞臣临床经验选编》

第二辑收录 14 种名著：

《中医入门》　《章太炎医论》

《冉雪峰医案》　《菊人医话》

《赵炳南临床经验集》　《刘奉五妇科经验》

《关幼波临床经验选》　《女科证治》

《从病例谈辨证论治》　《读古医书随笔》

《金寿山医论选集》　《刘寿山正骨经验》

《韦文贵眼科临床经验选》

《陆瘦燕针灸论著医案选》

第三辑收录 20 种名著：

《内经类证》　《金子久专辑》

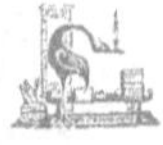

《清代名医医案精华》 《陈良夫专辑》
《清代名医医话精华》 《杨志一医论医案集》
《中医对几种急性传染病的辨证论治》
《赵绍琴临证400法》 《潘澄濂医论集》
《叶熙春专辑》 《范文甫专辑》
《临诊一得录》 《妇科知要》
《中医儿科临床浅解》 《伤寒挈要》
《金匮要略简释》 《金匮要略浅述》
《温病纵横》 《临证会要》
《针灸临床经验辑要》

第四辑收录6种名著：

《辨证论治研究七讲》
《中医学基本理论通俗讲话》
《黄帝内经素问运气七篇讲解》
《温病条辨讲解》
《医学三字经浅说》 《医学承启集》

第五辑收录19种名著：

《现代医案选》 《泊庐医案》
《上海名医医案选粹》 《治验回忆录》
《内科纲要》 《六因条辨》
《马培之外科医案》 《中医外科证治经验》
《金厚如儿科临床经验集》 《小儿诊法要义》
《妇科心得》 《妇科经验良方》
《沈绍九医话》 《著园医话》
《医学特见记》 《验方类编》
《应用验方》 《中国针灸学》

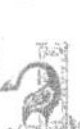

《金针秘传》

第六辑收录 11 种名著：

《温病浅谈》　《杂病原旨》

《孟河马培之医案论精要》　《东垣学说论文集》

《中医临床常用对药配伍》　《潜厂医话》

《中医膏方经验选》　《医中百误歌浅说》

《中药炮制品古今演变评述》《赵文魁医案选》

《诸病源候论养生方导引法研究》

这批名著大多于 20 世纪 60 年代前后至 90 年代初在我社出版，自发行以来一直受到读者的广泛欢迎，其中多数品种的发行量达到数十万册，在中医界产生了很大的影响，在提高中医临床水平和促进中医事业发展方面起到了极大的推动作用。

为使读者能够原汁原味地阅读名老中医原著，我们在重刊时采取尽可能保持原书原貌的原则，主要修改了原著中疏漏的少量印制错误，规范了文字用法和体例层次，在版式上则按照现在读者的阅读习惯予以编排。此外，为不影响原书内容的准确性，避免因换算造成的人为错误，对部分以往的药名、病名、医学术语、计量单位、现已淘汰的临床检测项目与方法等，均未改动，保留了原貌。对于犀角、虎骨等现已禁止使用的药品，本次重刊也未予改动，希冀读者在临证时使用相应的代用品。

人民卫生出版社
2010 年 6 月

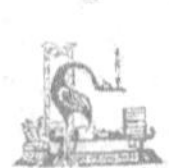

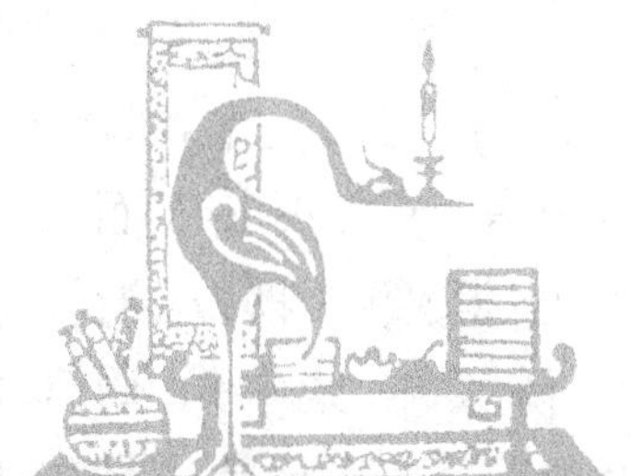

徐序

记得前人有言：宋·张季明的《医说》十卷，为我国医话首创。我意南齐·《褚氏遗书》(一卷·十篇)，其内容亦属医话之例，而文质过之，似近于论著。

在浙江，以医话行于世者，当推嘉善·黄凯钧之《友渔斋医话》，内容分："一览延龄"、"橘旁杂论"、"上池涓滴"、"肘后偶抄"、"证治指要"、"药笼小品"六种，初刻于清嘉庆壬申(1812年)，曹炳章先生《中国医学大成》亦有刊本。此以前，张志聪之《侣山堂类辨》、高世栻之《医学真传》，其写作亦是医话体，而不以医话名。后此，陆定圃撰《冷庐医话》、计寿桥撰《客尘医话》、王孟英辑魏玉璜之《柳州医话》等都是吾浙医话中之佼佼者。

在绍兴，从时间上说，张鲁峰之《馤堂医话》为领先；从质量上说，我太夫子赵晴初先生之《存存斋医话稿》二卷，是当仁不让之作。民国之际，闻何廉臣老前辈有《印岩医话》之刻，书未见，亦未访求，足征我当时求知欲之不高，及今思之，深感歉仄！

嗣后，闻浙江中医专门学校有杨则民先生，研医深，述作富；我院许勉斋老师常为予言，予心仪其人而未读其书。今年，在《浙江中医学院学报》第4期及《浙江中医杂志》第7期先后读董汉良、陈天祥、柴中元、周满泉诸医师合写的介绍杨氏学术思想文，由衷地钦佩杨先生生活在中医不被重视的旧社会，能苦心孤诣，出其学验于讲述中，的确是吾道之有心人！斯人也，如能生活在新社会，在新中国的中医政策照耀下，吾知其成就当不可估量，惜其早逝而默默无闻。

然而，犹有幸者。最近，董、陈二位医师已从杨氏遗著中，采辑其可供师法的医学名言201则，为《潜厂医话》，并加整理，披沙拣金，分为六部：一、说理，讨论医事医术者属之；二、论病，关于病因、病机、病理者属之；三、议法，治疗法则属之；四、阐方，评介古今方剂者属之；五、述药，关于药性、药理、药效者属之；六、杂论，不属上述理法方药者属之。书系后人辑前人之说，亦犹王孟英之集《柳州医话》；集腋成裘，俱不愧为浙医盛事。使杨先生散见于讲义、杂著的议论，得董、陈二位医师整理，辑成《潜厂医话》而传诸世，我亦得读杨氏之书而仰见其为人。

古有说："莫为之前，虽美勿彰；莫为之后，虽盛勿传。"吾于杨先生之医话亦云。

公元1981年10月　绍兴徐荣斋书于浙江中医学院

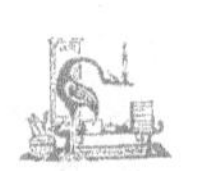

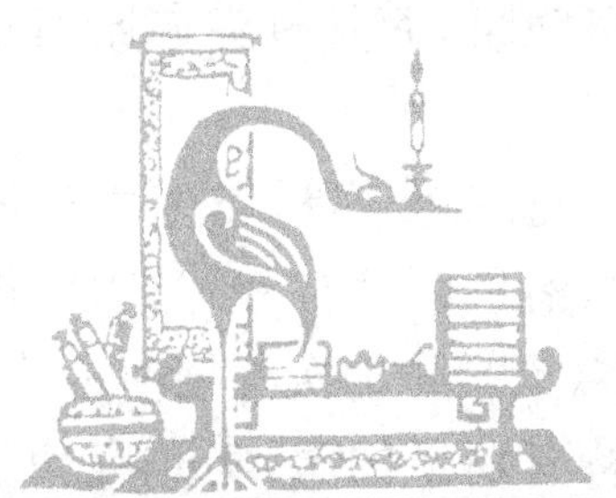

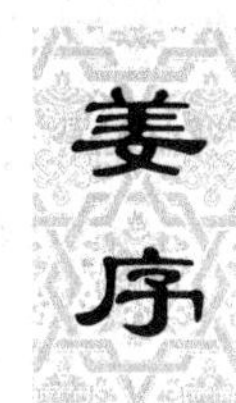

姜序

抗战期间，上海汪浩权先生为医报征稿，因得神交杨则民先生。此后，汪先生编论医集，得读杨先生《内经》之辩证法。杨先生以为对非议中医者不能持科学与争，当以哲学争之。盖《内经》之指导思想实为一种朴素唯物辩证法，此方法指导中医临床亦两千年。中医之所以在无现代科学可以利之时，即以此指导临床。历代医家之所以重视《内经》，强调为医者必读《内经》者以此。杨先生当时亦受现代医学影响，以为欲与非难中医者争一日之长，其唯《内经》之哲学乎！

杨先生生平不甚了了，对其用唯物辩证法论医学，是必进步人士。盖当时此类书列为禁书，而杨先生能读之以论医，在医林亦为进步人士可知。

解放后，闻友人云杨先生已为反动派杀害，悼念良久。杨先生不独思想进步，而其医学根柢亦深，博览群书，为中医界不可多得之人也。倘其不受摧残，在共产党中医政策下，其成就尚未可限量，而其贡献亦不可衡量，惜哉！惜哉！

今绍兴陈天祥医师等君，悉心搜集杨先生生前医论、著作手稿，选其精华辑为《潜厂医话》，并加整理，即将付梓，驰书嘱序，余甚感陈君天祥等为医界之有心人。使杨先生书能早日出版，不特有功于杨氏，实亦有功于人民也。

1982 年 9 月 5 日晚姜春华序于莫干山

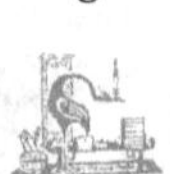

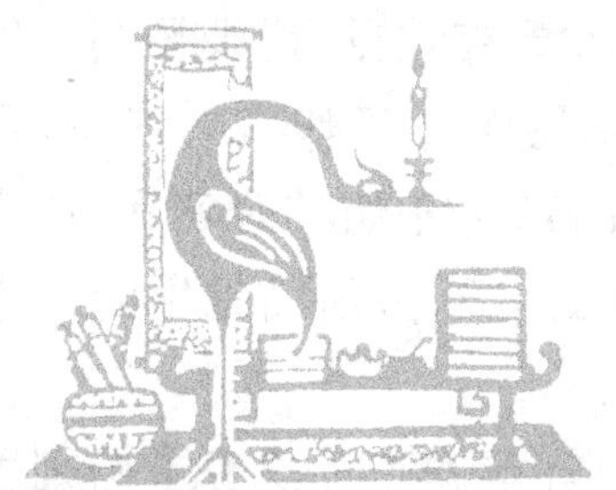

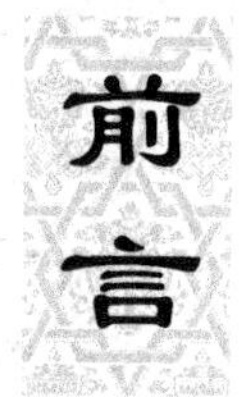

前言

浙江已故近代名医杨则民先生，早年在浙江中医专门学校执教，医学造诣精深，在1930年前后10余年中，在教余诊暇，撰写了大量医文，颇受当时名贤赏识，除石印本教材(讲义)20余册外，未刊手稿有10余册，1980年在绍兴地区卫生局、地区中医学会直接支持和关怀下，对杨则民先生的遗稿和医刊上发表过的论文加以收集、整理，在此基础上我们洗炼了其中《古医斟今》、《诊余随笔》、《医林独见》、《读书笔记》等手稿数百篇，加以整理成帙。因其这些手稿均署有其号潜厂(音 ān 同菴)故名以潜厂，多系论述精湛之医文故谓医话，合而撰名曰《潜厂医话》。

《潜厂医话》将其未刊亲笔手稿，加以誊清，加标点，增删篇幅，并加适当按语。在其约40万言的遗稿中撷取约15万言，基本上能反映杨氏的医学思想和学术经验，全书分六大部分，即说理、论病、议法、阐方、述药、杂论。内容力求精简，观点鲜明，具有独见，说理畅明。使中、高级中西医药工作者和基层医务工作者看之明，读之懂，并带有知识性和科学性，理论密切结合实际，读之颇受启发。该书比较集中地反映了杨则民先生的学术思想。

在此稿整理过程中，我们着重调查和研究了杨则民先生的生平和学术成就，有关内容已见刊于《浙江中医杂志》1981 年第 7 期，《浙江中医学院学报》1981 年第 4 期。并将整理样稿选载于《湖北中医杂志》1981 年第 3 期，受到国内读者普遍欢迎和较高评价。因我们认为整理杨氏此稿是有积极的现实意义，故以近二年时间之业余诊暇的灯下工夫中完成了全稿的整理工作（书中涉及犀角、虎骨，今可用水牛角、狗骨代替）。

在《潜厂医话》此书整理过程中，受到国内中医界名流及全国有关名家热情支持，著名书法家赵朴初先生为本书题字；浙江中医学院著名老中医徐荣斋副教授、上海第一医学院著名中医姜春华教授和浙江中医学院林乾良副教授分别为本书作序写跋，在此表示衷心感谢。

由于我们才疏学浅，囿于水平，其间定有许多不足之处，敬希广大读者指正。

整理者　董汉良　陈天祥

1981 年 10 月于绍兴市

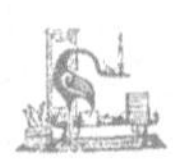

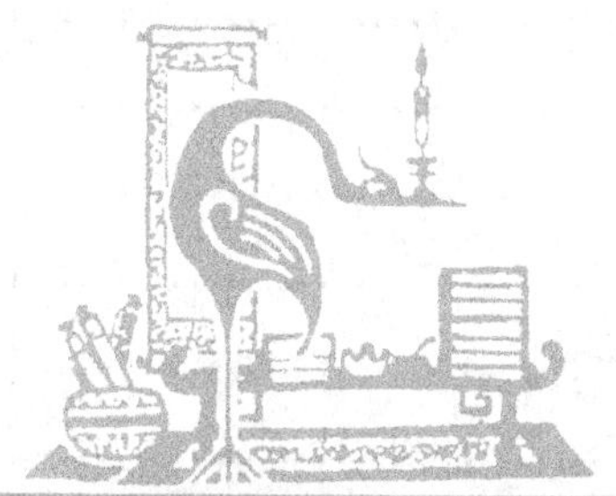

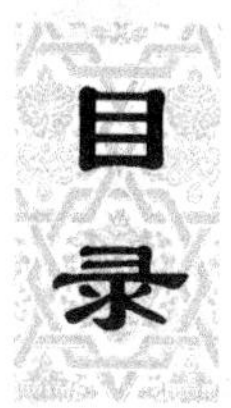
目
录

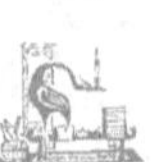

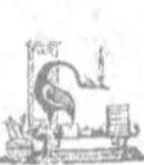

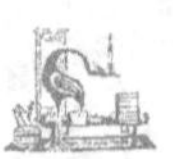

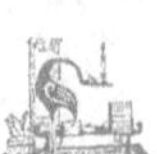

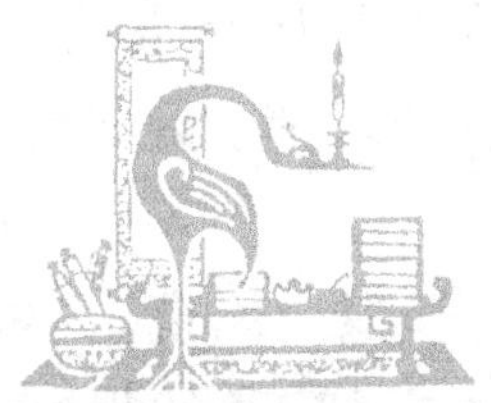

一、说　　理

(一)学识与经验

有系统有胆识之谓学，于学得其条贯，知其原理，能应用于实际而无误者之谓识。但能运用前人实践法则而不明其原理者之谓术，运用实践法则而圆到，如出自心裁者之谓经验。故学识者知之半，经验者行之半，知难而行易也。譬诸草木，学识其根本，经验则枝叶，本重而末轻也。今之医生，唯尚经验而已。吾乡老医有行道四十年不知有仲景其人者；有甫能疏方即以经验自夸者。若辈谓读书徒乱人意，治病贵有经验而已。夫经验非不可贵，然须与学识联系之，则理论与实践合一，以经验补充理论之发展，以理论指导经验之适当，庶收相得益彰之效。且医学者非一二天才所独创，乃积千百年与千百人之经验观察而得之，故医学者千百人经验综合之说明也。吾人读先哲遗书，无异取得前人经验而证明之。谓读书徒乱人意，正显其无能力读书耳。抑一人之见闻有限，疾病之种类无穷，病情万变，治法非一，苟大经大法先不了然于胸中，即不能随机以应变，生理病理纷纭万端，若不得其枢要，将何以起衰而扶危，个人经验之不足持，博览兼综之为必要，尚待言哉！庄子有言："井蛙不可与语道者，拘于墟也。"故拘于墟者，不可与共学。

按：学识者，行动之指导。行动者，学识之体现。学识精深，始可为良医，良医成竹在胸，临证即不能"得心应手"，亦不致自误误人；学识浅薄，只堪称庸医，庸医目无定见，临证纵使能"诡过获禽"，亦不过戈博飞虫。然游刃有余，亦行也；南郭吹竽，亦行也。虽学问有高低之异，见识有广狭之殊，然精粗之质并不外显，而能行之状则一也。故先生曰："知难而行易也。"或云滥竽充数必然碰壁，其实不然，"尚虚誉，不取实学，闻风竞奖"，千古一辙，请看：锡锡不辨者，"迎求溢户，酬应不暇"，而造诣精深者，"医名不出里巷"。或同行咸推泰斗，而时人视作草芥。诸此之类，事非偶见。然医为仁术，唯德宜倡，故医者当存救死扶伤之志，怜悯贫病之心，最忌衒名腾价，盛气凌人，而不能潜心研习。若随波逐流，邀射名誉，不思医德，权饰妄造，孜孜汲汲，惟名利是务，崇饰其末，忽弃其本，华其外而悴其内，则无仁术之可言矣！惜身谋医，惟此是务，而人不见察，良可慨叹！

夫人之所病，病在不知养慎。医之所病，病在不肯攻读。当今之中医界，正值青黄不接，后继乏人之际。故亟宜提倡：大讲医德，德才并重，勤奋攻读，刻苦钻研，先长学识，后补经验。

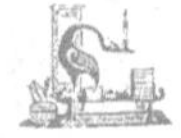

（二）医字释义

"医"古文作"毉"，从巫不从酉；释之者曰：古代民智未开，宗教用事，文教医疗之事，胥由巫掌之。故孔子曰："人而无恒，不可以作巫医。"巫、医连言，正明医之与巫关系綦密也。且巫咸、巫彭、巫妨皆古之医圣，此均医宜从巫之证。观彼远西希腊、罗马时代，医由教士专习；医院系由教士所立，即降至近古，教士之兼为医士，亦亟多也。然则医字从巫不从酉，征之东西历史确然矣！然按惠士奇礼说曰：酒正四饮，浆人六饮，皆有医，医者古之汤液，今之酒浆也，故浆人掌之，酒正辨也。说文"医治病，上医者恶姿也，得酒而使，一曰医病声，酒所以治病"。周礼："有医酒。"郊祀志"顺风作液汤"。如淳曰："艺文志有汤液经，其义未详。"愚按内经"黄帝问曰：上古圣人作为汤液醪醴"。然则古之治病，未有毒药针石，先有汤液酒醪，故谓之"医"，依惠说则医固宜从酉矣。

按：古代医术分四种："匸"，指按跻也；"矢"指砭石也；"殳"指针灸也；"酉"为汤剂。在汤剂未发明前，医字下从巫，所以篆书无下从酉的医字。

从繁体字医的两种写法，反映了医与酒、医与巫的关系。医与酒的关系从《内经》开始均有记载，后人有"酒为百药之长"的说法。医与巫的关系，很早有"医巫同源"的说法，这是统治者借助鬼神来掌握医疗大权的方法，这于医学发展极有害的。扁鹊早就将"信巫不信医"者列为六不治之一。今天我们就不能再有从巫的医字之繁体字了。

（三）医理之不可知者

民间疗法治黄疸，以回回蒜捣如蚕豆大者一粒，置左手掌关节面，盖以蛤壳，缠以布，约 24 小时，揭蛤壳，

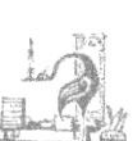

去药物，便有一小水泡，即刺破，挤尽其泡内黄水而黄疸自此向愈，此其一。

单纯性疟疾，取抽筋草根捣成一束，纳入鼻中，过一宿疟自愈，此其二。

小儿肾脏炎，取连钱草捣细纳脐中，以布包之，一宿即小便大畅，浮肿全去，此其三。

小儿疳利，诸治不效，法以三棱针刺入儿手指间，挑出脂肪样白色物若干，约四五日挑一次，挑尽为度，疳利便愈，此其四。

凡此皆吾所目击无数次者，然其所以治愈之故茫然也。

按：四则民间疗法，应用极为普遍，其机理不是不可知，有的可从经络学说或人体调节理论及药物微量元素作用等方面来多学科探索。

用回回蒜治黄疸即一般指的是急性黄疸性肝炎，在列缺穴进行发泡治疗；常用药物：大蒜、茅膏草根或毛茛全草等。时间不宜过长，以12～24小时为限，以发泡为度。据报道亦有预防作用。

单纯性疟疾用抽筋草根，此系何物不知。补一方：茅膏草根一粒压碎，加膏药上，贴脊椎骨第二节（见《浙江民间草药》）。

小儿肾炎，用连钱草捣敷脐中，连钱草名同种异，一般是指天胡荽，用时加盐适量。

疳积用挑刺指节，挤出胶汁淋巴液或脂肪；目前常用以割大鱼际取出米粒样脂肪若干，一次即可，手术时需注意严格消毒。

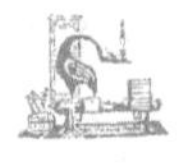

以上四法治疗四种疾病，均是外治法，可谓简、便、验、廉，值得参考运用。

(四)中医之真的价值

二十四年，曾拟草一篇："国人对中医应有之认识。"荏苒迄今，竟未动笔，兹捡旧稿，记有大纲，为录于下：

1. 国人对中医之态度

①全信派。②不信派。③半信半疑派。皆认识错误故也。

2. 国人对中医认识错误之故

(1)由理论而起之错误

①因生理错误而生；②因病理玄虚而生；③因西医之攻击之不抵抗而生；④因病名混乱而生。

(2)由事实而生之错误

①辨症而不究所；②只用诊脉而不诊他；③手术不精，器械不备；④药肆制药未精；⑤只有处方而无其他。

3. 中医之真的价值

①适应国人生活习惯；②药物为人所共晓(为常识)；③治病重自然疗能；④食养疗法；⑤药物随处皆有；⑥经费节省；⑦熟识饮食物之禁忌与偏性；⑧非常宝贵之方与药；⑨优于西医之特种疗法。

按：二十四年(民国)即 1935 年。杨氏所举三部分内容，至今尚存可见。其言之中肯、议之有理，可以借鉴；于当今中医事业发展大有裨益。

(五)医生之别称

今北方称医生曰大夫；而南方则别称郎中。读者以为大夫、郎中，皆宋时五品官阶，宋太医院医官适为五品

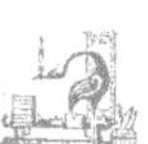

云。但《老学庵笔记》称当时"北方人市医皆称衙堆，不知何谓"。是郎中大夫之称，非始于宋可知已。

按：医生之别称南北有别，南方亦有称为先生者，盖儒者多医之故也。

（六）病名一得

古书除素灵而外，述病名者，唯尔疋、释名、方言三书，而阔略甚矣！然其所释，每有非近人能解者。如方言云："瘼瘽病也，东齐海岱之间谓之瘼。"今东南多称毛病，而毛即瘼之借。又云："差、间、知，愈也，南楚病愈谓之差，或谓之间，或谓之知，知通语也。或谓之慧，或谓之憭，或谓之瘳，或谓之蠲，或谓之除。"今之通语，在文曰愈；在俗曰好。释名，释疾病云："疾病者，客气中人，急疾也，病并也；并与正气在肤体中也。"以正气相并释病，可谓卓解。又云："小儿气结曰哺，哺，露也。哺而寒露，乳食不消，生此病也。"其释与儿科所谓哺露略异。又云"吐，泻也，故杨豫以东渭泻为吐也"。又云"泄利言其出漏，泄而利也"。今人称上吐下泻，视泻为泄，则与古义甚失矣！

（七）疾、病、恙

疾、病、恙三字，近人所用，殆无分别。而刘熙释名云："疾，疾也，客气中人急疾也。"又云："病，并也，并与正气在肤体中也。"是释名之疾，犹近世称急性传染病也；其释病，犹近世称各种器官病，取急慢性经过者也；恙为忧义，汉书公孙弘传："幸罹霜露之疾，何恙不已。"贾谊传："今此六七公者皆无恙。"注皆谓恙忧也，近人作病解，而曰贵恙贱恙则大误。

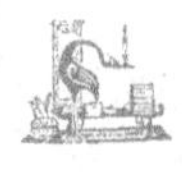

(八)无恙

恙有二义:尔雅"恙,忧也",无恙谓人无忧病也,此其一。风俗通曰:"上古之时,草居露宿,恙,噬人虫也,善食人心,大苦之,凡相问曰无恙。"是即无恙即无虫也。

按:恙,为噬人虫;近代西医有恙虫病,即恙螨为媒介,病原为恙虫(东方)立克次体,夏秋多见。杨氏所引证的恙即虫之义,为现代医学恙虫病的发现史提供了文献依据,可资参考。

(九)医术之特遇

以医术千录,史不绝书。因此而位臻宰辅,权柄国衡者,古来仅有二人,即梁姚僧坦,元许国桢是也。姚承父业,为梁武帝所知,屡起诸王沉疴,后周灭陈,被征入朝,信赖尤笃。迁主开府仪同大将军云。许本通儒,兼精医术,以疗元世祖功,累迁至礼部尚书,后遂拜集贤大学士,于开国时,颇有规划之功,诚医界之杰出者。

(十)医书难著

唐许敬宗善医,而不肯著书。曰:"恐人得吾所言,而不能得吾所不言,必乱用药矣!"后世以为名言。盖生于科学未明之世,医工只能辨症用药,而药物所以有效之故,症候所以发生之理,生理所以变化之故,皆不能言;即言之亦迷离惝恍,无确据、无实理也。古代医书,人各异见,职此故也;复次,病情万变,方药非一;必精确言之,非特古人不能为,即于医理药理十分了解者,亦不能为也。许敬宗之不能得吾所不言,此即限于时代,对医药问题不能为科学所说明也。若于医药问题全盘了解,则分析说明,人人可信,人人可行,奚至必乱用药哉。

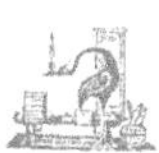

按：著书立说，为传世之作，以启迪后学，不使经验湮没不传。“恐不能得吾所不言”乃“因噎废食”之谈；要善著书，又要善读书。尽信书不如无书，此前人之经验谈。世人多谓一些临床家因忙于诊务“无暇著述”，非尽然也，有些只会按证用药，或有一技之长，但不能言之于口而笔之于书者，则万不可以“无暇著述”为庇护词。我们提倡于临床要深思熟虑，用药法则合乎医理；说医理又要言之有物而不空洞，理论与实践密切相结合的医家。

(十一)曲园论医

经学大师俞曲园，尝出其余绪治医，著有《废医论》一篇，诚不免言之过激；然其论医，实有独到处，如“近时岐黄家，宗黄坤载，扶阳抑阴之说，往往喜用桂附，亦有利有弊，未可偏执。惟中年以后，火气已衰，药之凉而腻者，殊不相宜，桂附之弊，究属君子之过”(见与王壬甫函)。又刮痧之法：用细瓷碗，或光洁之钱，蘸油于背上刮之百病皆解，重者即轻，轻者即愈；尝谓此即古人砭法。古人治病先针砭而后汤液，今针法犹存，砭法竟绝，不知刮痧之法即古人砭法之遗。古无痧字，实即沙字耳！黄河之水天上来，为泥沙所滞则不行，人身气血为风寒暑湿及饮食所滞，犹之沙也，五脏六腑其系在背，故于背上刮之则徐而解矣！

(十二)苏子瞻论医

宋代名人十九留心医事，苏子瞻亦其一也。盖我国医学，唐以前操诸方士之手，至宋而士大夫讲究之，方入医学之林。兹将苏氏著作，关于医者抄录如下：

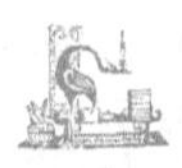

1. 与王敏仲函 “广州商旅所聚，疾疫作客先僵仆，因熏居者，事与坑相类，莫若擘尽一病院，要须者，寒人课利供之，乃长久之利。”此今公立传染病院也。

2. 与周文之函 “闻公服何首乌，是否此药温厚无毒，李习之传（正尔啖之无炮制），今人乃用枣或黑豆之类蒸熟，皆损其力。仆亦服此药，但采得阴乾，捣罗为末，枣肉或炼蜜和入臼中，万杵乃丸服，极有力无毒，恐未得此法，故以奉白。”此生首乌丸服法也，若煮而服之，则有下泄之副作用，此苏氏之所未知也。

3. 与庞安常函 “端居静念，思五脏皆止一，而肾独二，因而推其理，谓凡二者，皆水属也。两肾、两足、两外肾、两手、两目、两鼻，皆水之升降出入者也。手足、外肾旧说固与肾相表里，而鼻与目……，其液皆咸，非水而何。”末谓安常博极群书而善穷物理，当为仆思之。庞安常之覆函未得见，苏氏之解释亦未是，此不能以今生理学解释之也。

按：“五脏皆止一，而肾独二”，颇觉新鲜，值得探索之。

（十三）医和非妄人

国语晋平公疾，秦使医和视之，晋赵文子问医可及国乎？和谓上医医国，可以及国。因谓：“诸侯服，可至三年，不服，可致十年。”按和之意，似为平公之疾，得之荒淫佚乐。晋国多难则励精图治，朝乾夕惕，远于酒色，可以延至十年。若晋无事则纵情逸乐，而有宴安鸩毒之患，斯促其天年矣。乃柳子厚非之谓：“和妄人也，医惟针砭诊疗之是务，今不专守而好大言，妄也。医之所诊，

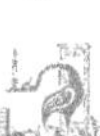

营卫血脉也，诸侯服，有关营卫血脉乎?!”(见柳子厚非国语篇中，吾所记系大意)。不知和论系平公生活环境与身体之影响，而柳评则生活环境与血脉之关系；前为间接的推论，后为直接的诊断，论点与立论两不相涉，如此而诬和为妄人，殊非切当之谈。

按：古云：“不为良相，愿为良医，以良相易而良医难。”良相、良医可通矣！和之论、柳之评，正如杨氏所谓“医和非妄人”，医和乃是良相而又是良医也。

(十四)欧希范五脏图

中医内景，自来以为得之臆度，然宋有欧希范五脏图传之，周明之得诸解剖而实验者，宋庆历间，有欧希范者，啸聚数十人，横行广南，杜侍制杞，奉命往讨，以计诱欧降，而尽磔其徒于市，且使皆剖腹，刳其肾肠，因使医与画人一一探索，绘以为图。世传为欧希范五脏图者也。此因有计划有目的之解剖，与医林改错之观察陈尸者迥异矣！其事见叶梦得岩下放言中。

按：中国古代对解剖学虽未能深究，然《内经》早有明确记载，而且亦较确切。《内经·灵枢》说：“八尺之士，皮肉在此，外可度量，切循而得之，其死可解剖而视之；其脏之坚脆，腑之大小，谷之多少，脉之长短……，皆有大数。”汉王莽传亦有记载：“翟义党王孙度既捕得莽，使太医尚方与巧屠共刳剥之，量度五脏，以竹筳导其脉，知其终始。”此则记录欧希范五脏图，无非是更具体更实际而已，追溯历史，当以《内经》为祖。

(十五)论对立的统一

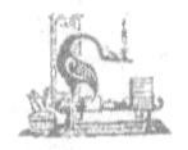

因上记苏氏“五脏皆一，而肾独二”之问，及对立统

一之论，可以纵横解释之，惜乎未能起苏氏于地下也。

对立的统一，为新哲学之最高原则。吾国先民对此尤倡导之，如："易有太极，是生两仪"。太极统一也，两仪对立也。老子之"道生一，一生二"，道即统一，二即对立也。孔子之"执两用中"（道亦行而不悖），对立的统一之谓。宋儒之"道无两不立"（张子原说），"一本万殊，万殊一本"（朱熹说），皆对立统一之谓。至灵素医经，论此尤多。对立统一之为真理，尚待言哉。若以生理言之，则两手两足对立也，而统一于躯干；两眉两目两耳对立也，而统一于头部；鼻单一者也，而对立以两孔；口单一者也，而对之上下两颚；生殖器单一者也，在男子则对立以两睾丸，女子则对立以两乳；此就外形以言之，已如此矣。若以内景言，心脏单一者也，而涵之以右左心室；肝脏一也，而分两叶；肺脏一也，而歧两叶；胆附于肝一也，而与胰相对立；肾脏二也，两统一于膀胱。苏氏所谓五脏皆一，而肾独两之说，至此不能成立矣！抑有进者，血液循环多为心脏之主，作用则有大、小循环之异，动脉静脉之分；消化器官，古称仓廪与传道之官，自口腔以至肛门，屈曲转环之通管耳；但摄取之口腔与排泄之肛门对立；胃之酸化与肠之碱化对立；此俱对立的统一之谓也。

（十六）阴阳寒热虚实辨

症候者，机体对病之反应现象也，多含有自然治愈之倾向。医者利用此机能，相其时宜以亢进或减退之，而恢复其生活之恒态。惟机体对病之反应现象（即症候）错纵变化，非有一定。或有使病毒向汗腺遁逃之势者，如发热恶寒则汗之即已。或有使病毒向肠管排泄之

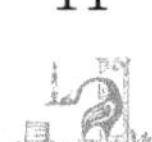

势者,如痛、满、积、实,则泻之即已。或有使病毒向小便去而机能未及者,如小便频数而短,则用淡渗以助之。或有使病邪向外逐出而机能未及者,如窒闷、恶心,则用吐剂以助之。此种宜汗宜吐宜下宜利之机,辨之非易。若不予为讲究,将何以辨症而处变哉。

究古人辨症之法:总言则惟阴阳之分,分言则寒热虚实表里六字尽之。以今语释之,凡新陈代谢机能之亢进者为阳,衰退者为阴。神经兴奋者为阳,衰弱者为阴。体力如旧者为阳,消耗者为阴。消化良好者为阳,消化机能不良者为阴。血行亢进者为阳,衰退者为阴。体温在37℃以上者为阳,不及37℃者为阴。营养良好者为阳,不足者为阴。病理机转积极者为阳,消极者为阴。故古人以表为阳里为阴,热为阳寒为阴,气为阳血为阴,动为阳静为阴,多言为阳无声为阴,喜明为阳喜暗为阴,以脉之浮、大、滑、数为阳,沉、细、微、涩为阴也。总之凡机体机能而有亢进、兴奋、积极、急性、热性症候者为阳,有衰退,抑制、消极、慢性、寒性症候者为阴,此其辨也。

寒热者非仅指体温言之,惟体温尤甚注重者耳。凡体温超过常温者为热,不及常温者为寒。若无外感而因人体机能亢进,总不显外热而有内热壅迫之候,亦为热证,通称郁热,以清滋剂解之。若人体机能衰退,纵显外热而内有寒象,虽喜热饮,亦为寒症,通称里寒或真寒,以温热剂与之。以分泌物多少分寒热者,如胃分泌过多则吐水涎,肠黏膜分泌旺盛则泄泻,支气管分泌过多则咳痰涎。若系急性热病则分泌少,古人以热视之,若为慢性则分泌多,以寒视之。分泌减少则上燥乃渴,下燥

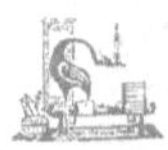

则结，皮燥则揭，骨燥则枯，是为热症，法宜润燥。分泌过多则水溢于外为肿，于内为胀，在上则喘，在下则泄，属寒者多，法宜温发温渗。此以液体多少分寒热也。

胃机能衰退则食入即吐，或不能下食，或食后胀满。肠机能衰退则吸收障碍，发为胀满，甚则下利完谷，是为寒症，宜以温利与之。胃肠消化旺盛则善食易饥，是为热症，宜与寒药。此以消化机能之盛衰而分寒热也。

喜热饮者为寒，脏腑阳气不足欲取热食以温内也。喜寒饮者为热，脏腑机能亢进而津不足以继之，欲取寒以杀其热势也。此以饮食之寒热别之也。

痛而发赤肿为热，因充血而受渗出物之压迫，刺激而作痛也。痛无赤肿者为寒，神经痛也。

阳狂惊狂痉挛，为热入脑而神经亢进之候，故属热。恶寒踡卧喜暗为机能衰退，故属寒。总而言之，消化、吸收、体温、生成旺盛为热，衰退者为寒。神经兴奋、分泌因热燥不足以继之者为热。反之则寒。此其辨也。

是故发热、头痛、斑疹赤丹、喉烂牙痛、目赤黄疸、诸逆上冲皆为充血热性机能亢进之象，故属热。揭去衣被、惊狂、闷瞀、躁扰痉挛，皆为受热而神经受炙反射亢奋之候，故属热。烦渴、喜饮、便秘溺赤皆为内热津少之象，故属热。气急、气喘、呼喊狂越皆机能反射亢奋之象，故属热。憎寒、身冷、肢厥、面色苍白、喜热皆代谢机能减衰，贫血之候，故属寒。吞酸、膈噎、嗳腐、胀唠、鹜溏、清浊不分、呕吐皆消化机能衰退之候，故属寒。虚劳浮肿为贫血为血行减衰，故属寒。肠鸣、腹痛因感寒而得，故属寒。阳痿、遗尿为神经衰弱不足之候，故属寒。

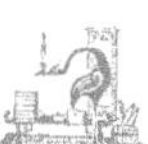

虚实者，指正气邪气而言，邪气盛则实，正气夺则虚。正气则机体之抵抗力，邪气为病毒、细菌及气候骤变诸因素。机体不能抵抗病邪，为正不胜邪，当扶正为急。病毒肆张，抵抗力虽强不足以除之，则当除毒邪，以药助之，或汗或泻所以助正之不及也。正气与病邪相持不决时，视其强弱，或助正以和解之，或补泻并施之。若病邪克正或将危及生命，则舍病毒而救生命，所谓急则治标也，亦即救正气也。正气得救，然后去其病邪。此即邪正虚实消长之间，其机甚微，不可不辨。

表里实者，正气有力能抵抗病邪，其反应现象强盛也。故发热身痛，或恶热掀衣，或恶寒战栗，或走注赤痛，或拘急痠痛，皆为表实。而胀痛、痞坚、闭结、喘满、懊侬不安、躁烦不眠，或气血结聚腹中，或寒邪热毒深留而反应强烈者为里实。有病之神经亢奋，如气粗、声色壮厉者为气实。有充血而痛且坚为血实。机体之产热散热同时亢进者为阳实。外无热候而痛剧者为寒实。凡属实症，皆为邪正匹敌之候。治疗者为助正以去邪则病易消失。故治实宜用急法，因迁延时久则正弱而邪将克之，故无缓法也。治实有巧法，因正气奋力以除病邪，治者正可迎其机而助去病邪也。

表里虚者，正气不足以抗病，或且为病所乘而呈机能衰减也。故末梢神经衰弱，不能约制汗腺则自汗盗汗；又衰弱不任刺激则怯寒畏光；脑神经因病衰弱则眩晕；四肢神经因病衰弱则麻木；贫血则毛枯、肌瘦、萎黄、憔悴皆为表虚。心脏衰减则心悸亢进；神经衰弱则惊惶而神魂不安；消化机能减退则饥不能食，渴不喜饮，多呕

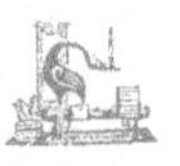

恶而气虚中满，甚则泄泻；分泌减退则津液不足，此皆里虚也。凡神经衰弱者为阳虚，凡贫血而内分泌减退者为阴虚、为血虚。肺部无力及因全身营养不良而有脱力状者为气虚，此其大端也。故虚证皆为正不任邪或邪将与正同尽之候，治者宜用轻和之剂缓以图之。否则精气已减，再经药之峻猛，体必不支，邪去而正已亡矣。故治虚无速法，亦无巧法也。

表里者以正气抗病之倾向言之。吾人之病，外感者多。故不论风寒暑湿由外感而成者，必有表证，盖外感诸病先侵皮毛而后入里，当其尚未入里之时，正气倾其力以与之争抗，则有头痛、发热、身痛、恶寒之候，所谓表症是也。医者于此而用药疏解之，则病去而正不伤。或发表、或和解、或温散、或凉解、或温中托里以不散散之，或补阴助津以助汗解，随病变化，法无一定。要之，疏解者利用正气向外之势也。故曰“从外之内者治其外；从外之内而盛于内者，先治其外而后调其内”也。然病有七情、劳倦而成里症者，有表证失治而成里证者，其证或为烦渴引饮，或大实大满，或懊憹不眠，或呕恶窒闷，或斑疹谵语，或下利腹痛，宜辨其寒热察其虚实，清之下之温之补之是也。惟表里之间多有疑似，辨之不明祸如反掌。大抵小便清利者饮食如故，胸腹无痛象者，为非里症。恶热而不恶寒者，发热而身无疼痛者，脉不紧数者为非表症。故苟为里症便当治里。《内经》曰：“从内之外者治其内；从内之外而盛于外者，先治其内而后治其外。”此之谓也。

寒热虚实表里之辨，虽如上述，惟此六者于病变上

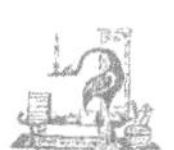

实极参互错纵之观，不能如上述之简单尽分也。试以寒热言之，则有上热下寒、下热上寒之异；有假热真寒、假寒真热之分；有热多寒少、寒多热少之别。而寒热真假更为治病之手眼。古人于此则述之明也。兹列寒热真假之特点如下：

假热特点：口渴不欲饮水，即饮也不多，便溏溲清（亦有赤者），起倒如狂禁之则止，斑浅红如蚊迹，脉无神无力（重按），兼参心脏、神经系统及各种机能状态可辨。

假寒特点：为神经及各种机能状态无不亢奋，里症必有实热可据，虽有畏寒厥冷，实由热聚于里而不达四末所致，仍为热症。若以检温机检之，真假立判矣。

再以虚实言之，夫虚则宜补，实则宜泻，常法也。然虚中有实，实中有虚。故正虚邪实，补其正虚而必无助于其邪。正实邪实，治其邪而必可不妨于正，此其一也。

又有至虚之病，反见盛势，如内伤劳倦而现身热、便闭、戴阳、胀满、虚狂，如外感有余之病由实由于不足。大实之病反有羸状，如郁结未散，瘀血顽痰未去病久成羸，外似不足，实系病本未除。古有虚虚实实之戒，为此等地方训也。

论表里之变化者，莫详于伤寒论。欲穷其理，欲锲其机，宜熟读之。此不能尽述者也。

（十七）阴阳不交

冷庐医话记西汉居士案云：尝治一人，患失眠，心肾兼补之药偏施不效……，以半夏二钱，夏枯草三钱浓煎服之，即得安睡，乃投补心等药而愈。陆定圃推论，谓半夏得阴而生，夏枯草得阳而长，故能治阴阳二气不交失

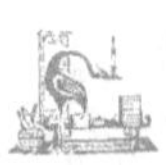

眠之症。此凿空妄谈也。考失眠原因非一,或由于上部充血(古称肝阳上行),或由于神经衰弱(即归脾汤证、酸枣仁汤证),或由于消化不良,或由于过度兴奋,或由于胃病变化,西汉居士以半夏与夏枯草治愈失眠症,殆为消化不良及胃病变化之故。何以知其然也?考《内经》治失眠用半夏秫米汤,后世则用温胆汤,皆以半夏为主药,而半夏又能治慢性胃炎。盖慢性胃炎为习见之病,其病之产出物常能刺激神经中枢而起不眠或头痛(古称痰厥头痛),半夏有抑制胃病产出物之效(古称化痰),故能治疗失眠,至夏枯草有促进胆汁分泌之效,且有解毒作用,胃病之消化不良者,得胆汁而良好,其分泌产物之毒素,得夏枯草而消解,故二药之治失眠,非能镇静神经也,能治胃病与恢复消化机能耳。

按:杨氏之论半夏、夏枯草治失眠之理,颇有见地。夏枯草有平肝清火之主功,失眠原因种种不一,肝阳上亢亦能使人失眠。夏枯草配半夏则寒热并施阴阳相交而寐得安。

(十八)心肾不交

古人治失眠有用川连、肉桂二味而效者,谓之交通心肾,夫心肾不交因为臆说,谓川连泻心火,肉桂降肾火则臆说之臆说矣。然而用川连、肉桂而能治失眠者何也?盖失眠无不因于神经之亢奋、血液之上冲,而川连能治面红,急慢性病之颜面潮红者,川连自来为必用之品,可见川连有镇静作用也。而肉桂内服(若无胃肠炎症)立觉脐部以下有温热感,盖其芳香刺激作用相当强烈,故能刺激胃肠使起轻度充血,因而减少头部之血量,

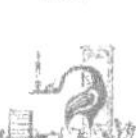

脑神经得以安静而入眠。由此言之，川连之医治作用在减轻面火，肉桂之作用在引起胃肠充血，因而诱导头面之血液下行，故二品合用能收镇静入眠之效。

按：此等解释较为妥贴。

(十九)肝为刚脏济之以柔说

天士于膜胀、气闷、疼痛诸证，例称肝病。由今言之，则皆神经症也。治疗神经疾苦，向有治本治标二法。内服药除补剂外，大抵为治标之术。而治标则有刚柔二剂之异，凡气味芳香而有干燥之副作用者，曰刚剂。非芳香体而有安抚神经作用者，曰柔剂。前者如香附、青皮、茴香、丁香、肉桂、砂仁、豆蔻之类，皆有祛胀缓痛解闷之卓效。而天士谓肝为刚脏，济之以柔，不得用刚剂者何也？原天士之意，殆有见于各种神经证明芳香刺激之刚剂，每易增剧。用非刺激之镇柔剂，輙得根治。故为是大声疾呼尔。盖因充血而引起之神经症，虚性亢奋之神经症，局部炎症所起之神经症，用以刚剂或可收效于一时，而足贻害于将来。余经验此殊多。天士之说固可信也。然刚剂非不可用也，各种消化不良所起之胀满疼痛症，非用刚剂便无良药可治，此则天士称为脾阳不振者。上药甚适用之。今之妄人唯执阴柔，读书无目，不如不读。此与乱用刚剂何择哉。

(二十)论气有余便是火

丹溪称气有余便是火，后人又据《内经》五志之火造为气郁化火之说，逞臆率胸架空之甚。原夫惊恐喜乐皆神经兴奋之貌，古人以火喻之，犹可说也。至于气之有余，亦一切归之于火，则不辞已甚。查中医言气含义甚

混，如胸闷、腹胀，气病也。而或为胃肠瓦斯，或为肝胀壅塞，或为精神郁积，或为消化困难胃肠弛缓，或为食多难消胃动不安，凡此岂得便谓是火乎！又如头胀、便秘、咽阻，亦通称气病也。而或为精神亢奋，为消化不良，为神经衰弱，为全身沉衰，为其他局部病变。凡此又便得谓是火乎？以丹溪之明而造语不谨如此，他可知矣。

(二十一)脉诊篇

脉诊为近世医者病者所共信，以为诊病惟一之术。在医者可不加问诊而使三指以疏方，病家则隐匿病情以试医生脉诊之能否，医道之荒莫甚于此。此习不去，吾医将无立足地乎。前贤知之发为振聩之论："脉乃四诊之末，谓之巧者尔。上工欲会其全，非备四诊不可。"此李时珍之说也。"古人以切居望闻问之末，则于望闻问之际，已得其病情矣。不过再诊其脉，看病应与不应也……，以脉参病，意盖如此，曷以诊脉知病为贵乎。"此张景岳之说也。而徐大椿之论尤为明确，其言曰："病之名有万，而脉之象不过数十种，且一病而数十种之脉无不可见，何能诊脉即知其何病，此皆推测偶中，以此欺人也。"且《史记·扁鹊传》曰："视垣一方人，以此视病尽见脏腑、癥结，何以脉为名耳。"夫创寸口诊脉之扁鹊犹如此，况其后人乎。

考古人切脉，非独寸口而已。十二经、奇经八脉、阳跻、阴跻、阳维、阴维、冲、任、督、带皆可按诊之，王叔和之脉经详言矣。盖脉之搏动原于心房，故凡浅层动脉无不可按。人迎、趺阳、巨里古人多诊之，惟桡动脉为最浅层，按之更明晰耳。最先论述按桡动脉(即寸口)者为

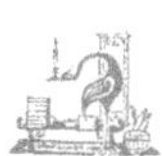

《难经》，后人因奉之以为不易之诊法（《史记·扁鹊传》曰"至今天下言脉者由扁鹊也"可证）。按脉之搏动而相对地分为种种脉象，其名与日俱多。伤寒金匮所言，只十余种，后人则增为二十四种，脉经更增至二十七种，且有更增二种为二十九脉者。此外如柯琴主十脉，陈修园主八脉，近人恽铁樵主内经十脉，殆无一定者也。以脉测病已近悬揣，更分配脏腑于寸口三部而诊之，则妄甚矣。试以王叔和、李时珍、张景岳、李中梓诸家所分配者观之，其差参殊甚，比而观之，其异如下：

左关以候肝胆，右关以候脾胃，诸家皆同，左寸以候心与心包，张与二李同，王则以候心与小肠也，其异一；右寸以候肺胸中，二李皆同，王则以候肺大肠，张则以候肺心包也，其异二；左尺以候肾膀胱，诸家同，惟张更加大肠，时珍更加小肠，其异三；右尺以候肾大肠，二李同说，而王则主候命门三焦，张主候肾小肠也，其异四。呜呼！区区寸口三部而异说如此，将何所取信于后人乎。此皆悬揣无验之谈，宜其随人不同也。

时有人，其诊脉只以寸候上焦诸病，关候中焦，尺候下焦下部诸病而已。此则内经："上竟上者，胸喉中事也；下竟下者，少腹腰瘦股膝胫足中事也。"

以脉取名，大抵可分三类。以按脉轻重而得其状者，以浮沉为纲。浮者轻按即得，沉者重取才明。古人以浮为皮脉，谓指按及皮下可得其象也。沉为骨脉，以指按须推筋及骨乃显其象也。其浮而无力者为濡脉，其浮而极有力者为革脉。其沉而无力者为弱脉，其沉而极有力者为牢脉，其沉极如无者为伏脉。脉在革牢之间，

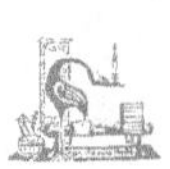

三部皆有力者为实脉，皆无力者为虚脉，无力甚者为微脉，无力而大者为散脉，但中空无力者为芤脉。共计十二脉，皆统于浮沉。

以脉搏至数分者，迟数为纲。一吸间三至者为迟，六至者为数脉。数脉时而一止者为促脉。四至者为缓脉，其时而一止者为结脉。七至者为疾脉，时而一止须臾复动者为代脉。共计七脉统属于迟数。

以形状分者，滑涩为纲。往来流利如珠者为滑，滞涩艰难者为涩脉。弦细端直按之且劲者为弦，较弦更劲左右弹指为紧脉。来盛去衰为洪脉，粗大阔为大脉。形细如丝为小脉。如豆乱动，动摇不移为动脉。来去迢迢而长为长脉，缩缩而短为短脉。共计八脉，皆以形状为言，统属于滑涩。

中医言脉，虽有寸口分部之法、人迎寸口之法、三部九候之法、轻重分候之法实皆不适用，必不得已而采用旧说。可依难经，寸以候头至胸，关以候自膈至脐，尺以候自脐至足。医宗金鉴谓："脉象浑一，并不两条，亦不两截。"足以证三部配合脏腑之无理矣。李时珍谓："余每见时医于两手六部之脉按之又按，曰某脏腑如此，某脏腑如彼，犹若脏腑于两手之间，可扪而得，种种欺人之丑态，实则自欺之甚也。"

夫脉不可独凭，与望闻问合参则为共通之论，以为医者施治之准则也。

(二十二)脉证之真诠

按据桡骨动脉之浅层部以候病之深浅者曰脉诊。前人仅依临床经验，师心自用，对此有种种玄妙之谈：

"合色脉之法，圣人所首重，治病之权与"、"色脉之要，可通神明。"今之西医，则祇用以识至数，候心脏。对前人脉说，一切置诸不问。中医脉说之夸张者，诚应弃不顾，而精切有当于治术与诊断者，宁可置诸不问乎？本篇之作，旨在祛莠言之乱正，启今人之悟解，废今诊脉之法，不局于心脏、精窍之论，重光于将来也。先祛惑论，次布真解。

脉诊之惑论　中医脉诊之法，肇始于素问，宏通于越人，而大成于叔和，自是厥后，代有名家。然决阴阳虚实于三指之下，别表里内外于方寸之内，其事虽简，其理难解。前人只凭临床之经验，而无诠释之科学，臆见所及，遂多谬说。此时代限之也。时至今日而犹信以为真则惑矣。考中医脉说之惑乱后人者，殆有三端：

一曰脉分部位之误：脉分三部，所以为切脉用三指也。用三指切脉，所以便别脉状也。弦紧虚实大小等脉状，非以三指察之则不明，若今西医仅以至数诊脉，则只取一部用一指足矣。脉分九候，所以便诊脉也，浮沉虚实牢革诸脉，非举（浮按）、按（中按）、寻（深按）三法候之则不明，此至浅易明之事也。乃前人竟有以三部配三焦者，以九候配天地人者（均见素问三部九候论），则推理过当之谈虽非合理，尚无大过。其牵强附会遗害后世者，莫如以脏腑配当三部之说。

夫寸关尺三部之分，原为取便诊脉，前人不于脉与疾病影响上求确当之理解，无端而以脏腑部位配当之，几于治丝益棼矣。考素问、难经、中脏经诸古书，虽已以五脏配当之，然不分左右。自王叔和以后，则凿然分左

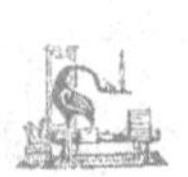

右，配以五脏六腑矣。兹取六家之说比较之。

	王叔和	李杲	滑寿	喻嘉言	李士材	张景岳
左寸	心、小肠	心、小肠	心、小肠	心	心、膻中	心、心包
左关	肝、胆	肝、胆	肝、胆	肝、胆	肝、膈	肝、胆
左尺	肾、膀胱	肾、膀胱	肾、膀胱	肾、膀胱、大肠	肾、小肠、膀胱	肾、膀胱、大肠
右寸	肺、大肠	肺、大肠	肺、大肠	肺	肺、胸中	肺、膻中
右关	脾、胃	脾、胃	脾、胃	脾、胃	脾、胃	脾、胃
右尺	肾、膀胱	命门、三焦	三焦、心包	肾、三焦、小肠	肾、大肠	命门、三焦、小肠

上六家皆医界之名家，对脏腑任意配当如此矛盾，则其说尚足信赖乎？尝考《千金方》《伤寒论》，既均无此说，即看紫虚《四言脉诀》亦谓“左主司官，右主司腑”，对六腑亦不肯板言某部属某也。故吴草卢知之，则曰：“医者以寸关尺輙名之曰，此心脉，此肺脉，此肝脉……者非也。五脏六腑凡十二经，两手寸关尺，皆手太阴之脉也……为六脉之大会，以占一身焉。”李时珍知之，则曰：“两手六部皆肺之经脉，特取以候五脏六腑之气可耳，非五脏六腑所居之处也。”又曰：“每见时医于两手六部之间，按之又按，曰某脏腑如此，某脏腑如彼，俨然腑脏居于两手之间，可扪而得，种种欺人之丑态，实则自欺之甚也。”张石顽知之，而对或人三部分别脏腑之问，则曰：“皆是也，皆非也，似是而非者也。”语曰：“山川而能语，葬师食无处，脏腑而能语，医师色如土。”其脏腑配当三部之谓矣。

前人之不信配当脏腑三部者，转而奉难经之说以为圭臬，难经十八难曰："上部法天，主胸以上至头之有疾也；中部法人，主膈以下至脐之有疾也；下部法地，主脐以下至足之有疾也。"

按难经此说，与《内经》"上以候上，下以候下"，以脉之上中下三部，诊人身之上中下三部相合。后世徐春甫《古今医统》即据此说立论，谓："寸部候上自胸、心、肺、咽、喉、头目之有疾也；关部候自胸膈以下至小腹之有疾也；尺部候自少腹、腰膂、膝、胻、足之有疾也，大小肠、膀胱皆在下也。"吴鹤皋脉语，丹波元坚脉学释要，皆主此说者。按：以吾人平日经验，此说虽非绝对正确，殆亦可信从也。

二曰以脉主病之妄：脉诊为诊断方法之一，古人隶于四诊之末，以切脉识病为下工。故脉诊之旨，在验病体之虚实，所患之浅深，病势之进退，预后之良恶，气与血之强弱而已，过此以往，非诊断所得知也。乃怪诞不经之徒，既妄信脏腑配当六部之说，复谬执以脉主病之谈，某部见某脉即属某病，大言炎炎，凿孔栽须。尤荒谬者，且凭脉以断人之死期，孕之男女，富贵贫贱，几皆以三指决之，如彭用光之流，真十死无赦者。此余所以不能不辨也。

以脉主病之说，创于《内经》，而大张于王叔和氏，如曰："寸口脉沉而弱，发必堕落。""关上脉紧而滑者蚘动"，"尺脉沉而滑者寸白虫"（均王氏脉经），仅凭三指而断之，其可笑如是。夫脉为桡骨动脉之浅层，为各种动脉中之一种，据此以候气血之盛衰，疾病之进退，如是而

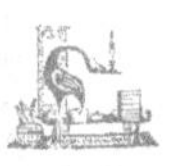

已。若桡骨动脉可以分部而断疾病，则颞颥动脉、足动脉皆能转动，将亦凭之以断病乎？盖病有千百，脉不过20余种，以20余种之脉，而欲主断千百种之病，其无当于理一也。病情改变，脉亦改变，如下利洞泄，故多尺微之脉，然在下利之初，则尺实、尺洪、尺弦皆可有之，而下利以后则尺伏、尺沉、尺滑、尺绝亦可见之，是尺微固不可概断下利矣。又如劳瘵咳血诚多弦数之脉，然劳瘵之初，浮数、浮洪、洪弦等脉皆常见之，而劳瘵之极，每见洪大、细小、促急之脉，是弦数固不能概断劳瘵矣，其无当于理二也。且生人构造不同，禀赋不同，其应于脉也，亦常因之而不同。有终身脉至沉细者，有甚洪滑者，已现结脉而始终不害健康者，有寸口不应指而强壮如常者，以脉断病无当于理三也。总之，诊断疾病应以各项见证参以切脉而断之，不能仅凭三指者。“能合色脉，可以万全”，前人固明示吾辈以正法矣。

三曰脉象分类之惑：前人脉说纷乱异常，而尤令人不知适从者，莫如脉象之分类。《内经》以十二经脉左右相同，合之阳跻、阴跻、督脉、任脉为二十八脉，实则二十四脉耳。高阳生以七表、八里、九道分为二十四脉。朱肱取七表、八里合结、促、代为二十一脉。陈无择分为二十四脉（与高阳生种名不同），滑寿分为二十六脉。李时珍分为二十四脉。李中梓分为二十九脉。章潢分为十五脉。陈修园分为八脉。柯琴以阴阳分为十脉。张景岳分为十六脉。张石顽以对峙立论，分为三十二脉。以三指按切之同，而脉状如此歧异，岂非怪事。所以然者，以前人不明脉之真相耳。

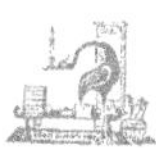

夫脉分浮沉，所以显脉压之高低也；脉分迟数，所以明脉搏之至数也；脉分紧软，所以示脉管之弛张也；脉分滑涩，所以见脉波（血行）之通塞也；脉分结代，所以知心房之病变也。脉状多种，无不在此五纲中。依此五纲而分别隶属之，则一切惑乱之说可以清矣。

故脉之状脉压高者，曰浮、洪、革、动，四者程度之差；状脉压低者，曰沉、微、牢、伏，四者程度之差，共计八脉，皆以浮沉为纲而分别脉压之高低者也。脉之状脉搏多者，曰数（六至）、曰疾（七至以上），脉搏少者曰迟（三至）、曰缓（不及四至），共计四脉，皆以迟数为纲而计数脉搏多少也。脉之状脉管神经亢进者，曰紧曰弦，状脉管神经衰退者，曰软曰弱，共计四脉，皆以分析脉管神经之弛张也。脉之状脉波（即血行）流畅有余者，曰滑曰实曰长，状脉波不畅不足者，曰涩曰虚曰短，共计六脉，皆以滑涩为纲，以辨血行之畅阻也。心房衰弱或瓣膜启闭不全，则血液喷射于桡骨动脉者时有间歇，曰促曰结曰代，皆间歇脉也，曰散则心动濒于停息之象也，共计四脉，皆主候心脏者也。以上总计二十六脉，一切脉状可以尽之。又有怪脉（亦称绝脉），所谓屋漏、雀啄、解索、釜沸等者，为心动将息时之搏动现象，阳跻、阴跻、督脉、任脉，为依稀仿佛莫可指究，纯为虚构不可信也。

按脉之搏动原于心房（内经称之“脉者心之府也，血之荣也”，以心主血正此义），脉状变化系于神经（古人以神经名气），故凡浅层动脉，无不可按。人迎（颞颥动脉）、趺阳（足跗动脉）、巨里（即心尖）、脐部（腹动脉），古人每按诊之，非独寸口脉（即桡骨动脉）也。惟寸口脉为

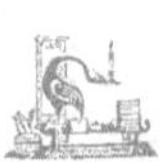

动脉之最浅层，按之最明晰耳。既知寸口脉为各动脉之一支，其变化与诸动脉相等，不但脏腑配当十二经脉之说可以废，即左人迎而右气口之说亦可废，不仅以左右分气血之说可以废，即以左右分男女、分阴阳之说亦无不可废者。知夫此，而方足以诠真。

专主寸口脉诊法者，始于扁鹊之难经。内经则全身诊断法也。《史记·扁鹊传》曰："至今天下言脉者，因扁鹊也。"尤为明证。然扁鹊虽创明寸口脉诊病之法，实不纯信三指者，《史记》称："视病见垣一方人，以此（指脉）视病，尽见脏腑癥结，特以脉为名耳。"扁鹊尚然，况后人乎。张景岳曰："古人以切居望闻问之末，则于望闻问之际，已得病情矣，不过再诊其脉，看病应与不应也。……以脉参病，意盖如此，曷以诊脉知病为贵乎！"而徐灵胎之论尤为明确："一病而数十种之脉无不可见，何能诊脉即知其何病？此皆推测偶中，以此欺人也。"后人昧于此义，死信某脉主某病之说，不知伤寒金匮为我国医学之宗，其论病论治之际，无不以脉为辨证之参考（伤寒论平脉篇为王叔和附加，后世删之是矣），曷尝以脉主病乎！荒诞之士，于多言偶中之机而凿凿言之，以此欺人，以此自欺，可乎否耶？故又必知脉主病之妄而后可以诠真。

三指按脉，最易陷于主观之成见。寸口不能自语，病人不能自识，一任医生胡猜胡说，竟无可以证明者。不但洪与滑、弦与紧、牢与实等脉可师成见而随意名之，即细与微，实与弱之间亦可依成见而混之。此脉名所以混乱无状也。本文所作，凡前人七表八里之分，阴阳对立之分，一切不取。仅就脉压、脉搏、脉管、脉波以及心

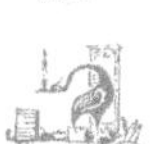

动五项而分别叙述之。

以脉压高低分者浮沉为纲：凡脉压之高张者，其脉必现浮、洪、革、动之状；脉压之低落者，其脉必现沉、微、牢、伏之象。欲知脉压之高低，可以按脉之轻重而得其状。轻按而得者为浮脉，重按才明者为沉脉。古人以浮为皮脉，谓指按及皮可得其象也。沉为骨脉，以指按须推筋及骨乃显其象也。脉压所以高张，为血行充盛之故。血行充盛，若非全身发热，即局部炎症充血之故。发热或充血，则血行旺盛应之于脉，乃显浮、洪、革、动之象。脉压所以低落，为内脏器官或下肢局部充血，血聚于内下之故。

凡腹腔癥瘕，大便闭结，下肢痹痛，少腹疝痛，生殖器等痛，皆于患部起充血现象，而上腹血量随之减少，应之于脉必现沉、微、牢、伏之象，古人所谓"沉主里也"。又浮洪革动四脉，只表示脉压高张程度之异。故脉压高张之向外者，轻按即得为浮脉。脉压高张之宽大者，平按即得为洪脉。脉压高张向外，轻按有力重按无力者为革脉。古人所谓"如按鼓皮，内虚外急"者也。脉压高张，三部中只一部圆湛，其他二部圆而不湛者为动脉。惊恐之后、剧痛之后、月经偶阻、气血痰偶凝滞于一处时，常见动脉，此为一时性发现之脉而非恒态，固亦属于脉压高张者也。其脉压因向里而低落者，以沉微牢伏四脉状程度之差。凡病局于腹腔或下肢时，上肢血量随之减少，脉压因而低落，前人谓为"气血困滞不振之故"。斯时按脉须取之肌肉之下，得之者为沉脉。须极重指按之，著骨乃得者为伏脉。重按极细而若有若无者为微

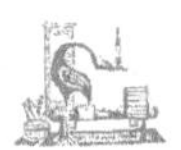

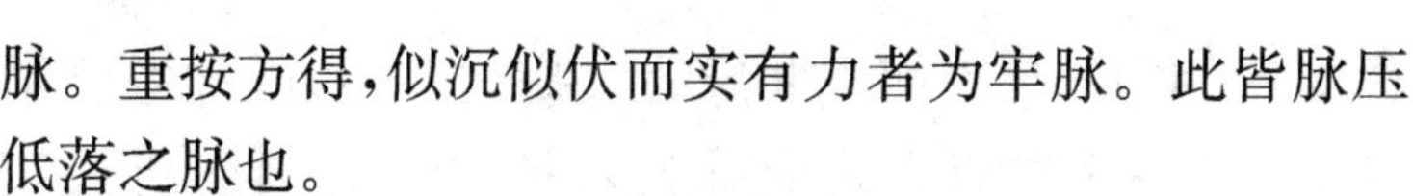

脉。重按方得，似沉似伏而实有力者为牢脉。此皆脉压低落之脉也。

以脉搏至数分者迟数为纲：平人之脉，一呼吸间四至，一分钟间七十五次为常态。虽有血压高张患者，神经质者，脉搏至数常较一般人为高，而仍不害健康者，然其为病态则一也。

盖脉不能自动，脉之搏动原于心房之启闭而动。故心房有变化，应之于脉而有迟数之异。脉管壁有能弛张之纤维神经，其弛与张恒受神经中枢之支配，故神经而受刺激，或其本身病变，应之于脉而有迟数之异。前人以一呼吸间三至为迟脉，心动缓慢故也。四至或不及四至，现无力状者为缓脉，脉纤维神经松懈故也。其一呼吸者六至为数脉，体温增高，神经兴奋，心动加速故也。一呼吸间七至为疾脉，神经亢奋已极，心动骤速故也。得疾脉者每为预后不良之兆。

以脉管弛张分者弦弱为纲：脉管纤维神经受病的影响而现拘急时，三指按之宛如琴弦一条者为弦脉。在病变进行时为神经亢奋病势方张之征，所谓“弦主肝”也（古人主肝即现代意义之神经）。在病体衰弱时为预后不良之兆。（别有按之弦而成两条者，为双弦脉。多为体弱虚寒之象，其所以然之故则不明。）脉管弛懈无力，按之圆而不湛者为弱脉。急性热病热退时多现弱脉（为顺证）。若为亡阳大汗之际，大出血之际，心脏麻痹之时（均因血行缓弱之故），热高到 40 摄氏度以上之时，（中风、脑膜炎、伤寒热高时现弱脉者，为延髓发炎，迷走神经兴奋而制止各部分之动作故也。）凡症弱体弱而现脉

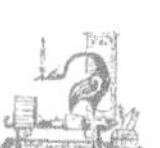

弱者顺，平人、壮人而现此脉为大病之前兆，因神经已示异常也。热病初期而现此脉为凶兆，因中枢神经已失调节也。其与弱相似而较有力者为紧脉，风寒外束，体有剧痛时常见此脉，为神经亢奋之故。其与弱相似而更无力者为软脉（亦称濡脉），暴病得此十无一生，所谓脉无根也。

以脉波盈缩分者滑涩为纲：脉管壁有弹力，对血管内血流之盈缩，能自动的扩大或收缩以调节之。故于人体贫血，或充血或出血时，脉之波动常态现出一定之征象。即如大吐大下大汗以后，津液损失过多，血液之水分夺去，血流因而不畅，其脉波必短而虚涩。汗闭尿闭腹水浮肿之时，体内水分过多，血流自然旺盛，其脉波必长而实滑，此实验理论皆合之事也。前人以按之往来流利，如盘走珠者为滑脉。此为气血充盛之脉，为健康脉。病人有此，为预后良好之兆，病虽甚，无害也。其滑而溢出三指之外，直上直下，如循长竿者为长脉。其脉长而兼大，浮中沉按之有力者为实脉。长脉实脉皆为抵抗力强之征，急性热病有此，可用攻击疗法，脏腑痼病有此为自然治愈之象。惟失血及吐利后、热退后有此，为预后不良之兆。盖各种出血，全赖血管自行收缩则出血自止，若脉长脉实则血压高、血行盛、血管所不能收缩，为失血时无止歇之象，故为凶兆。吐利（不论肠炎痢疾）热退后，体液损失、血液受伤，故脉细脉涩者吉；脉实脉长者凶。因津液亡失，体工应安静以图恢复，脉长脉实为体内不静也。至于肿胀黄疸湿热三消淋闭诸症，其病出路在于肾脏之排泄，尤贵乎心脏之健全，脉长脉实为心

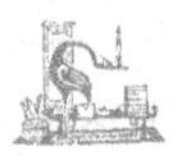

脏健全之征，故长实洪大之脉，于上述诸病，为预后良好之兆。

涩脉者为滑脉之反，虚细而迟，如雨沾沙，短而且难。此为脉管内血流不畅若阻之象。故为不匀调脉。脉不匀调而又无力，为心房不健全故；为血液亏乏运行不畅故；为局部受阻血行凝滞故；为脏气扰乱故。脉虚者为按之无力，与实脉相对。为正气抗病力减退之征。但于热退后、失血后、吐利后为吉兆。短脉者与长脉相对，指下寻之两头无中间有，不及本位，为血行喷射力减退故也。凡上述涩、虚、短三脉，皆气血衰弱、抵抗力不足之验也。

以心房衰弱或机能失常，因而脉有间歇者以结代为纲：结脉者为三动一止，或七八动一止，或十数动一止之谓。其来势慢，其来数缓，有是脉者未必遂为恶也。久病人，虚劳人，亡津亡血人，腹有症癖者多有之。促脉者贯珠而上及寸口，时有欲止之势。其来势急，其至数速，有是脉者若非喘息，即为胸满，常为重症。故促脉常为心悸亢进必有之现症。代脉者为心动将歇之前兆。三动一止或七八动一止与结脉相同。然结脉虽有间歇，惟止而复来脉转加速，故虽止而不失至数，所谓去而复来也。代脉则间歇以后，无加速搏之能，所谓去而不还也。病人得此脉者决无生理。散脉者为按之满指，散而不聚，来去不明，脉与肉无界限，漫无根柢者也。为心肌沉衰，收缩不全，血液不能射于上肢，心动不久将绝之兆。

凡此二十六脉，脉象已包括一切。若提纲言之，只取浮沉迟数滑涩弦弱结代十脉足矣。以上诠解，虽不免

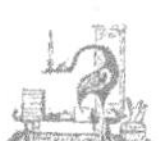

失之过略，而脉之真义固已概述无余。进而求之，在乎好学深思之士。

脉与诊疗之关系

脉之真义既明，试就与诊疗之关系言之，殆有四端：

一曰知病机：疾病千万，症候十百，若语其要则阴阳虚实表里寒热八字而已。辨此八字，可以论病，可以施治，可以用药。医者欲知病机必须辨此。凡新陈代谢机能之亢进者为阳，衰减者为阴；神经兴奋者为阳，衰弱者为阴；体力壮实者为阳，不足者为阴；血行亢进者为阳，减退者为阴；病理机能积极者为阳，消极者为阴。其应之于脉，则浮、洪、革、动、脉压之高张者为阳，沉、微、牢、伏、脉压之低落者为阴；脉管紧张而现弦、紧之脉者为阳，脉管弛缓而现弱软者为阴；脉搏数者为阳，迟者为阴；血行充盈而现滑、长、实脉者为阳，血行不足而现涩、短、虚脉者为阴。且症候变化不一，有阳证而现阴脉者，为转机将恶象，有阴证而现阳脉者，为预后良好征，此非以脉辨之不可也。复次，寒热者非仅以体温言之，亦非阴阳之代名（所谓寒属阴而热属阳也），凡体温旺盛超过三十七度以上者为热，体温低落不及常温者为寒。病势在进行中而排出多量（吐、利、汗、尿、痰）或热甚而不能排出者为热，病势停顿而排出减少，或不能自止者为寒。全身或局部充血者为热，反之贫血者为寒。然有症状虽热脉反阴者，症状似寒而脉反阳者，尤非辨之以脉不可也。阴阳寒热如此，表里虚实亦然，皆赖脉以辨之，此脉诊之所以为知病机之要道也。

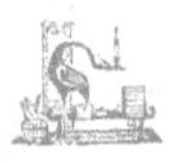

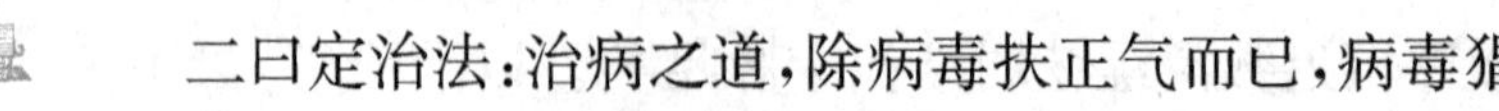

二曰定治法：治病之道，除病毒扶正气而已，病毒猖

獗则现病理机转之亢进，前人称为实证。正气强盛则抵抗病毒而有余，每现症候发扬之状，前人称此为阳证。病毒与正气俱盛，邪正相杀每现大热、大痛、大寒、大渴之象，前人称为实证。斯时应之于脉，必具洪、弦、滑、数之象。若病毒已杀则由病理机转而为生理机转，脉必缓弱而迟。正气衰弱则抗病之力不足以言，而现弱症阴症。应之于脉则微软涩迟之脉乃见。若病毒方盛而正气已衰，或正气方张而病毒已除者，则阳证阴脉，阴证阳脉，交互错综不易分明矣。伤寒论太阳、厥阴二篇，于脉症相应与否之间甚详尽焉。古称大实有羸状，至虚有盛候者此也。然人症俱实，可用攻击疗法；人症俱虚，宜用强壮疗法；人虚症实除病宜先，症虚人实实不治自愈。于施治进退之际，若非参以脉诊，何足以定治疗。张景岳曰："治病之法无踰攻补；用攻用补无踰虚实。欲察虚实无踰脉息。"知言哉！

三曰决预后：脉证以决预后最为明确。如中风、惊风等脑疾患，无论为角弓反张，为四肢瘫痪，为不语如尸，为腹满遗尿，为便尿阻滞等症，脉以缓、弱、迟者为顺。盖脉病发时，延髓之迷走神经兴奋而阻止各部分之动作，应之于脉，遂现缓、弱、迟象也。若迷走神经麻痹，不能制止脉神经之兴奋，则脉必现实、大、数象。夫脑病至于延髓麻痹，则脑病之深可知。故脑疾患之脉缓、弱、迟者吉，急、大、强者逆。急性慢性之热病，体温放散不已，最宜注意心脏之健全。故宜洪大而数。心脏未衰之象也。故脉诀曰："伤寒热病脉喜浮洪；沉微涩小症反必凶。""火热之症洪数为宜，微弱无神根本脱离。""骨蒸发

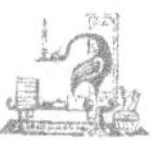

热脉数而虚，热而涩小必殒其躯。”皆以心脏盛衰而决生死也。（上引见《医宗金鉴》）凡体内病毒充盛，急待排出者，脉似洪实为吉，如跌仆血瘀，淋沥便毒，癃闭尿毒，黄疸湿毒，肿胀水毒，内痈外痈未溃时之脓毒，以及积聚块毒，三消病毒，血瘀内凝等症，皆待排出其毒素者，脉如洪实则预后必良，以体力强壮能抵抗任攻击也。若脉微细短涩则预后不良，病毒方张而人已虚故也。又凡体液损耗过多（亦即病的产物过多），则正气自虚，病势宜杀，宜现沉小缓弱之脉，因病理机转（亦即生理机转），由亢进而趋平常也。如大汗、大吐、大下（或久汗、久吐、久利），大出血（或反复出血如崩漏）以及痈疽溃脓，新产亡血，其脉皆以沉小缓弱为吉。若脉现实大而强，此为病势尚在进行之征。夫在体液消耗过多之后，而病尤不绝进行，其生命尚能保持乎？故为逆也。又如“反胃呕吐，脉宜滑大”“上气喘咳，脉宜浮滑”，固脉滑为消化机能旺盛之征（古人以脉滑为胃气），而二病又为慢性经过，惟消化良好，斯能保持体力，有自然治愈之望故也。

四曰识病所：结脉代脉为心脏病之征，可无论已。而借脉得以测知病之所在者，如脉浮为病在皮肤向外之征，脉沉脉实为病在脏腑向里之征。又如寸部候上，自胸心肺咽喉头目之有疾也；关部候中，自胸膈以下至小腹之有疾也；尺部候下，自少腹腰肾膝胻足之有疾也。大小肠膀胱皆在下者也，亦依尺部。《内经》所谓“上以候上，下以候下”，可实验而识之也。又人体右部体内有著明之局部病者，必应之于右脉；左部体内有著明之局部病者，必应之于左脉；此亦历验不爽者也。脉识病所，

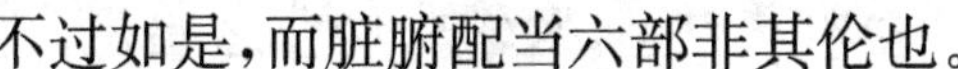

不过如是，而脏腑配当六部非其伦也。

(二十三)临床箴言

丹波元坚曰："治病之际，精诊熟察于其轻重缓急进退之势，与邪正推盪之机，反复思索，痛着眼力；倘遇脉证不合者，审情辨奸，必认得日后如何，而处置对方无散后时，则重者能轻，进者能退，假令一时变生，我心予有所期，则操纵自在，不使其至于败坏困极，是良工之能事也。若不审其机，迁延失治，使轻者重，重者死，及异证蜂起则错愕失据，但蹑其踪而尾追之，或事后论变粉泽其非，皆粗工也。"凡此所陈，必须认识各病之传变过程者而后能之，非见证治证者所能胜任也。《内经》曰："先热而后生中满者治其标；先病而后生中满者治其标；先中满而生烦心者治其本；小大不利治其标；小大利，治其本也；小大不利而后生病者治其本。"张景岳推论谓："诸病皆当治本，而惟中满与小大不利两证当治标耳。盖中满则上焦不通，小大不利则下焦不通，此不得不为治标以开通道路。"由今言之，中满则不能饮食，新的营养物无所摄收；小大不利则无所排泄，陈的代谢产物无有出路。于人体为极不利益者。因悟王孟英治病以宣通为主，即除病人之中满与小大之通利也。

按：治病求本，标本缓急，是治病的基本原则。临诊必须成竹在胸，失之则异证、坏证蜂起，祸不旋踵。故为临床之箴言也。

(二十四)医学与各科之关系

医学为人文发展后之产物，为凭借各科基础之上层建筑，当东西各国各种学问已具规模之时，医学与神权

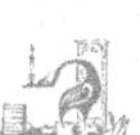

相附而未独立成学，故学术史上，医学非创业之始祖，为坐享遗产之少爷。若无生物学，细菌之病因无以明。若无化学，药物之成分不可知。若无物理学，应用之器械无所成。若无生理学，病理之说明无所据。故各科造其因，医学食其果；各科不发展，医学不成立。此世界文化之通则。于西医然，中医亦然，医学与各科之关系有如是者。

自来医学各家，皆为道儒，而于各种学问有门径者，宋元以来之医学尤可证明，惟医学但识完成以后方可专攻，而今非其时也。

按：杨氏此论颇有见地，中医要发展和存在必须多学科地渗透和研究，目前正在向这个方向迈步，所谓中医科学化即是进行多学科的研究。诸如生化、生物、分子生物学、控制论、医学生命学说及现代医学等多方面结合进行探索，才能使中医枯木逢春，重显生机。

（二十五）外科内科之关系

病之分内科与外科，犹鸡与卵之争先后也，夫一人之身内外果何所标准乎，惟为研究便利计，则大概分之而不可凿，自来外科者，约具三义。为局部病一也。可以目击二也。肿红热痛，溃则脓血流出三也。然求之三义于内科，如丹毒，如鼻病，如扁桃体炎（即单蛾双蛾），如猩红热等皆有局部症可目击，而肿红热痛甚则溃烂者，皆内科病也，内外科病之不易分如是，不但此也，局部病而引起功能障碍、神经障碍，血行障碍不可胜类，小则疔毒，大则痈疡，散则疥疮，聚则痔漏，其所发症状与急性传染病或慢性杂病无丝毫之异，反之，全身病而外

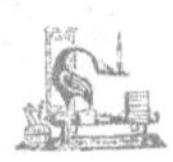

透于局部者，亦不可胜数，如糖尿病之患痈毒，结核病之患瘰疬，营养不良之湿疹，血行不良之疮疖，均类似外科疾病而非外科手术与药剂所能治者，此皆有待于内外并治者也。

仲景方对内科病而有毒等症状者，用排毒法或发汗剂，而由皮肤排出，或以泻下剂，而由肠排出，或以清凉剂而和解之，此为后世外科施方治疗之祖，但黄连解毒汤与白虎解热剂就血液消毒法言，不如后世仙方活命饮、普济消毒饮及清营解毒更为合理想。

夫血液消毒与排除毒素及和解毒素三法，为中医特有之法，自仲景以来，但于外科病用之，而不施用于内科。薛生白于湿热条辨有清营解毒汤，叶天士于温热论有清营连翘汤及犀角解毒汤，于内科急性热病用外科疗法，此为中医一大进步，足以补仲景所未及，自是以后，清血解毒、利湿化浊之法普遍用之，盖全身与局部之病的经过自必产生病的毒素，而此毒素经分解而吸入血中，则同流全身，于是病上加病，引起各脏器之病变，若不排除或和解之，将有不良之转归，先人识其然也，故制如清血热，利湿毒诸剂，或排泄于外，或和解于中，此无分内外科，为中医共信之治疗，而西医无此法也。王念西尝慨疡医不识方脉为诟病。吾则谓内科应习外科，使知排除毒素之重要（内科书对排毒疗法不如外科完备故也）。

按：内外兼治，历来为医家所推崇。诚如文中所述，外科尤重于内治，杨氏以外科清热解毒法为中心，说明了在内科疾病中尤其急性传染病方面。如湿温、春温

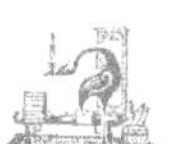

等，还有时疫、瘟毒，注重清热解毒，对于提高疗效有积极的意义，因此提出“内科应习外科”之警语，以启发后世医家。

（二十六）读《伤寒论》

欲目伤寒，先明杂病，杂病与伤寒之分辨明，而伤寒之真义始了然矣。夫杂病与伤寒之辨，其端非一。一曰性质不同：伤寒为急性病（时人称为急性热病，其实不妥，因急性胃肠炎、真性霍乱皆无热象，而亦为伤寒系病也）。其经过之症候无一定。杂病为慢性病，其经过之症候，乃始终不移者。二曰现象不同：伤寒病大抵取全身经过，故无一定之主症。杂病取局部经过，常有一定之主症。三曰兼症有无不同：因伤寒取全身经过，故兼症多，而兼症每为转归取死之主，因杂病多限于局部，而兼症常无。四曰转归不同：伤寒易愈而易死，杂病难愈而难死。五曰损害不同：消失体力、侵害心脏，障碍意识，几为伤寒互见之同时现象，且愈短时期内见之。而杂病则绝少见之。六曰病人环境不同：杂病或因于地方性，或由于职业性，或由于遗传性，或由于体质性，或由于习惯性，其病之发有一定之原因可预防，有一定之环境可避免，有一定之征兆可预诊。而伤寒与上述杂病原因胥无关焉——伤寒与杂病分辨如此。

仲景之《伤寒论》为讨论治疗急性病之总合规律者，时人曲解（如陆渊雷等）谓为论究急性热病之书，不知疟疾亦为急性热病，仲景何以列诸金匮。霍乱为急性寒病，何以列入伤寒乎？吾人既知伤寒为急性热病之总名，又知伤寒指取全身经过之急性病而言之。然则《伤

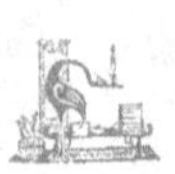

寒论》为论治取全身经过之急性病之治疗总合的规律，无待烦言之矣。

仲景以取全身经过之。

按：本篇为未完之作，纯系写作大纲，但于我们读《伤寒论》亦有所启发，尤其杨氏指出：“《伤寒论》为论治取全身经过之急性病之治疗总合规律。”说明《伤寒论》有广泛的临床指导意义。

（二十七）读《温病条辨》

伤寒、温病，俱为急性热病之通名，古人任意称之。乾嘉以后，别立温病之帜，而与伤寒对峙。依逻辑言之，殆为组公之见，名实未亏者也。依治疗言之，则为有得之见，后胜于前者也。盖急性热病，十九起口腔、鼻腔、喉腔、泌尿器等炎症。而此等炎症，或为干燥性，或为渗出性，或为出血性，前人于干燥性者名曰温病，于渗出性者为曰伤寒或温热，于出血性者曰火症或温毒。温病家称温病多于伤寒，诚积验有得之谈。麻桂刚烈之剂，只适于感冒可发汗者用之，其他均不适当。且依病理论之，急性热病可用汗剂者，除感冒性外，均非一汗能治。然则忌用汗剂之论，忌用刚烈引起刺激炎症之选药标准，温病家之说固确而可信者。

发热为体内燃烧比平常增进之态，故消耗体内养分最多最速，其初不过消耗体内积蓄之脂肪蛋白（消瘦）而已，继则并筋肉亦消耗之（衰弱），终则发热来源缺乏，体温渐降（其征为脉数而弱）则脱死矣。吴瑭称“热病未有不耗阴”，其阴即指体内液分言之也。又热病时消化机能无不减退，发热不已，饮食补充若无相当给与，则有消

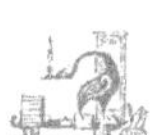

耗而无补充，将有吴氏所为阴竭之患。斯时而与富于糖分蛋白等燃资之阴分药料，则燃烧有来源，体内养分得以相当保存，《内经》所谓实其阴以补其不足者，殆此意也。后人疑阴柔厚腻之药足以恋邪，殆非见垣之论。

按：热病伤津劫液，治当养阴生津，所谓“存得一分津液，便有一分生机”即此谓也。杨氏以现代科学的初浅认识，加以解释温热病的伤阴机制，弥足可贵！虽未必十分妥贴，但亦说得十之七八。

温病与伤寒有同有异，各有一帜，温病学说是在《伤寒论》基础上发展形成的，然溯其源流当在内难。

(二十八)疾病演进史之观察

人类经数十万年之进化，而有今日，其依附人类本身而发之疾病，自亦随人类之演进而演进，此至明之事实也，进化公例，为由简之繁，由浑之画；疾病之演进亦然，试先论由简之繁之疾病。

饮食为人类生命之源，亦为胃肠疾病之因，古时茹毛饮血，饮食简单，胃肠疾病相应殊少。自烹调法讲究以后，消化力随之减弱，种种胃肠病，随时而生；今之齿病比古为多，唐以前医书，无齿病之记载，自印度输入制糖法后，而齿病遂多。

饮茶唐时方盛；吸烟明代中叶方行；鸦片清季盛行，由此三嗜好而发之病，求之古代无有也。

天痘、麻疹、梅毒、猩红热、白喉、鼠疫、真性霍乱等传染性疾病，皆非吾本土之病，而为国外传入者。天痘古名肤疮，为马援南征交址时，由军队传入之；麻疹盛行于北宋，隋以前医书，不见记载。昧者不明历史，以为二

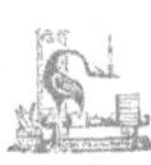

者皆属胎毒，果为胎毒，即为与生具有，岂有仲景之明、素问之广，对此摧残生灵之疫病，而无只字记载乎（或者附会麻疹即仲景之阳毒，不知金匮以雄黄剂治阳毒，岂有麻疹而可用此哉）。梅毒明季由澳门传入，当时称为广疮，此为欧人传入之病。猩红热与白喉，为清季传入之病，无古之也，当时医生以猩红热作麻疹治，白喉作普通喉症治，无不十治十死，盖病非本有故也。鼠疫原始于中亚南域，传入中国则为元顺帝至正年间，由福建武汀开始（余另有鼠疫病考一文详论）。盖福建滨海，宋时已与西人通商，而由胡商传入者。真性霍乱，据近人余云岫考据，此病之发源地为印度恒河下游三角地，其大流行第一次为1816年至1823年（前清嘉庆二十一年至道光三年）；第二次为1826年至1837年（道光六年至十七年）；吾国医书所称之吊脚痧，正始于其时，王孟英霍乱论，亦作于其时，余氏谓古书霍乱，则急性胃肠炎，而非真性霍乱；然则霍乱，亦由国外传入者，此皆前时无有之病。

晋人渡江，而脚气病大作，魏晋人好服石求长生，而石毒常发，今石毒已灭、脚气已少，然二病求之魏晋以前，同无有也。抗战以来，东南人士奔赴云贵者日多，而恶性之瘴疟，此常见于东南；仲景以前，知有蛔虫而已，千金外台乃有寸白虫蛲虫之记载；近世更有肝蛭姜片虫之记录，此肠寄生虫病之后繁于前者。凡上所陈皆为由简之繁、疾病演进之史的考察；然则仅读古书，不采新知，而谓足以愈新病、言古方学派之不当，尚待言哉。

次篇由浑之画之疾病的演进。

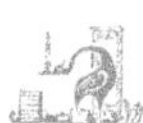

前人诊断，仅指目验手按及病人自述，以为识病之具，无显微镜以察病源，无化学设备，以验血验痰验尿验粪，无动物以验病毒，无解剖以得病所，无听诊以诊内脏，其诊病之粗疏，不待言矣！因为议病不真，常为西医讥笑，然以中医之史的观察，其前略而后详，前浑然而后画然者，不可指数，然则以内经、伤寒、千金、外台，为自满者，诚一孔之见也。

按：杨氏谈疾病演进之史，内容具体，考察细致，但亦不免粗疏，如恶性疾病未必在抗战以来、东南人士奔赴云贵者日多之故。在《内经》《金匮》均有专篇论述，说明此病已广为发生了。然杨氏之谈有一定参考价值，尤其参以西医之说更觉可贵。其实关于瘴疟，杨氏在《唐人已知瘴气为疟》篇中早已明论，可以对勘印证。

（二十九）治疗演进史之考察

疾病演进，为由简之繁，由浑之画，此由人智进化，观察日精，后胜于前一也。生活日繁、竞争日剧、新事物新职业日多，因而疾病亦日多二也。交通日便，往来便利、本地方病也，亦随交通而为世界病，而病以日多三也。细菌明、而一切因细菌发生之病，得以记录；解剖精，而内脏器官之病，得以记录四也。治疗亦如此也，物理昌明，而电疗X光诊断以起；免疫说张，而血清苗浆疗法乃起；营养学兴，而营养疗法乃生；解剖学精，而剖肠切肝之术遂起……治疗之多而精，无不后胜前，反而求之中医亦如此。

以药剂论，仲景使用，不过百六七十品；魏晋间供集之神农本草，不过三百六十品；唐千金方所用，已八九百品；宋时皆本草所集，已达千品，李时珍纲目所录，共达千五百余品；若以今日所知记之，岂止二千余种，此为由简之繁之证。方剂，素问记录，不过十方；仲景有百三十余方若去其重复而有独立作用者，不过三十方；千金方益之以犀羚角剂、硫磺剂、牛黄剂、麝香剂、杀虫剂、补养剂；宋元之间，益之以雅片剂、砒剂、汞剂、排毒剂、铝剂；明清二代，亦有增益（当另文考之）。此又由简之繁之记。

以医理论，仲景以六经统病；刘守真益之以三焦；陈无择概之以三因；李杲分之以内外份；朱丹溪属以气血痰郁；清代统之以五脏，归之六淫。虽其所论未当于吾人之心，然为后胜于前，昔浑然而今画然，则愈后愈切，以观察论，亦愈后愈确，此不胜举例，当另文详之。

以疗法论，不仅方剂，亦代有不同，即以方法论，亦愈后愈多。

以上二篇，为一时想到之作，补充内容须详考博辑，大约内经为一时代；像伤寒论为一时代；神农本草及肘后方为一时代；千金及外台为一时代；北宋为一时代；金元为一时代；明为一时代；清为一时代；共八个时代，各依代表书而比较研究，则医药之史的演进，可以明了。

按：衷中参西以说明治疗之进步，言简意赅，可作提纲，以知大略。如此文稍以充实乃见一篇论据充足的论文。

（三十）中医之四期

吾国医学之发展，可分四期言之：伤寒论金匮，集古代医学之大成，神农本草肘后方附焉，此时期以仲景为

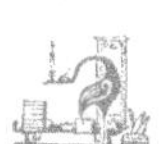

代表人物，以上四书，为代表著作；其最显之特点，为尚条教而不尚理论，尚治验而不尚说明，尚辨症用药而不尚病理生理，不仅五行运气之说弃而不论，即药理方论，亦置之不谈，此种临床实验医学，固甚朴素，然尊重事实之结果，每与真理相近，故此时代之医学，每可以现代科学，明畅解释而无所滞；后世医师之秉承仲景之义者，其书每每可读，如三因方、本事方、活人书，明理论，以及元明清三朝之伤寒家，日本之东洞派，丹波派，皆重证求是，不尚玄论，富有科学精神者也，此为临床医学创造时代，为第一期。汉武帝后，随国力之扩张，远东则日本，西则西域大秦，南则天竺南洋，殊方异物，辐辏而至，胡僧远贾，络绎而来，各种医疗应用之药物与方法，并时而输入焉；降及隋唐，国力愈强，交通愈繁，异国方技，输入愈多。隋书经籍志所列输入医书，达数十种之多，唐本草及罗异方药品，几与神农本草，同其数量；由是而起而集中外医学之大成者，孙思邈之千金方也，王焘之外台秘要，亦属此时期，以孙思邈为代表人物，以千金方外台秘要为代表著作，其最显之特点，为广采异国方技，以补固有医界之不足，其治病条教，诊疗方术，实不本之仲景。其不尚玄论，轻视运气，更无一不秉承仲景主义者，此时代医学，有吸收而无消化，有混合而无化合，有袭取而无创造，此为外药外医输入时期，为第二期。

隋唐以后，中国文化，顿起新的变化，佛教大量输入之后，而创造新的禅宗——纯为中国色彩之宗教，僧家长期浸润佛教之后，而产生新的道学——兼有佛教色彩之儒家，其余如美术、音乐、诗歌、文学，均起新的变化，

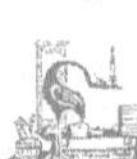

而发扬广大之，医学由是亦生新的变化，第一期之仲景医学，至此乃大改面目。盖自外来医学大量输入以来，临床医家已发见固有方技之不足全持。于是而倡《古方不宜今病》之说，复当新文化披靡之际，对古代只尚治验，不尚理论之医学，不感满足，思有以说明之，宋林亿等，校刊素灵，而素灵内容，往往与当时倡行之阴阳五行理气等说相通，士大夫因是而研究素灵者，与日俱多，故素灵注疏至宋方盛，而其时新儒家，往往好读医学也。且金元胡骑蹂躏，中国北方士大夫，沦陷于坑骑铁蹄之下，耻于屈节，往往好习医以自免，故宋以前之医人世业，多于士大夫；宋元之后之医人，几为士大夫之专职世业，只求治效，则进而求为理论上之努力焉，积取诸因，医家顿变面目，故此时期之医学，其最显之特点有此：曰医学理论之建立；曰医学技术之分科；前乎此者，有方书而无方论、有医术而无医理、有药效而无药理，宋元以后，始以内经为宗旨，以五行理气为理论之根本。故前此言药，只述药物作用及治效而已，至此而气性色味，纷纷而加入之，张元素之珍珠囊，李东垣之用药法象，寇宗奭之本草术义，其代表也，前世言方，只对症发药而已，至此乃有方论，李东垣之脾胃论，王好古之医垒，元代刘元素之宣明论，皆方论之代表作，大抵配合五行五脏五味诸说而言之，(吴昆医方考医宗金鉴之名医方论，则翔实可信，无上举诸书之虚玄)前世言医只尚分六经，别症候而已，至此而司天在泉之说，五行生克之说，五脏苦欲之说，纷然而起，如刘完素之火，李东垣之中气，朱丹溪之痰湿，以及命火肾水……玄妙而不可徵之说，满目皆

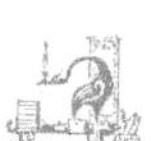

是。此其一也。又第一第二时期之医学，大抵合各科而治之，至唐乃分科，宋分十三科。盖外来医学输入既多，可以分科独立也，其分科独立之著作，唐宋以后，几如雨后春笋，不胜殚述，此其二也；此为有实验医学，转入玄虚医学时期，为医学黑暗时代，为仲景医学之中绝，为医学之第三期。金元诸子以后，医学界沉溺于阴阳五行之中，不能自拔者，几三四百年。及吴有性之温疫论出，而阴霾为之一开，吴氏本临床实验之精神，倡为攻击疗法，继之者有叶天士、吴鞠通，废吴氏之膜原说，而主三焦说，治急性热病之法大备矣！然仲景伤寒论，亦主治急性热病者也，叶吴弃而不顾，谬谓温病伤寒，病异法殊。温病三焦，伤寒六经（不知急性热病，或从寒化，或从热化，原无一定，非古代无温病，而今时无伤寒也，急性热病之喉口分泌缺乏者，自宜银翘双菊之属，仲景麻桂自不宜用，试仲景生于今日，亦当首肯。此为后胜于前、为医术进步之证，其急性热病之体温亡失，全身衰弱者，自宜理中四逆之属，岂有既名温病，即不使用参附之理；且叶吴之养阴生津诸剂，皆仲景竹叶石膏汤、炙甘草汤之所而出，非特创也）、至之《伤寒指掌》、王孟英之《温热经纬》出，合温病伤寒而一之。仲景医学，得此叶吴之说而补充之，内容为之充实，壁垒为之崭新，此为仲景医学之复兴一也。清代诸书，研究伤寒金匮，均极努力，或考据版本，校正遗误，或分类纂辑，别创新义，或依据古训，疏注本义，如大椿、尤怡、魏荔彤诸师，及日本人吉益为则，丹波父子，皆于伤寒金匮之真义，多所发明，此仲景医学复兴二也。以伤寒方治杂病，为清代之一特色，如泻心

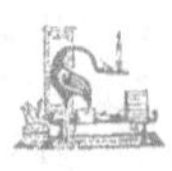

汤之治胃病、桂枝汤之治盗汗、小柴胡之调经、麻黄汤之治喘肿、乌梅丸之治肝病……固不胜举。即以仲景方加减而成者，如吴鞠通之三甲复脉汤，即炙甘草汤之加减，清营生津诸剂，即竹叶石膏汤之加减，至如日人东洞，使用仲景方治前病，其巧合，尤出意表。此为仲景医学复兴三也。仲景使方一药一证，唐宋诸师一病一方，清代则尚作用相同之品而协同用之，仲景之方，简而有效；唐宋之方，多而寡效；清代之方、合而有力；以药物学言之，仲景方有瞑眩作用；唐宋方有拮抗作用；清代方次之；唐宋方为下(吾所谓清代方即叶吴方)。故仲景百十三方，可治百病，清代温热家使用，不过四五十方，若唐之千金外台，宋之圣济总录，明之普济方，诚无乱不可寓目矣。此亦仲景医学精神之复兴之四也；清代诸师，尚作用相同之药而合力用之，因而对各个药物之专性，不甚分析，此不及仲景者也，于引经报使之说则弃之，于五脏苦欲之说则信之，于司天在泉之说则弃之，于六经三焦之说则信之，其未能卓然自立，以辉煌仲景医学者，此科学未明时代限之也，盖欲跨越仲景实验医学而上之，非科学不足为进一步之阶梯，此惟现代之生理病理药理诸学，能负光大之责任，而非所语于清代诸师也。必须现代医学昌明之后，仲景医学之真价，方能大白，而中医者将混入世界医学中，而无独立之必要矣，故清代为仲景医学之复兴期，为中医存在于世之未期。

按：本文重点论述了仲景学说的发展和研究及临床价值分期而论文，的确有见地。

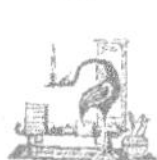

(三十一)百病生于痰说之由来

王隐君主百病生于痰说,后世盲信,因倡为十病九痰、怪病治痰之论。莫枚士研经言,深知其依据;千金方校正仲景金匮痰饮之为淡饮;西医余云岫,更考定金匮痰饮为胃扩张病,皆立论卓然不惑,但所以百病由痰之来历,仍未明也。日人丹波元简谓:"大般若经初分顾品身病有四,一者风病,二者热病,三者痰病,四者种种杂病,又义楚六帖之四百四病,百一风热,百一痰等,乃知后世之百病生于痰之类,皆源于内典也。"其说极甚庸忘,人非有依据,决不敢大言欺世也,又丹波氏引《一切经音义》之淡饮,"徒甘反下于禁,反谓胸上液也,又云淡阴谓胸上液也,医方多作淡饮"。得此而痰之怪说,不攻可以自破。

唐人已知瘴气为疟

抗日战事以还,国府西迁,云贵荒徼,遂为政府全力经营之军事根据地,蔓延其地之瘴气,始晓然为恶性疟疾,与他省发生者同。然瘴为疟疾,唐人早已知之,外台秘要引备急方云:"岭南率称为瘴,江北总号为疟。是瘴与疟病同,而名不同,但方言之异耳。"又管见良方云"腹胁间有一癖块而痛者,名曰瘴母",此即疟母,为疟后脾脏肿大之故,是瘴疟相同之又一证也。

(三十二)一病一方与一方万病之评议

诗有二派,一主灵感,一主典丽。陶潜李白,主灵感者也;灵均杜甫,主典丽者也。文有二派,一尚辞藻,一重思想。骈文尚辞藻者也,散文重思想者也。画有二派,一主线条,一主丰韵。北派金碧尚线条者也,南派泼

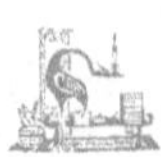

墨尚丰韵者也。儒有二派，一尚博学，一尚高明，宋儒博物穷理，尚博学者也，明儒求良知，尚高明者也。如此对举，殆不胜言，而吾医亦有之，一主广大，一主简要，以为一病必有一方，治病当博考众方，精求妙药者，如孙思邈徐灵胎及日人丹波兄弟，皆尚博综，主广大者也。以为一方可治万病，病变虽多，法归于一，治疗唯求对症者，如金元四子，吴医温热家，及日人吉益东洞，皆尚捷经，主简要者也。凡此相对而立之学派，各有其思想之根据在焉，盖人心不同，各异其禀，有偏于阳者，有偏于阴者，偏于阳者好动无静，善直觉而不耐精究，富于情感而缺乏理智；其偏于阴者，则一切反是。前述诗之灵感派，文之辞藻派，画之丰韵派，儒之良知派，医之简要派，皆性之偏于阳者也。诗之典丽派，文之思想派，画之线条派，儒之博物派，医之广大派，皆性之偏于阴者也。偏于阳者尚直觉而善综合，眼明手快，为哲学家与政治家之头脑，医而偏此，往往为临床之大家。偏于阴者，惯沉思而好分析，思理绵出，为科学家与本业家之头脑，医而偏此，往往有卓越之发明。善偏于阳者，能圆机活法，有捷功亦有偶失；偏于阴者，有规矩准绳可收确效，此治医学所以博综广大，求为科学家也。以上就人心偏向言之，若以医理言，则二派得失，尤觉显然者也，简要派之言曰：论病之源以内伤外感四字括之，论病之情以寒热虚实表里阴阳八字统之，而论治病之方，则又以汗和下消吐清温补八法尽之，盖一法之中，八法备焉，八法之中，百法备焉；病变虽多，而法归于一（见医学心悟）。其绝端者，更引《内经》“知其要者一言而终，不知其要流散无

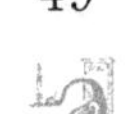

穷”以自满，于是束画不观，唯诵口诀，嗟乎天下果有如是简要之医学乎，此派发于金元之际，如刘守真之清火，李东垣之温脾，张子和之以汗吐下三法治一切，朱丹溪以气血痰食概百病，王隐君之百病治痰，赵养葵之阴亏火旺，张景岳之附子熟地，吴有性之大黄芒硝，叶派医生之养阴生津，王孟英辈之清肃肺胃，以及日医之万病一毒，吉益东洞之唯用经方，此皆笃信“病变虽多，法归于一”之说，简要派之代表也。降及近世，此风尤炽，不问病所，不识病名、不顾经过、不晓预后，其于病也，无非“温热”“温暑”“风寒”“湿火”“暑火”“寒燥”等，六淫字上互凑成为二字而已；其于药也，不过“芳淡”“苦辛”“甘酸”“辛凉”“苦温”“甘寒”等五味与寒热拼成二字而已；其于治也，无非，“清肃”“宣化”“理阳”“理阴”“清热”“滋阴”等模棱两可语而已。此即近世所谓温热家（一切病无不以治温热法治之者）简要派之发展极端者，长此以往，中国医学，殆将亡乎。夫简要派之所长，在综合判断以后，而予恰当之疗法，对症用之诚有捷功，乃为事实。然不易言焉，盖综合判断之切当，有待于各个部分之明了，此犹欲习文法，先明字义，欲究哲理，先习科学也，故必治本草，而后能为药理之贯通，先明生理解剖，而后能为病理之研究，先明各个疾病之特性，而后能为症候群之研究，疾病共通性之透悟，此不易之理也。一贯性之综合判断与治疗，非对症候群有深切之了解、病理药理有当之研究者，万万不能行之，此如朱熹所谓“格物穷理以致乎极”，而一旦豁然贯通者之事，非束书不观、唯执简要者，所能望其万一也。由前言之，则简要派之产生，

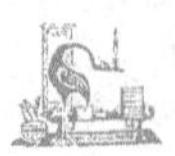

为由博而约，由分而合，所说道高明而极中庸也，医者而研究在此斯为成功，此固非可倖致者，前文所举金元四子、明清张叶诸先生，皆几经辛苦而得，非如近世温热家，只习几篇温热论，便谓能事已近者可比。不宁唯足简要派之所守在大法，而治病识浅病，固非大法所能尽者。举例言之，如奎宁白砒之于疟疾，砒汞之于梅毒，麻黄之治喘，麝香之壮心，鹿茸之壮肾，乌头之治痹，米仁之治疣，衫脂白檀油之治淋，昆布之治瘿，鹧鸪菜之治蛔，大枫子之治癞，硫磺之治疥，肝脏之于雀目，铁剂之于贫血，皆功效卓然。有待于博考深究而后能之。又如肾脏类之忌盐与蛋白，糖尿病之忌淀粉与糖，皮肤结核之食淡，消化不良之食酸，痔疮之服硫磺，喉头炎之于刺激食物，皆非大法所能通，而有待个别之深究；又如同一反胃也，有胃扩张与胃癌之异，有神经性与食物性之异；同一噎嗝也，有食道憩室与食道痉挛之异，有贲门癌与食道狭窄之异；同一咳唾脓痰也，有肺病与气管支腐败之异；同一气急咳嗽也，有肾脏性咳嗽与心脏性咳嗽之异，有胃病性咳嗽与肺病性咳嗽之异，此尤非简要派，仅执大法所能了然。而有待于好学详辨也。又是呕家忌甘，难用甘草大法也，然吐之不已者，反服甘草而获愈；大黄荡实大法也，然用之又久而便秘；小便不利而用补尿剂大法也，然肾脏患者用之，反易证剧，而小便更不利；肝胃胀痛者，用芳香疏大法也，然胃溃疡者用之，则痛愈剧；此又非详考细察不为功，而但执简要用大法，遇之足以偾事也。由此观之，博综群书，究明药理，为一点一滴努力之广大派，其有裨于医学，概可知矣，孙思邈有

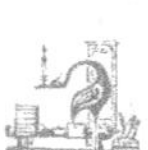

言“胆欲大而心欲小，智欲圆而行欲方”。简要派之所长，为胆大、为智圆；广大派之所长，为心小行方；虽似各得其偏，然惟心小而深究其故者，为能有理解而胆大判断，行方而谨守原则者，为能得圆机而活法，世有好学之士，宁执一病一方，不信万病一方之谈。

按：该论文之精湛，强调辨证论治，不信万病一方之说，体现中医本色。文中证据充分，说理畅明，读之颇有启发，告诉我们医生，不能偏执一见，要博采众长，融会贯通，方可成为高明的医生。

(三十三)任医之道

王介甫《临川集》，有《使医》一篇，其言曰：一人疾焉而医者十，并使之欤？曰：使其优良者一人焉尔，乌知其优良而使之？曰：众人之所谓尤良者而隐之以吾心其可也，夫能不相及，不相为谋，又相忌也，况愚智之相百者乎！人之愚不能者常多，而智能者常少；医者十，愚不能者，乌知其不九耶。并使之，智能何用、愚不能者何所不用，一旦而病且亡，谁任其咎耶。故余曰：“使其力良者一人焉尔。”“使其尤良者有道‘药云则药，食云则食，坐云则坐，作云则作’，夫然，故医也得肆其术而无憾焉。不幸而病且亡，则少矣。药之则食，坐之则作，曰‘姑如吾所安焉尔’，若人也，何必医，如吾所安焉可也。凡病而使医之道皆然。……”介甫论任医宜笃，是固然已。然其于善救方后序谓：“谨以刻石，树之县门外左令观者自得两不求有司。”余虽未见所谓善救方者，然病变至多，症候不常，乌有可悬国门而施无不效之妙方哉。苏轼刻冷香饮子于潮州，当时误服而致毙者殊多(见宋人

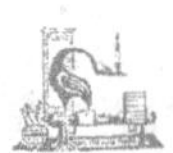

笔记)。以此例彼,概可知已。以荆公之明,乃有此谬。固知医诚不易言也,(世传荆公妙香散,方亦平常)。

按:医有优、劣,《内经》所谓有上工、下工之分。今有良医与庸医之别,委命庸医不如不医、病家不可不知。弃医不能存药,药不对症,成为毒剂,所谓验方,其实验在于精确辨证,病家得一方,妄投盂浪,不识辨证,则如自杀一同。

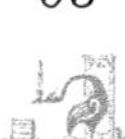

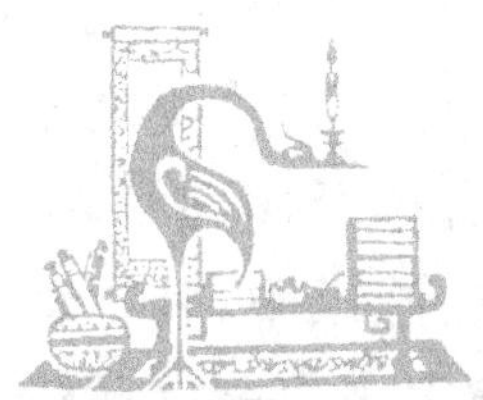

二、论　病

(一)病因篇

古人之论病因,分三大类。曰内因,喜思忧怒悲恐惊之七情也;曰外因,风寒湿暑燥火之六淫也;曰不内外因,如金创踒折,虎狼毒虫是也;而劳逸强作,饮食饥饱,叫呼伤气,尽神度虑,疲极筋力,《三因方》亦属诸不内外因,近世则总称为内伤,与内因相属,更近理矣。

参以今说,三因之论不免幼稚,此则时代所限也。外医史中其幼稚之说,如吾国先民所论者何异。考西史16世纪前,每以病为一种实体,病以外侵入人体,即所谓实体论者。此犹吾国先民所谓中风、中暑、中湿及客忤神鬼等。昔希腊有赫伯拉脱者,以人体主要成分为液体,即黏液、血液、黑胆液、黄胆液四种。四者调和则健康,失其均衡则为病,此吾国变相六气说也。

血液变调论者,19世纪初在欧洲盛行之说也。其说以为病之原因,由于血液之变调,局部疾病由于全身原发性血液变化而起。其后证明血液有杀菌免疫以来,多有宗言者。此犹《灵枢》"血和则经脉流行,营复阴阳,筋骨劲强，关节清利”之说。古人每认诸病之成，为气血不调，而用血药治者。以此惟古人认血液变调为诸病之一因，非若血液变调论者以此概一切者也。故其说之不核，犹以四物汤合治一切疾病也。又有神经病理学者，以生物之本原归于神经，谓神经中有一施以脱，其运动正常时则健康，反之则病，故神经为健康之根蒂。此论实源于宋元时代，万病原因无不归之于气（即神经）。最与神经学说相符者为丹溪，其六郁之论，即中国之神经病理学也。

夫病因多端，难以一元论解之，分别述说，自不外乎三因。惟古人以风、寒、暑、湿、燥、火之六淫，包举外因（即诱因），则有未备。盖风者空气之流动也，不能病人。能病人者，为空气酸淡素量之多寡，为气候之寒热，为空气之干燥与润湿耳。暑为季候病，取名则可，认因则非。热与火为一，但程度之异。有热已足，不必另立火因（物理学上认热与火，但有分子运动速度高低之分。而古人六淫之火，亦非实质燃烧之火）。是故正名言之，惟寒热湿燥四淫可存，暑、火二淫可省。不宁惟是。外因中寒热二淫可归温度刺激、光线、气候中；燥湿二淫可归空气感应及气候中。若土地，若衣、食、住，若寄生虫，若细菌等皆与疾病关系密切者也。皆外因也，由外而入者也。内因者，以内伤七情属之。七情中怒、忧、思、悲、恐、惊皆足为病。而喜则断不为病，且为恢复健康促进营养之情绪。虽有因大笑而卒倒者，然此为刺激而引起之脑症，与喷嚏、努厕而卒倒同。不得认嚏喷、努厕与笑为原因也。故七情可去其一，且可用精神感动一语涵之。饮

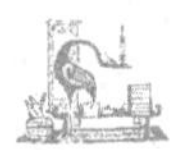

食、劳倦、职业诸因，可内可外。如近世所称之自家中毒、免疫性、过敏性、遗传性及个人体质、性别、年龄、人种皆内因也。不内外因者，除前金创毒蛇虎狼踒折以外，尚有电击。

佛家有言："因缘和合，是生结果。"人体构造至巧妙，防卫之周到。但有一因，不足为病。故外因虽备而内因缺如者，不生病。外因虽微而内因较重者则罹病。内因虽具而无外因则潜伏而无病变。必内外二因相俟，乃一发而不可遏。病理学上有结核菌潜伏十余年而不为病，先天性梅毒有数十年而发者，有内因而无外因也。有饮酒少许而头痛吐逆者，有食鱼虾而皮肤发疹者，有嗅芳草而喘息者，则内因中之特异体质也。嗟乎，病因多矣！以三指而治疗万病者，可以知所戒矣。

按：病因种种，近代中医著作略分七端，三因乃为大概之说。关于七情所伤，中医治病亦少重视，西医更无所知，然人事纷纭，七情致病却不鲜见！七情所伤，除药物治疗外精神疗法乏人应用，近世大倡气功疗法，弥可补此不足矣。

（二）辨证与识病

中医重辨证，西医重识病，辨证之目的在应用药治，识病之目的在明了病所。中医非不贵求病所也，以不习解剖不谙内景，无术明了有解剖病变之疾患于是，降而求其所以然，辨证著也。西医非讲求辨证也，以好求时效药与单味药，故不得不于病之单位上用力，遂以能识病所压倒中医也。故中医治病有病愈而仍不知何患为何病者，西医有明识病所而仍无治法者，此中医病名所

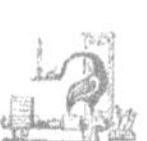

以异常混乱，西医治病所以多期待自然疗法也。

夫病理变化随生理组织之复杂而复杂，诚如西医之法，依病原病所而立病名，虽千之万之可也，但疾病虽多，势不能发明一病一药以治之，于是不得不随证而施治，盖疾病可无限而症候却有限，故依前人经验与药物作用以为辨证用药之规范而辅佐自然治愈之势，使病有出路，症可缓解，此医者之能事也，是识病之后，仍有待于辨证用药以治之，则西医同于中医矣，复次现代医药界只有对症之特效药而无病之特效药，西医所用之理学疗法，强壮疗法及发汗利尿健胃泻下……诸法，因与中医同为对症疗法也，所以“六〇六”之治梅毒，鸡那之治疟，西医固自诩为特效药者，无论二药在三百年前国人早已应用以治梅、疟，然以特效言，殊未见其然。盖“六〇六”即砒素，本可治鳞屑疹、红色苔藓、慢性湿疹、恶性淋巴腺肿、梅毒、恶性疟疾等病，非但治梅有效也，而有效之故，正在杀菌杀虫之力，然有注射“六〇六”，七八十次而梅毒仍未肃清者，有必须与汞剂间服方能收效者，则砒素亦非治梅毒特效药也，况砒素补血，晋唐人视此为强壮药，安知治梅有效不如强壮之功，古代治梅毒之慢性发作者，如妙功丸、生生乳，固以砒为主剂，而用强壮剂治之者，亦屡之也。至鸡那可以解热，可以解弛张性、间歇性热，疟适为间歇热，故治之有效，其稽留性及不整形之热状用之无效，故疟之恶性者(其热状多为稽留性与不整形热)，鸡那用之无效，此不仅西医书明白言之，吾人亦经验知之，然则鸡那非治疟病之特效药而治间歇性热症之特效药。由此观之，砒素为湿毒之特效

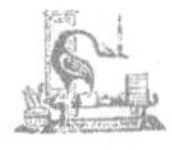

药，鸡那为治间歇热之特效药。湿毒之病颇多，而梅毒为其一，间歇热之热颇多，而疟为其一。中医论法，湿毒为症名而非病名，间歇热（即往来寒热）为症名，亦非病名，故砒与鸡那为治症之特效药而非治病之特效药，二药尚然，遑论其他。准以此谈中医不识病而能治病者，持有对症之特效药耳。西医识病极确，而成绩平常者，无对症之特效药耳。是故以治疗应用言，辨证重于识病，盖方药虽多而对症之药则只一种，苟非明辨，何以据而施治，若徒洞肺府，见病源，无方药以治之，“手无斧柯奈龟山何”，识病将何裨治道者，是中医之重辨证为优于西医之徒能识病矣。

按：鸡那似是金鸡钠霜，是一种抗疟药。砒剂治梅毒，有效无效之问题，不在于药物，而问题在于西医治疗方法不对，不重整体治疗，如肺结核用特效药雷米封治疗如不讲究体质配合营养疗法亦难以治愈。而中医治肺痨不找特效药按虚劳论治且能收到治愈的效果。理同一辄。

黄疸病轻重之辨

余初习医，适亡友张君寄庵，患胆病。张君亦知医者也，余以为不过茵陈蒿汤耳，讵再三服之而不应；旋遇周姓医，主用泻利，其病遂愈，后读皇汉医学，对治黄疸说：以指重按病之胁肋骨间，放指后，黄散而呈白色，忽又复黄者轻症，用茵陈蒿汤可治。按重而黄不散者重症；非大黄硝石合茵陈汤不可。盖轻症之黄，不过窜于皮下，重症之黄，则入血分矣！故非泻利，不足以尽荡涤之功，此为古人之未言者。

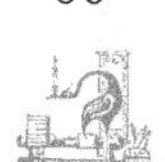

按：黄疸之轻重用手指按肌肤之变色与否以验之，可资临床诊断时参考。

（三）绝病与绝症

中医论病，但有绝症而无绝病。西医则有预后不良之绝病。一切急慢性病皆为可治之病，独至现绝症时始诿谢不治。西医不然，若者预后视原因而定，可治或不治，如风（中风）、劳（肺劳）、臌（臌胀）、膈（反胃），向称内科四大症，而中医书中皆有治法治方，从无预后不良等按语，独至现弱症脱症、阴阳两竭、肝肾虚败，如西医所称心脏衰脱，恶液者时，始宣告不治。中西医对病之态度相异若是，果谁是而谁非乎，吾以为中医是西医不是。

中风非必死之病，而现脱症必死无疑，若无脱症，每可施救。胃癌呕吐未必遂亡，而现肝肾两败，即恶液质时，必死无疑。肺痨、臌胀亦然，凡此四病，为中西医同认之大病，而或死或不死，或治或不治，无不以所现症状以为断，然则西医称为预后不良之病，死于病乎非死于绝症乎？吾则曰死于绝症，盖绝症者，生活机能衰熄，已失自力更生之机转也，中医病，以自然疗法能为治病之经权，使生活力旺盛，虽有苛毒，忽能害之，不然虽感冒亦可丧生，况其他乎，故论病不记预后，正中医之长处。

且医工之理想在愈病，若治疗书上以预后不良四字印定眼目，在医工为卸职之借口，在病人为绝亡之宣告，尝有上进青年经诊为肺痨而忧悽自戕者，则预后不良为绝望之宣告故也。又有经诊为不治之某病而强迫出院者，则预后不良为卸职之借口故也。然医学进步与日俱增，不治者仍当思所以治愈之道，若因预后不良而掉以

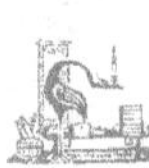

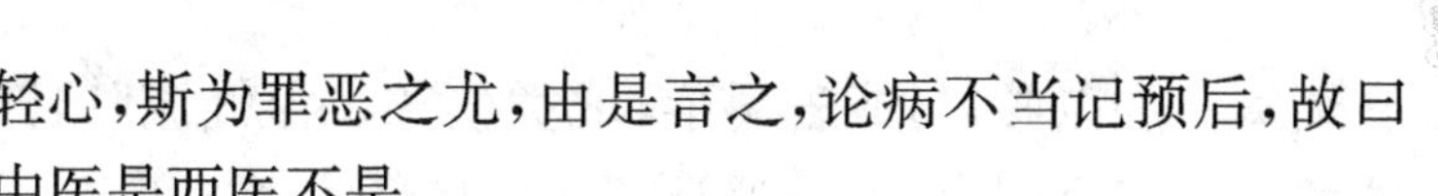

轻心，斯为罪恶之尤，由是言之，论病不当记预后，故曰中医是西医不是。

按：杨氏认为“有绝症而无绝病”，此说诚然，亦中医之优越性之一也；凡病至绝症，不得救疗，虽是绝病而不现绝症尚可治疗，此我中医所特有。如近世间癌症，西医多嘱回家待毙，而病家请中医治之却获生机亦有治愈者，然所以能治愈，即是不现绝症，若患癌者，病至晚期，气血俱耗，亦不可治也。因此凡病需辨证地对待，不能一概而论。

（四）中医何时方识痘疮

痘疮始于何时，史无明文，医籍亦无明白记载。史称马援征交阯，军染肤疮，病死极众，后人臆断以为痘疮，未可信也。明·方广纂丹溪心法附余（廿四卷）自序称：“昔余母年艾时……遍身发出赤斑，是时天泡疮传染，斑与相类，医之者多不能辨，遽然而卒云……盖斑无头粒，疮有头粒，易分别而不知尔。”夫痘疮与斑，分别至易，而当时医工，竟不知分，其术浅可知已。尝考素问难经伤寒金匮诸书，绝无痘疹记载，病源千金诸书，亦未有单独记载，是唐以前，痘疮尚不在中国发现也。及宋，董汲、陈文忠等始有疮疹之专著，于是痘疮乃始著录于医籍。

（五）皇甫谧之病足痿

晋代服石以养生之名人以葛洪、皇甫谧最为杰出，但皇甫谧之久病缠绵，殆不幸之至也，其让徵聘袁谓：“久婴笃疾，躯半不仁。右脚偏小，十有九载，又服寒石药，违错节度，辛苦荼毒，于今七年。隆冬裸袒食冰，当

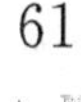

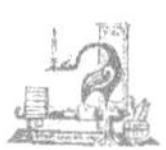

暑烦闷。加以咳逆，或若温疟，或类伤寒。浮气流肿，四肢酸重。于今困劣，求救呼吸。"此殆足痿病也。

按：皇甫谧(215～282 年)字士安，自号玄晏先生，甘肃灵台人，晋代杰出的针灸学家，40 岁后得风痹，故砺志学医，著有《针灸甲乙经》。此文所述是痿病，疑是风痹证也。

(六)强烈情绪对身体之影响

嵇康养生论云："夫服药求汗，或有勿获，而愧情一集，涣然流离，终朝未餐，则嚣然思食，而曾子衔哀，七日不饥，夜分而坐，则低迷思寝，内怀殷忧，则达旦不眠，劲刷理鬓，醇醴发颜，仅乃得之，壮士之怒，赫然殊现，植发冲冠……君子知形，恃神以立，神须形以存，悟生理之易失，知一过之害性，故修性以保神，保神以安身，忧喜不留于意，爱憎不栖于情，泊然无感，而体气和平。"此论强烈情绪，足以害身也。

按：强烈情绪，足以害身，且可致死，自古以来人们相信这样说法，但找不到科学依据。美国凯斯·韦斯顿·雷塞夫大学博士塞伯林，曾用显微镜观察了 15 名在遭受恐怖后死亡者的心脏。他发现死者心脏受损的情况很独特，因强烈刺激反应破坏了心脏细胞而完全不同于典型的心脏病发作时的心肌损害，而与实验室受到极度惊吓的动物所发生的心脏损害十分相似。情志与健康之关系，此也一大明证。

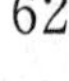
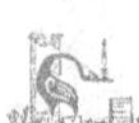

(七)细菌与湿

西医好言细菌，而中医好言湿，湿与细菌实有相似之处存焉。中医对皮肤病之溃烂者，名湿毒，其红肿剧烈,面积较大者名湿火,脑热病名湿温,疟病称湿疟,丹毒归因于湿火,痢疾推原于湿热,此皆因细菌所发之病,中医概以利湿清热解毒之剂治之。西医细菌以显微镜而知之,中医之湿由症状而辨之,是由细菌与湿,殆有相当之关系也。

按:湿邪为六淫之一,分内湿、外湿,曾有人认为六淫与病毒相似,今杨氏认为细菌与湿颇为一致,以上所举可资参考。然与病毒相似亦可探索如“脑热病名湿温”,或为乙型脑炎,此病实系病毒所致。

(八)奇疾二则

逊斋闲览云:“陈子直之妻有异疾,每腹胀,则腹中有声如击鼓,远闻于外,过门者皆疑其家作乐,腹消则鼓声亦止,一月一作,经数十医,皆莫能名其疾。”案此为肠扩张病,盖肠管扩张,肠内容物,因消化吸收作用减退,而起异常发酵,瓦斯增多则腹胀,肠内液体,因而流动加速,于是瓦斯与液体交推作声,故声如击鼓也,患本病者每每下痢。

又云傅舍人为太学博士,忽得肠痒之疾,至其剧时,往往对大家失笑,吃吃不止,数年方愈。”按此似为神经性肠病,必有歇斯底里状态,惜闲览记载不详。

按:肠鸣音为肠蠕动亢进所致。肠痒之疾,文献很少记载,恐是神经系统疾患。

(九)中国之大疫

往读曹植疫气文说:“建安二十二年,厉气流行,家家有僵尸之痛,室室有号泣之哀;或阖门而殪,或覆族而丧;或以为疫者,鬼神所作;夫罹此者,悉披褐茹藿之子,

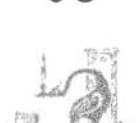

荆室蓬户之人耳！若夫殿处鼎食之家，重貂累褥之门，若是者，鲜焉。”云余早疑为霍乱病，盖霍乱由饮食传染，流行于贫苦者多，若高堂大厦，起居清洁，往往获免。然同时曹丕与吴质书称：“昔年厉疫，亲故多离，徐陈应刘一时俱逝，可胜痛耶。”是虽上层阶级，亦不免已！仲景伤寒论叙，亦说家族三百余口，一时俱尽，当时疫势之猛，可知之矣！据后汉书五行志：建武十三年（即光武时），杨徐郡大疫，十四年会稽大疫，二十六年，郡国七大疫，疫势推广延长，有如是者，至安帝元初六年，会稽大疫；顺帝延光四年正月，京师大疫；桓帝元嘉元年，九江庐江大疫；延熹四年春正月大疫，灵帝建宁四年，熹平二年正月大疫；光和二年春大疫；中平二年春大疫；百数十年间，大疫反复发作如是，而明言春世间，殆为天花无疑。盖马援征交址时，军中染天花死，不可数计，因传染至中国耳。

魏志三国，文帝黄初四年三月大疫，明帝青龙二年四月大疫；三年正月，京都大疫；吴志孙权赤乌五年大疫，而孙皓即位后三年，乃连年大疫；晋书武帝咸宁元年十二月大疫；洛阳死者大半，此疫蔓延至二年正月未已。至“以疾疫庆朝”（见武帝本纪），惠帝元康二年十一月大疫，六年关中大疫，依史书所记，约在晋末始已。凡建武十三年以来，迄于晋末；即公元三五至四一九年，共计三百年中，适为罹马鼎盛以迄分崩之时。西史所记，其时正为霍乱大流行时，而吾国大疫霍乱，系恒河流域，传染而入。天痘由交址支那，传染而入，皆舶来品，而剧烈死人者也。当时虽无独效之疗法，然已知非由鬼作，而知

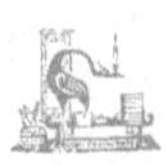

隔绝传染之法，晋书王彪之传“永和末（东晋穆帝年号当以公元三五七年），多疾疫，旧制朝臣家，有时疾染易三人以上者，身虽无病，百日不得入宫”是其例也。

（十）中国之黑死病

威尔斯世界史纲称：十四世纪之顷，中亚南俄之间，忽起黑死病，取道克里米亚，及热内亚一带，以传入西欧各地。死亡人数，达二千五百万，取道亚美尼亚，以传布于小亚细亚及北非，一三四二年至四六年时，曾有阿拉伯人伊宾拔都他来游中，正遇此疫，威氏曾说据中国史籍所言，死亡盖千三百万人，中国社会，因而解体。河工弃而不讲，于是水灾屡起云。余按其时，正当元顺帝至正之间，其时不仅黄河改道，而元史称：至正四年（公元一三四年），福建邵武汀州延平大疫（可知由欧洲传入者盖其时闽省中西贸易已盛也），五年济南大疫，十二年冀宁保德州大疫，十三年大同疫死者大半，又黄州鸽州大疫，十四年京师大疫。蒙古大疫、江西湖广大疫，十六年河南大疫，十七年营州蒙阳大疫，十八年汾州大疫，又京师大疫，死者枕籍，市地收葬前后丸二十余万人，十九年邝州并原宫州、沂水、日照及广东内雄大疫，二十年山阴会稽大疫，二十二年绍兴大疫，总计二十年间，疫势蔓延，遍及全国，明代以后，此疫继续蔓延未已，惟前人不记症状，不知果为何病？吴有性瘟疫论，作于其时，亦无黑死病之典型记载，可供后人参考。惟吴江县志称“崇祯十七年（公元一七六三年）春，疫厉大作，有无病而口喷血即毙者，或全家、或一巷士民枕籍而死”。又山西通志于同年亦说：“潞安大疫，病者生一核，或吐痰血，不敢

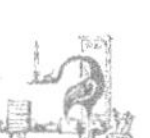

吊问,有阖家史,不敢葬者。”按所记症状观之,为黑死病无疑,吴有性论之瓜瓤瘟、疙瘩瘟,皆黑死病也。

按:黑死病似是鼠疫或钩端螺旋体病。

(十一)论恶性疟疾

二十八年夏,本乡大疫,沿门阖境,几于十人而九。其最普遍流行,为疟疾症状凶恶者,如伤寒脑膜之类,时医不识依症断病,“湿温”、“暑温”、“伤寒”、“温热”……信口乱说,因而伤生者难更仆数,实则皆疟疾之恶性者也,为免横夭,启迷妄,殆不可以不述。

恶性疟疾与普通疟疾同,其症候更郑重耳,其发热也,往往高热(40 摄氏度以上)不退,手足乍有冷时,而热仍高,有身热七八日不退者;当热高时,谵语昏狂;若类邪祟,然频危境而神明不乱,此其异也。若身痛如被杖,呕吐剧烈者,每为轻疟。小儿初起,有陷于昏痉者,最为恶候;老人大抵因反复发热,消耗过甚,即取死亡之转归。此外医药不误,预后无不良好,但问脏器官有破溃之病灶者,当发高热时,最易出血,预后大抵不良。

孕妇之患恶性疟疾者,十人九危,非绝产即死亡,得保母子安全者,甚非易耳。

诊疗恶性疟疾,最有效者,为金鸡纳霜、扑疟母星之属,然湿温型者,非清化导浊,身热全退以后,金鸡纳霜虽大量用之,亦不为效。风温型者,初起即可用之,中药不服也可,若夫孕妇患此,用奎宁丸,愈早愈好,疟久体虚,纯用补剂可也。

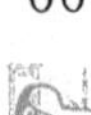

(十二)再论恶性疟疾

三十年新秋乍临,本县恶性疟疾,又复盛行,惟不如二十八年之猖獗耳！中医拘墟烦古之流，又复视为伤寒、为湿温，专立清化，禁用奎宁，驯至忽发忽弱，而忽弱忽似伤寒，未几即归泉壤，诚可叹也！此病本发于云贵边域之区，自抗战军兴，往返频多，互有传染，遂至于此。吾自有知识以来，本乡患疟者，大抵一日一发，或间日一发，或三日一发，其恶寒发热出汗之经过，无不单纯，倾近五六年未竟，以恶性疟疾，占为多数，其发作不仅绝无定时，且有一日发作三四次者，其恶寒经过漫无标准，只有自觉的四肢末梢微感寒冷而已，诊疗此病，绝无其他巧妙，只在如何利用解热剂而已，余经验屡用银翘散、木贼煎、桂枝白虎汤、达原饮、青蒿鳖甲煎、白薇煎，六方随症施用，殆无不效。盖本病有汗出而热不解者，在如何热退而令汗乾，有热盛而汗不出者，在如何汗出而后热解，迨既热解身凉，即宜服用奎宁，俾不再发，若误认伤寒，以为热退可以无虞，而不知热复高涨矣！

恶性疟之于小儿为尤凶恶，其发作即高热暴腾，手足痉挛，陷于昏睡，牛黄清心丸为唯一效剂。尚有一种疟型，身仅微热或无热，而头痛肋痛腰痛腹痛，四肢痉挛或麻痹，咳嗽浮肿，上吐下利，如前人所说寒中者，然其发作必在午前，脾脏一定肿大，且必发于四邻皆疟之环境中，此亦普通中医所不了解者，虽非恶性疟疾之比，而其痛苦殊甚，余已经验三四人（皆女人），皆用奎宁丸而收卓效。

（十三）论急慢性肾炎

肾炎重病也，时医虽日见此病，而不识为肾炎者比比也。按肾炎之单独发生者，高热呕吐，两便俱无，殆即

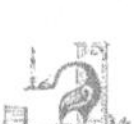

伤寒论之关格。其随他病而续发者，前人每随症异令种种名目，如“子痫”、“子肿”则妊娠性肾炎也；“霍乱无尿”则霍乱肾炎也，“疮毒内攻”则皮肤病肾炎也，“浮肿”“臌胀”则肾炎之分症也；“气急、咳嗽水样”则肾炎浮肿及于肺部也；“尿血”“尿短”亦称小便不利，“尿痛”则肾炎之主症也；凡是种种皆肾脏炎也。盖前人不识肾为利尿之具，故有张冠李戴之妄。

本病原因，十九皆由感冒喉症（扁桃体炎、白喉、猩红热）、伤寒、疮毒、丹毒而成，其发作必有症候为口渴，便闭，恶心呕吐，尿意频频，排尿疼痛，而叩诊两侧肾藏，必有不快之感，前人记述本病最确者为伤寒论“关则不得小便，格则吐逆”“关格不通，不得尿，头无汗者可治。有汗者死”。云岐子说：“阴阳易位，病名关格，胸膈上阳气常在则热为主病，身半以下阴气常在则寒为主病，今寒反在胸中，舌上白苔而水浆不下故曰格，格则吐逆，热在丹田小便不通故曰关，关则不得小便。”此皆古人对本病认识之标，极其推测，不当如此，至引内经以伸其说者，更无足据矣。

前人对此病认识不真，故其治疗亦无一定之准绳，然肾炎固重病也，小便不利之结果，如急性发作尿毒症，则有死亡之可能；如慢性发作而为肿胀，则亦有窒息之可能；小便不利之结果，虽然如是凶恶，而又不能专用利尿剂，因肾脏炎服利尿剂则炎症将愈剧也，故对本病治法：①为下剂即大承气汤，于二便俱无口渴恶心甚时用之。②为汗剂，如麻黄汤、麻黄连轺赤小豆汤之类。患是病者皮肤十九干燥，故可以利用广大之皮肤面，而为

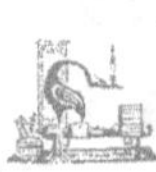

尿之代偿排出。③为利湿剂，兼有发热呕吐时，可以五苓散偶一用之。④促进分泌剂，即刺激性不大而有促进各脏器分泌功能之药剂。如杏仁、桔梗、前胡、牛蒡、紫菀、蒌皮、枇杷叶、冬瓜子之类是；此皆肾炎急性经过之方治也。其慢性经过，一切可依肿例治之，兹不赘述，至于尿血，可以令其自然，因病愈则血自止。不然纵用止血剂，亦无效者也。复次肾脏者，代谢产物终末之排泄所也，脂肪质，淀粉质之终末代谢产物为炭气与阿母尼亚，可由皮肤肺脏排出，蛋白质代谢产物为尿素尿酸即窒素，除肾脏无排出所，故患本病之必须忌食蛋白质，为是故也，不宁唯是，盐之排出必由肾之丝球，今肾既有病矣，复令负排泄盐与蛋白质之责，欲求病起色难矣。此前人对本病，所以谆谆戒除盐与蛋白质也。

（十四）神经质或腺病质之妇女

古人称工愁善病之妇女，以病理眼光论之，即神经质或腺病质之妇女也。此等妇女，大抵容光焕发，皮肤细薄，聪明多巧，逞能斗志，能而眉语而目听之，其面必嫩白，肩必軃斜，腰必纤细，其人若病尚能生育，不然必无子息。至其有病，大抵不外肺结核、歇斯底里、月经失调症三端。余因屡见而屡验之矣！明代谢肇氏《逐病赋》，对此等多病妇女，有极精覈之见解云："其一曰洁洁，镜无留晕，衣无渝褶，刮涤穷微，是生内热；其一曰敏敏，应声趋事，闻言自引，小大患裁，酿为渴疹；其一曰劳劳，米盐薪蔬，晨赶纷嚣，口燥筋疲，发为烦焦；其一曰慧慧，既休筐绩，妄希文字，五言未成，百疴已至；其一曰郁郁，已食不步，影不踰阈，含忧勿愬，怒蕴不越，沉迟转

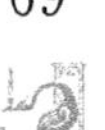

辗，积为郁结；其一曰褊褊，娌娅飞言，婢仆微讪，衷实不平，恚复不显，横攻胸臆，逆为噎塞——惟兹数者，是生百罹，在肌为潮，中络为瘁，昼则夺食，夜则侵寐……。”

此赋于神经质与腺病质之妇女之病因，可说发挥尽致。

按：体质学说亦是《内经》主要内容，近世每多勿视，《灵枢·阴阳二十五人》篇即有记载，可谓体质学说之源头。

（十五）甲状腺肿大

甲状腺为人体无腺管分泌之一，位于颈前，居总气管之正中外侧，大如橄榄，分列气管左右，另有一微细之软管联络之。为体内诸器之血管最多者。生理学说谓体内各部之活动力，如心跳速度、神经传导及思想知觉等，皆由此腺操纵之。若此腺不幸肿大，颈外即起显著之隆起物，不红不痛，而浸淫日大也。斯时该腺，因组织过长，血液过多以及腺之细胞改变，而呈亢进及扰乱状态，于是分泌毒性，刺激神经，压迫心脏，而引起呼吸障碍，心悸亢进，眼突齿脱，脚软而昏毙，古人名此曰瘿、曰肿瘿、曰头瘿是也。

甲状腺肿大构成之原因有二：一为地方性，其地缺乏碘质，因而引起肿大。《吕氏春秋》说：“轻水所多秃及瘿人。”正说饮水缺乏矿质而量轻耳。《名医类案》说：“汝州人多病头瘿……饮其水则生瘿……故人家井，以锡为栏，皆以夹锡钱镇之，或沉锡其中，则饮者免此患。”又云：“华亭有一老僧，昔行脚河南管下，奇僧重仆，无不患瘿，时有洛僧共寮，每食辄携取行苔脯同餐数月，僧头

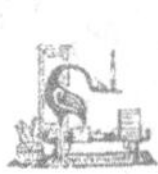

赘尽消，若未尝病。乃知海崖咸物，能治是病。”按苔脯系海崖咸物。必为海藻昆布无疑，二物消瘿有效，已为中医常识，西人分析，知二物均含碘甚富。据此观之，既可证明西人缺乏矿质碘质，而起肿大之有理，而又知锡可治本病矣。次为结节性，此由病人生机方盛，致甲状腺相对肿大而成，中医则认为郁怒所致，三国志有“发愤致生瘿”之语，后人推乱说系少阳肝邪，因郁生痰，因痰生毒，而主用解郁除痰之剂。如柴胡清肝散，仲景厚朴半夏茯苓苏叶汤，后人称为七气汤者，亦有用吐剂而全治者。

二十三年前，余随军陕甘，于陇山两侧，百里内外，项隆起如葫芦者甚多，询之多无所苦，亦无心悸气急目突脚软诸症，此则地方性病，而锡与海藻类可治也。

（十六）糖尿病认识之发展

病之观察，后精于前，此于糖尿病认识之历史言之尤信。素问金匮，只注意小便多而称消渴，所说“饮一溲二”也（饮一斗小便二斗），王叔和本病于口渴多饮水以外复增多食肌虚四字，较前人进一步矣（见脉经），孙思邈对本病说“或渴而且利，日夜一石，或不渴而利，所食之物皆化为小便”，“渐食肥腻，日就羸瘦”，“消渴之人必于大骨节间发痈疽而卒”，孙氏不仅知本病善食而瘦之故，在食物化作小便，并知有糖尿病性溃疡矣。但小便多者，不仅糖尿病，尚有尿崩症，其间辨别不易，刘完素著有三消篇，引经据典，似乎成理，而实为空论。《外台秘要》渴门对本病引近效李郎中说“每发即小便至甜，又有尝其尿咸苦为愈”二则，可知秘要不仅明言本病尿甜，

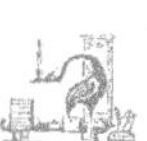

并知尿咸苦为欲愈，而尿甜自在意中，李郎中更推论尿甜之故，谓“稼穑作甘，以物理推之，淋饧醋酒作脯法，须臾即皆能甜，足明入食之后，滋味皆甜，流在膀胱，若腰肾气盛，则上蒸精气以为脂膏血肉……腰肾既虚冷，则不能蒸于上，殳气则尽下为小便。故味甘不变，其色清冷”，凡此云云。与近世血糖之说，大致相同，则对本病看法，更进一步矣。本病患者，每系席丰履厚，营养良好之辈。千金外台二书，均主石毒所发，则系观察之误。盖当时贵族饵，石为强壮剂，而贵族之营养丰富者，正为斯病造成之因，王世懋二酉委淡云：闽参政王公懋德，自延平临，忽瘦甚，鬓发皆枯，云是消渴症，百方医之勿效，先自延平一乡官，潜说人曰：“王公病曾有尝其溺否，有此患者溺甚甜，此不治验也。王后闻之，初试微甘，已而渐浓愈益甜，王亦自知必不起云。”本病尿甜，至此乃有明白之记载，然遽断为不治，则率然之论。本病非不可治，但忌食淀粉糖类，内服白虎剂，并采胰子食之，大有治愈之望。

按：糖尿病祖国医学称消渴，分上、中、下三消。杨氏此论详于中下消，论述生动具体。有很好的文献参考价值。

查《素问·通评虚实论)说：“消瘅、仆击，肥贵人则膏粱之疾也。”《素问·脉要精微论》：“瘅成为消中。”《素问·气厥论》“善食而瘦，又谓之食亦”，因此可知自内经始已对此病起因有比较明确认识。千金、外台更进一步，较之国外记载，中医就早得多了。

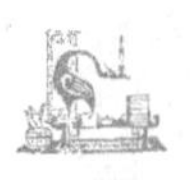

(十七)糖尿病之医治

糖尿病之认识发展,已详前篇,而治疗不可不论之,对本治疗有二:一为原因疗法;二为对症疗法。

《外台秘要》知本病为稼穑作甘,殳气下泄(即食化糖化之义),故对食物禁忌,特加注意。附有“叙鱼肉十五种”、“叙菜等二十二件”、“叙米豆等九件”三篇,虽未能精纯,然于黄连汤方后说:“此病特忌房室麦饼,并乾脯一切肉、粳米饭、李子等。”按粳米饭麦饼为淀粉质,最易糖化,故宜深忌,但主食细切羊肉勿着脂,鲫鱼长六七寸以上,萝卜可生熟吃,蔓菁作韲金黄堪吃,大豆甚益人;此皆其可信者。今则已知本病为胰腺分泌缺乏之故,主因胰腺及因素,为原因疗法。饮食疗法,降而为辅矣。

对症疗法,前人均主肾气丸,然宜于虚寒型耳!不得因尿清冷,即主此方;有主渴甚者,用石膏剂者,确能收一时之速效;有主肾虚,而用巴戟、苁蓉、菟丝子、鹿茸等,强壮剂者,果为虚证,亦有促进胰腺分泌之故,大抵此病,服肾气丸无效,服外台黄连汤必效,其方如下:

黄连大　苦参中　地黄中　知母大　牡蛎中　麦冬中　天花粉小

按:消渴病方药甚众,尚需辨别虚实寒热,根据本病病机多为阴虚内热,治当补肾水益气生津,清胃火润燥增液。《素问·腹中论》说“热中消中,不可服膏粱、芳草、石药”,其意即同于上也。

(十八)青腿牙疳与坏血病

中医书之记载坏血病,最先见于陈实功之《外科正宗》,名此曰葡萄疫。其次详于《外科心法》,名此曰青腿牙疳,实则皆坏血病也。

坏血病成于营养不良或食物失调而起,其病特征为出血及炎症,其炎症之必发者为齿龈炎、疼痛、潮红、出血、流涎,其出血大都惟见于皮肤,而以腿胫为最甚,若内脏出血,无不陷于虚弱而死,现代医药对此研究之结果如是。

按:《外科心法》称:"此证自古方书罕载其名,仅传雍正年间北路随营医官陶起麟颇得其详略,云:'军中凡病腿肿色青(按:出血之征)者,其上必发牙疳;凡病牙疳腐血者,其下必发青腿。二者相同而至……相近内地者亦有之,边外虽有不甚多,惟内地人民初赴边外,得此证者十居八九……腿膝青肿,形如云片,色似乌茄,肉体顽硬,所以步履艰难也……边外相传有服马乳之法,阅历既久,不如易之马脑为效倍速。'"现代医学对本病主用野菜及鲜肉,亦有服马乳法也。

陈实功曰:"葡萄疫乃小儿感受四时不正之气,郁于皮肤不散,结成大小青紫斑点,色若葡萄,发在遍体头面……如邪毒传胃,牙龈出血……"其言虽简要,之为坏血病,则无疑。

本病治法:《冷庐医话》主用六味地黄剂。《外科正宗》主用胃脾汤。陶起麟主用马乳,而佐以活络流气之品治其外。西医主用铁剂。皆可师法。然饮食疗法,颇为首要。

按:此病记载从现代医学角度分析,葡萄疫似属紫癜病或败血症、坏血病。由于中医重于识证,强调辨证施治，因此需按证用药。从坏血病的角度来说，目前西医认为是缺乏维生素C的缘故，因此注重饮食营养疗法是有裨益的。

（十九）论头痛

头痛为常见之症，时医于一时性者，名头痛；于习惯或屡发性者名头风。详其原因难更仆数，大略言之，可分五项，不得视同，前人所谓六经六淫矣。

1. 头痛之原因

（1）脑组织自身者：如脑瘤、脑梅毒、脑脓疡、脑结核、脑贫血、脑充血、脑震荡、脑膜炎……之类皆足以引起头痛。

（2）头部或邻近部分之病变者：如急慢性绿内障、眼结膜炎、眼受外伤等，则因目病而引起头痛也；中耳炎及外耳溃疡等则因耳病而引起头痛也；鼻渊鼻溃疡、副鼻窦炎等则因鼻病而引起头痛也；扁桃体炎、急性喉头炎等则因喉病而引起头痛也；脑疽面疔颈淋巴腺肿、颜面丹毒、头皮血肿则因头面肿疡而引起头痛也。

（3）自家中毒者：一曰尿闭，因尿之毒素吸收而头痛。即王叔和《脉经》所谓“小便难，若目眩头痛，腰背痛也”；二曰胃病，因分泌异常而引起头痛。《内经》所谓“心烦头痛，病在膈中；”仲景所谓“干呕吐涎沫头痛之吴茱萸汤证。”后人称为痰厥头痛也；三曰食毒积食不消蕴为毒素而致头痛也；《金匮》所谓“脉紧头痛风寒腹中有宿食不化也”；四曰便秘则积蓄变为毒素而自家吸收亦致头痛。自来皆主用下剂治之也。

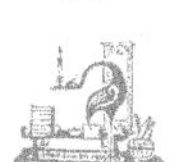

（4）全身变化者可分为：①神经衰弱。古称为气虚

头痛，于头痛外必有神经衰弱之兼证。②贫血失血则神经缺乏营养而引起疼痛。古称为血虚头痛也。③急性热病体温增高，头部因发热及充血致头痛。古人称谓六经皆为有头痛也。

(5)刺激而起者：一为外因，如阳光强烈刺激而疼痛，甚则仆倒所谓中暑中暍也；气候寒冷头部受其刺激而血行未能立起调节即起头痛所谓伤风也。二为内因，因神经兴奋或神经质者每遇情绪剧烈变輙引起头痛，时人名此为肝阳上升者也。

详古人言头痛多矣，而不归之于六经即归之六淫，不归之六经六淫即归之血气痰食，由今言之可谓简且陋矣。

2. 头痛之病与症　治疗头痛，贵先识病，不识病而务辨证已为未技，况有不辨证而务止痛者乎，今试先论识病，次论辨证。

(1)痛状连续，常与眩晕同起而日趋衰弱者，多为脑病重症，如慢性脑炎及脑瘤脑结核脑震荡之类，除用强壮剂及镇静剂外，殆无根治疗法；脑梅毒多饮食如故不易衰弱，今有砒剂每易奏效。

(2)发作有时不堪工作者，最多为神经衰弱或兴奋所致，或由贫血衰弱或由亡血过多或由过用思想或由连日失眠或由全身衰弱。更由于神经衰弱症如中医之脏躁等，其为症也，无不头面易热，鬓边动脉跳动著明，眼光灼灼者。古人于神经衰弱者名气虚有火，以强壮剂治之；于神经兴奋者名肝火上升以降火镇静剂治之。

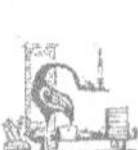

(3)头痛连项，甚至现僵直状者为脑脊髓膜炎，头痛

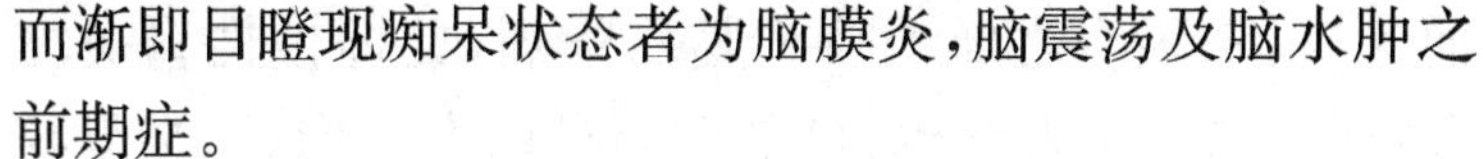

而渐即目瞪现痴呆状态者为脑膜炎，脑震荡及脑水肿之前期症。

(4)头痛连目珠痛不可忍者，为急性绿内障；但痛而目不得开者为慢性绿内障；皆为眼将失明之前兆。头痛而同时眼眶痛者为血虚，地黄剂可以疗之。若赤眼及眼外伤而头痛者明了易知可以勿述。

(5)头痛连齿每为齿龋及齿龈炎之波及性疼痛，识之甚易，若检齿无症状而连痛不可忍又系脑病重症。

(6)头痛连耳，耳中策策痛，同时发热，现强直状态者，为中耳炎为重病，古称为黄耳，绍派医家名此为黄耳伤寒以辛散或辛凉解毒法治之(其结果必溃脓)。

(7)头痛连鼻者，其痛状每每鼻反不易感知而头痛甚剧，但病鼻必有显著之症状，如鼻塞、鼻燥、鼻流涕而同时头痛者为鼻炎；鼻流脓汁而头痛者为鼻渊；鼻流臭涕或出血而时时头痛者为鼻溃疡及副鼻窦炎(副鼻孔炎每有喉干燥症)，前人称此为臭毒头痛，可以一味炒香附治之。

(8)头痛连喉者如急性喉头炎每易见之。

(9)头部外症而引起头痛者，如颜面丹毒即前人称为大头瘟者；脑疽即俗称对口者；发颐连肿耳前后即颈淋巴腺炎；面疔即俗称为反唇疔；颧疔者皆因局部充血而头部受其压迫而引起疼痛也。

(10)胃病引起头痛者于前述自家中毒以外，前人于此记载较多，大要言之如热厥头痛，痰厥头痛，食积头痛，详其述症皆胃病也。痰厥头痛者其症头重、闷乱、眩晕不休、兀兀欲吐是也；前人谓系胃中津液不得宣行积

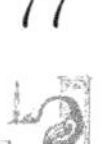

而为痰，随阳明之经上攻头脑而作痛，此即慢性胃炎之分泌物，自家中毒症也，自来以半夏白术天麻汤、半夏茯苓汤、玉壶丸、芎辛导痰汤为主方；此四方无不以二陈汤为加减，而二陈汤固温燥性之健胃剂也。热厥头痛者一部分系头部充血用芩连治之，与胃无关；而便秘头痛用大黄，治胃热头痛用石膏又明明胃肠病也，饮酒过多而头痛，积食不消而头痛，其为胃病无待赘说。仲景《金匮》之瓜蒂散及吴茱萸汤证亦其例也。

(11)因急性热病而起之头痛，殆无治疗价值可信，盖其疼痛为由发热伴随而起之兼证，但得热退，头痛即除，奈何后世医工竟于此纷纷其辞哉。

3. 头痛之一般疗法　根据上述头痛病症，便知头痛为各种疾病之一分症，治疗之道宜除病原而不当注意局部之证候如俗谓头痛治头也。但临床所见仅有注重此一分症而施治者，兹特先述头痛之一般证候，进而论头痛之一般治疗。

头痛之一般证候就目击而分四项述之。

一曰充血症状：其证头中热痛，面红目赤，头颈脉跳，虽严冬犹喜风寒，偶遭暖气或见烟火则痛发作，其脉数或大。

二曰贫血症状：其痛不剧，面色苍白有贫血著明之兼症。

三曰郁血症状：面色青黄，头部虚冷而内实热，痛喜热物煨之。

四曰神经症状：其痛忽然而来，突然而止，而眩晕厥逆抽掣每有随伴而至者，前人称此为肝厥头痛。

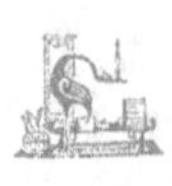

一般症状既明，一般疗法亦可知矣，引古人验案可得而言者有如下各法：

(1)吐法：其法始于仲景而盛于子和，其适应证有三：①因胃病或食毒而致头痛者宜吐之。②吐时胃蠕动剧烈易起充血则头部之血量自减故可适用于充血性头痛。③呕吐时眼泪、鼻涕、头汗必同时增多，其结果与汗解相同故有效于表证之头痛。

(2)砭刺法：于充血状及郁血状之头痛，可用三棱针针刺头部出血，使血压减轻，痛可缓解。

(3)引赤法：以川椒或蓖麻子、巴豆捣碎或贴于两鬓或贴于足心引赤发疱，以诱导头热外出或下达，痛可缓解。

(4)搐鼻法：《金匮》之头痛鼻塞而烦其脉大……纳药鼻中则愈，主用一味瓜蒂散。后世本事方有透顶散(细辛、丁香、冰片、元寸瓜蒂)，东垣有白芷散(石膏、芒硝、白芷、郁金、薄荷)皆主以搐出鼻内黄水，此一法也。王荆公传用莱菔根汁注入鼻孔以治偏正头痛，往往获愈，此又法也。

(5)暖温法：用于习惯性头痛有著效或以布包扎少使头部温热或利用热水洗面及热物煨头部四周，使其痛缓解。

(6)冷却法：用于神经兴奋之头痛及热性头痛有著效，张子和利用之，今西医亦常用之。

(7)下法：利用肠部作为诱导疗法用之，丹溪谓头痛不可当者用酒制大黄有效是也。

(8)对症之药物疗法：头痛传方不一，其类试以药物

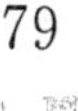

为纲言之。①调整血管剂：头痛既久，脑血管之血行异常，以药物调整之往往有效如川芎茶叶当归红花之类是也。②减轻血压剂：头痛大抵血压上腾如玉真丸硫黄半夏温降之力较大；石膏硝石寒下之能甚长，拮抗用之无非减轻血压耳。黑锡丹治头痛有效亦此意也，清空膏以石膏与荆芥合用亦此意也。③消炎清热剂：如酒芩（古称小清空膏）、酒连、酒柏之类是也。④镇静剂：菊花、羚羊角有镇静之功，全蝎、僵蚕有弛缓神经之功。⑤兴奋剂：附子细辛有兴奋神经及血行之功，用于厥冷剧痛者有著效，荆芥薄荷防风麻黄有发散头热之功用，颈部热痛有放散温散之机会时有效。

对症疗法之药物兹就大端论之，余不赘述。

按：头痛分外感、内伤两大类。外感有风寒、风热、风湿之别。针灸为收一时之效果。内伤常有血虚、气虚、肝火、痰浊、寒厥之分，另有真头痛者多旦发夕死，急当进大剂参附，或灸百会，可望十中一生。

（二十）支气管炎之变症

急性支气管炎为发高热、剧咳、鼻塞、声哑之症，此中医称为风温而世称为重伤风者。此病于秋冬之交，春冬之交，气候变化时常常有之，甚则一家数人并时而起，盖亦流行性病也。此病在成人为易治之疾，在小儿老人则易丧失其性命。自知用强心剂以来，老人小儿因此而死亡者已日减少，西医用毛地黄，正尤中医用麝香治本病，可谓东西一揆也。然成人患本病虽不至于入危险境界，而迁延不愈转成为支气管痼疾，因此陷于终身不复者，我见日多。所望病家医家对此能注意也。

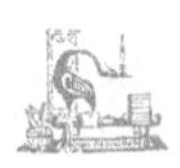

由急性交气管炎不知加速治愈，因而成为慢性，转变成他病者，约有六种。

1. 慢性支气管炎　中医名此曰劳咳，患此病者几于每夜必咳，咳则连声不已，若身体过劳则其咳必剧，若遇风寒则其咳亦剧，一切刺激性饮料（如酒）、食料（辣椒）、烟草，入口则必剧咳，致精神痛苦，工作妨碍，求其根治，大难事也。

2. 慢性浆液性支气管炎　中医名此曰痰哮或曰痰，慢性支气管炎不愈而有转变而为浆液性支气管炎者，发则痰声漉漉，尤若拽锯，咳则目突口强、呕吐、浆液性痰涎成盆成碗，不能睡卧，睡卧则气上喘，病者至此已成为废人，然消化力如常，摄食如常，只不能工作耳。每晨夜劳苦工作之工农多有患此病者，实则皆在患急性支气管炎时不知注意治愈造成如此惨悲结果耳。

3. 慢性干燥性支气管炎　中医名此曰空咳，此病来源与浆液性同为急性支气管炎不愈而成之病，唯本病少痰，故纯为燥咳，然前述浆液性支气管炎，待痰涎吐尽，尚有咳呛休止之时，而此则时时咳嗽，每日夜咳嗽，其咳声若狗吠声，每次不过一二咳声而止，然不过二三分，又复咳嗽如故，患者怕对人谈话，因一问一答之顷，必须发一次咳嗽，淡话趣味，往往为之中断。此病患者消化力良好，可以照常工作，非若浆液性病者，损失体液，身体逐渐枯瘦也。

4. 支气管扩张症　中医名此曰伏饮，亦慢性支气管炎转局之病，患者之支气管转为扩张，得以贮积多量支气管分泌之痰液，日间工作时少咳嗽，少吐痰，必待夜卧

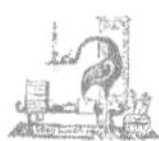

清醒后，支气管内积贮之痰液无法容纳时，因而引起咳嗽，于天明之际，即便满口吐出，成碗成盆，必待吐尽，然后咳嗽停止，平复如常，然每天吐出大量痰液，即于身体有害，故病者每陷于营养不良之境而失其天年。

5. 腐败性支气管炎症　此病主症为咳唾臭痰，痰作脓状，发奇臭。患者深感痛苦，当嗳气说话时，即有一股臭气冲鼻，西医谓此病系支气管炎病者误入腐败菌，因而引起痰液腐败，而发恶臭，此为推理可信之说，中医不识其故，自来混称肺痈视之。

6. 支气管痉挛症　中医名此曰哮病，有小患此者（曰天哮），有急慢性支气管炎转属者，此病遇体力疲倦时，或感冒寒冷时即发作，当发作时，喉间呷呷作笛声，张口突眼不能平卧，状甚痛苦，如是二三日即平复如故，不予治疗，遂为终身之痼疾。

上述六症皆由急性支气管炎不愈而转变之慢性疾病，治疗之法，在平时宜注意营养，保护身体，使身体日臻健康，可以向愈，而药疗法根治实难，今就余治疗者述之。

（1）慢性支气管炎：①食疗：服鱼肝油。②艾灸。③健身运动。三者合用，可以卓效，仅赖内服药无效。

（2）浆液性支气管炎：疗法与上述同，只能减轻症状，不能根治。

（3）干燥性支气管炎：食疗：白木耳、驴皮胶经常服用可收著效。曾见有用静坐法 1 年而此病霍然如失者。

（4）支气管扩张症：①食疗：鱼肝油内服。②艾灸。余曾治一赵姓孩子，患本病 7 年，经余艾灸 5 次，其病遂

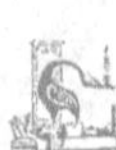

根治者。

(5)腐败性支气管症：余曾用强壮剂及排脓散加米仁、败酱之合方治张姓病人而全治者。又吾先文有草药一种，服之皆愈，惜余不识此药草耳。

(6)支气管痉挛症：发作时服麻黄剂可收卓效，但不能根治。又牝猪卵巢一具，切碎煮食，有卓效。

总之，支气管炎不愈，每变痼疾，此则已成定案。若转变而为肺病，如古人所谓"伤寒不醒变成痨"者，则结果更惨酷云。

按：慢性支气管炎，属中医咳嗽、哮喘等范畴，以咳、痰、喘等为主症，是常见病和多发病尤以老年性慢性支气管炎为难治。一般主张"平时治肾，发时治肺"即缓则治本、急则治标之谓。目前方药不孤，而市售中药颇多，效验不甚理想，看来此病防重于治；一是防寒、防风；二是增强体质。同时化脓灸大椎、足三里、丰隆，据临床验证有较好的治本效果。

(二十一)感冒篇

清代诸师，对于流行性之急性热病，可谓研究尽致矣。如叶天士之温热论，吴瑭之温病条辨，吴坤安之感症宝筏(伤寒指掌)，王孟英之温热经纬，其尤彰彰者也。此类医家，其认急性热病之起因由于感冒，考以近世病理，固觉未能尽理，然感冒之于疾病，实有极其重大之关系，而何种感冒，即发何种病状，正犹何种病菌，须发何种疾病，皆同样真确者也。其次仅患感冒未必便生疾病，正犹仅有病菌未必便生疾病也，今之西医，已知有病菌寄生鼻中五六月而绝不成病者矣。正犹吾人同居一

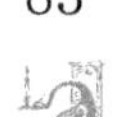

地，同受大自然之气候变化，同时感寒、感暑、感湿，而或病或不病者，不知疾病之发，原因颇多，谓为纯由感冒固不可，谓为纯由病菌亦不可也。人世间决无单纯绝对之事，然则病因固能绝对单纯者乎？吾为中医，自当依中医立场以论之，因作感冒篇。

1. 感冒成病之原因　吾人对自然界气候之变化，本有体温调节作用以制之，寒则毛孔粟起，皮肤发赤，增进体温以制之。热则毛孔开大，汗出溱溱，放散体温以制之。此本不易为病也。感寒感暑而成疾病，必其人体质必值虚弱，或身体某部受习惯保护而一时失却，或食物异常，或极度劳倦，或精神失常以后，自然抵抗力减少时，若感寒受热，即便成疾矣。军人习惯戴帽，西人习惯手套，常有因脱帽或去手套而受感冒者，则身体某部常受习惯保护而陷于虚弱故也。几多大病，往往成于伤食以后或极度劳苦以后，皆抵抗力减少故也，内经称“邪之所凑，其气必虚”，正此之谓，自来中医认急性热病为感症，谓六淫所致，此由所见而然，非瞽说也，惟单纯感冒未必便成重病危病，而感冒以后转成大病，必有某种病菌寄生其间，或某种宿病潜伏其间，乘此暴发，因陷绝境，此固极可信赖也。

2. 感冒之侵入部分　感冒为吾人习见之病，其侵入也，殆无一定有受寒而即便头痛者，有初起便流泪目涩者，有即感腹痛下利者，有但鼻塞者，有但喉痛者，有先鼻塞后咳嗽者，有不咳嗽只多痰者，有只感体倦不发热者，有浑身关节痛痠者，有只见某一关节疼痛者，有先侵鼻孔次侵咽头次侵支气管而逐步侵入者，有宿疾痼疾遇

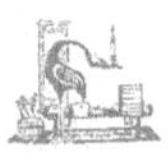

寒便发者，如哮喘如风痹之病，大抵然也，“邪之所凑，其气必虚”，此真不易之定论矣。大概言之，感冒成病，发于呼吸器官居多数，发于神经系统者次之。

3. 感冒成病之分类　感冒有三，曰感寒、曰感暑、曰感湿，古称六淫，由今言之，不过三淫而已。曰风曰燥，宜与寒并，曰火可与暑并，故三淫已足尽感冒之原因矣。此寒、暑、湿三因所成之病大抵可分 4 型。

(1)呼吸性型：如鼻塞鼻涕（古称鼻鼽，今称鼻炎），咽干喉痛（今称咽头炎），咳嗽声哑多痰（今称喉头炎），其重者则为发高热，咳铁锈痰，鼻煽气喘（今称支气管炎及肺炎）。

(2)神经性型：前额或两额头痛，浑身痠胀，睡卧不宁。

(3)胃肠性型：舌厚腻，不欲食，呕吐胀闷，疼痛，大便秘结，或泻利，四肢沉重。

(4)关节痛型：一关节或四五关节发生肿痛。

上述 4 型之发生及经过无不发热，或为弛张型或为稽留热则不定，其病之由感寒得者，所发症状以呼吸型居多，神经性型次之。由于冒暑得者，以神经性型居多，胃肠性型次之。由于感湿得者，以胃肠型最多，关节痛型次之。此大概也。

凡此发生之疾病，又可分作寒型热型二类，故湿有寒湿、湿热之分，暑有阴暑阳暑之别。寒有风寒风热之异。此为临床医家最宜分辨之处。

4. 感冒成病之经过　感冒为病有轻症重症之异，轻证大抵无前驱症，重症在发作前，大抵一二日前，即感身

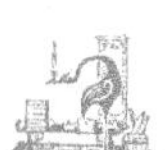

体倦怠、食饮乏味，以后即发作而为定型之症状。为明了计，分别述之如下：

(1)神经性型：此型立时发作，无前驱症者居多数，当发作期，即感剧烈头痛、头热如焚，两眼发赤，面色潮红，鼻流清涕，此风热型也，宜用辛凉发表之剂。若不时恶寒、头痛而重，浑身痠胀，口不欲饮，此风寒型也，宜用辛温发表之剂。此型感冒大抵不过7日可以向愈，过此不愈，不当以感冒视之，而为其他疾病矣。

(2)呼吸性型：此型感冒，每有体倦食减之前驱症，当发作时每兼有头痛，但必发生鼻塞声重，咳嗽喉干，或喉痒之一定证候，同时无不恶寒发热，但有寒热之分。同一鼻炎也，一则鼻热而干燥出血，一则鼻塞而多浊涕，前者风热而后者为风寒。同一喉炎也，一则喉痛咽干，声哑咳嗽而少痰，即有亦属黏液；一则喉痒多痰，咳嗽轻快，前者为干燥性咳嗽，后者为湿性咳嗽，前者苦于无痰，宜用清润，后者苦于多痰，宜用祛痰，故前者风热而后者风寒。同一支气管炎也，风热型者宜用麻杏石甘汤，风寒型者宜用小青龙汤，其大较也。此病经过，鼻炎喉炎大抵不出7日可以治愈，支气管炎及肺炎则非半月不可，若经久不愈，十九变成肺病，非本篇所能言矣。

(3)胃肠性型：此型感冒，前驱期症候较长，有经过四五日始发作本病者，在发作期则舌心厚腻，或见食呕吐或不食亦吐，其大便或通而不畅，或积滞不通，或下浆粪，或下异粪，则不一定其发热也。大抵弛张热多，其热每在38～39℃之间，四肢沉重，其人多寐，面貌常现无欲状态，其小便必短赤，汗虽出而热不除，此病多发于夏秋

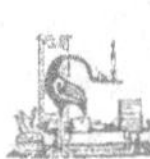

之间，与伤寒不易分别，其传变所至，每每转成疟疾，其大较也，此病亦有寒热之别，其偏于热者曰暑湿，其偏于寒者曰寒湿。清代诸师，有热重于湿，湿重于热之辨，热重于湿，清热为主，化湿辅之。湿重于热，化湿为先，清热次之，此病颇缠绵，不易立时奏功，故神经性型为既发既愈之病，胃肠性型则为慢性慢愈之病，而呼吸性型则为一步进一步，一步退一步之病，三者之不同，有如是者。

(4)关节痛型：此病疼痛剧烈似寒，局部浮肿如湿，大汗大热似暑，其经过，轻者不出 3 日，重症不出 10 日，若 10 日不愈，则为关节风痹，不在本篇之例。

5. 感冒疾患之治疗　感寒轻症，经过一定时间，可以自愈。只须温覆静卧，多饮暖水取汗，而又节饮食，慎起居，避忌油腻及刺激性食物，可以不药而愈。至若重症，则宜分别寒热虚实而治疗之。大抵神经性之寒型者，可用桂枝汤，九味羌活汤。其热型者，可用桑菊饮、当归拈痛汤。呼吸性之寒型者，可用麻黄汤、小青龙汤、葱豉汤之类。其热型者可用银翘散、竹叶石膏汤、麦门冬汤之类。

感冒轻症只须刺血刮痧可以向愈，若为中暍，则高热烦渴，可用白虎汤。厥冷亡阳，宜用四逆汤以救之，一清一温，皆可救命于俄顷。若体温不能放散，则竹叶、石膏等味实为对症之药。

感湿之病，化湿为先，轻则五苓、栀豉、重则胃苓、六和，更重则达原、承气，虽此病千端万绪，大约不出于此。

上述只取大纲，若欲深究，清代诸师，多所讲述，可

以取用，此则略去。

按：杨氏参以西说阐述中医之感冒独创新意。对感冒一证临床多谓小病，然百病起于感冒。对感冒的治疗按其大要一曰疏表，按季节不同和发病时寒热虚实之别分别以疏解以托邪外出。二曰清热，此法多用于感冒发热之证，常伍以辛凉解表剂内，近世医者，不论寒热一律以性寒凉解之药对付如银翘片、桑菊片之类，而制药厂生产的亦多此病。三曰宣肺，用药多选入肺经之药，因肺主皮毛，邪经皮毛而入，或从口鼻而入者，肺主鼻窍也。以上之法可以单独运用或二三者合用之，则感冒之治法可知大略。

(二十二)胃痛篇

胃为消化系统中重要器官之一，胃有病，影响健康殊大，且一日三餐胃须负容纳消化输送之责，劳苦已甚无暇休息，胃病之不易痊愈缘故也。因医治疗胃病成绩颇佳，然限于生理解剖知识仅就机能上推测为辞，于解剖病变茫然也。前人著述于胃病一门分类至多，核以近世医家皆为症状而非病名，夫仅列症状而不主病名，则病之过程难知而治疗方法遂永无确定准则矣！兹篇所述旨在理前人之杂解，后世之惑，使胃病真相人人得见，治疗方案划然有据。至于以病为纲，分科叙述非所能详也。

吾人临床常胃病无虑四五十种。大要言之：以炎症论有急慢性胃炎之分；以疮疡论有胃溃疡、胃脓疡、胃癌、梅毒之异；以胃肌论有痉挛、弛缓、扩大、下垂之别；以分泌论有胃酸过多或缺乏及胃黏液过多或缺乏之；以

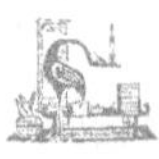

嗜好论有贪食不饱及惧食之殊……。近世医学依据病所（如贲门、大弯、胃底、幽门等）、病类、症状、病因（如神经性、中毒性等）而各立病名，此胃病所以种类日多也；中医则不然，一切以症状为研究之根本，治疗之依据，虽便于临床而昧于病理，且各逞臆说，皮传内经配合阴阳参互五行，立说愈多其道愈惑；譬群盲摸象，不得真象，如此而袭医学之日进不可得也，愍盲医生之渐多，概误治之常见。爰写此篇以为治医同志导为前路。

1. 胃病之症状　胃病皆有显著之痛苦：一曰疼痛；二曰不快。疼痛之状如钻、如绞、如刺或发作有时、或绵绵不绝。前人于胃痛剧烈者曰胸痹、曰胃脘痛、曰胸痛、曰胁痛、曰肝胃痛、曰心脾痛，详其所指皆胃痛也。因不晓解剖病理遂误放部位而主病名耳！不快之状即消化困难之症状，前人名此大抵有心下痞、曰心中如噉蒜、曰吞酸嘈杂、曰痞闷胀满、曰懊侬，曰嗳臭嗳腐、曰恶心呕吐、曰哕噫、曰口酸苦腐、曰癥瘕、曰停饮，凡此皆通常之症状也，其伴随而起之非常症状则以各个胃病过程之不同而不同，如吐血、下血唯胃溃疡、胃癌、中毒性胃炎有之；如头痛、眩晕、失眠，唯慢性胃炎、胃分泌异常时有之；多梦、遗精唯消化困难时见之，如潮热盗汗恶寒唯胃病而已起，营养不良时有之，前人名曰脾劳；咳嗽、气急唯消化困难时有之；下利与便秘交替，大抵为胃病至某种程度时现之；不宁唯是夏秋之交因气候与饮食之故而发为急性胃病，其外证与传染病相似，前人名此曰暑湿、曰湿火、曰湿热，实则仍为胃病也。因此可知，徒据症状不足以识病，徒依寒热不得谓能治病，何也？各个疾病

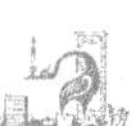

有各个不同之过程，有各个不同之宜忌，医者若不能了然于心，几何不偾事哉。

考前人于胃病一般之观察，唯分二途，即气与郁是也。所谓气者，适用芳香健胃剂及辛辣健胃剂之胃病称之。盖胃病必有消化不良之痞胀、闷痛诸证，而辛辣性如生姜、良姜、益智仁、白蔻仁、川椒、荜拨等，与芳香剂如厚朴、枳壳、郁金、砂仁、青皮、木香、沉香等之药物，可以刺激胃肌使起收缩蠕动作用古称行滞；可以促进胃液之分泌，具有少量之制酸及止痛作用，如是则一切痞胀闷痛可以消除，前人观察粗疏，以为是等消化不良状态皆原因于气之作祟。而芳香及辛辣之健胃药又皆气味浓厚，故遂名之曰气耳！时师治胃病不曰辛温行滞即曰辛热开浊；不曰辛香理气即曰宣通解结。其玄妙者，竟曰“灵其气机”而以紫菀、杏仁、枇杷叶、瓜蒌皮、竹沥、姜汁等称为肺药者治之而不知紫菀等剂有效之故正以其辛香之刺激胃壁之作用也。所谓郁者是指禁用辛辣健胃剂而适用苦味酸味健胃剂之胃病称之，前人过信《内经》，以为郁极则热，热则化火；朱丹溪辈更倡为“气有余便是火”之说；清代以来于气与郁外更迭为肝气肝火之说。原夫胃病初期胃之机能未尝衰弱，辛辣芳香之药用之辄应，但此本为治标之术而非根治之法，用之既久胃以习惯刺激而反应渐少一也；胃本有病，经常刺激则机能愈衰二也；除神经性胃病外胃组织大抵均有解剖病变，如胃黏膜发炎，服刺激药物则炎症愈剧，如胃有溃疡、脓疡、梅毒服刺激药则其病无不增剧，又胃病时胃机能每有过敏之患，用刺激药物则有招致意外之虑。若其

人系神经病质者，刺激药且有引起其他各部亢奋症状之虑，辛辣芳香药品之难用如是，此丹溪之说所以满天下而肝旺、肝气、肝火之谈更为时医口头禅也，是故以病理言气与郁是一非二，以治疗言则郁多于气，以名词言肝气、肝火等郁同又与气异，若为穷本探源之论，前人于胃病实有未见也。

中医对症疗法，为扼要计。自来以寒型热型为治病之大纲，适用芳香辛辣健胃剂之胃痛为寒型，除胃变形（痉挛、弛缓、扩张、下垂）得经常施用辛热外其余各病大抵适用于胃病初期胃力未衰时，无溃疡、恶病时，无亢奋症状时，二便如常或便溏时，脉搏沉缓和滑时，舍此皆所忌也。

适用苦味酸味健胃剂之胃病为热型，此型胃病非有解剖病变如胃溃疡、胃癌、胃炎等即为慢性胃病之中期或神经性胃病之类，其共通之症为口渴喉干、为灼热嘈杂、为口苦、为便秘溺赤、为吐衄下血、为神经亢奋、为脉搏弦数，此皆前人认为热型者而苦味酸味剂适用之，盖苦味剂如川连黄芩山栀胆草之属皆有消炎止血之功（古称清火清肝），有促进胃分泌之功（古称泻火）。酸味如乌梅、木瓜、米醋、白芍之属于清热止血以补，且有补充胃酸之功，胃酸缺乏之胃病用此每奏奇效，前人知之故曰酸苦泄热或曰甘酸化阴也。

2. 胃病之原因及分类　足以引起胃病者多种多样，大约可如下述：

一曰精神原因：如神经过劳，前人以为思虑伤脾也；强烈刺激，前人以为怒动肝火，木来克土也；精神异常，

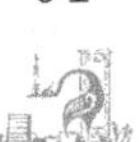

前人以为九窍不和皆胃病也。

二曰饮食中毒：如酗酒贪食，不习惯食物及毒物或食物过冷过热等皆足以造成胃病。

三曰邻近器官影响：如肝脏肿大，口齿疾患，异常分泌亦足引起胃病。

四曰气候剧变：感冒寒冷，受强烈阳光或受潮湿霉蒸以酿成胃病，在夏秋之交常常有之。

五曰起居动作：缺乏劳动与劳动过分均足变为胃病，生活不规则尤足致之。

六曰他病转属：传染病经过中或其他疾病之末期，每每酿成重大之胃病。

七曰全身原因：神经衰弱或失血亡血或糖尿病皆有造成胃病之可能。

八曰遗传：如胃下垂、如胃溃疡、如胃癌，似与遗传相关者。

胃病原因大抵如前。而既成胃病，其症状虽随病之异而异，然固可以类相似概括言之者，近世医学名此曰“症候群”，盖有其共通相类之证候耳。且辨证用药舍此别无标准可导，斟今酌古列为数纲，使临诊有可依之规模，施治无狼狈之虑，亦要道也。

(1)寒型胃病：其苔滑湿，其口不渴或竟流涎，其便不秘或则便溏，其脉多滑不弦，其一切消化不良之症状大概俱有此型胃病。且可分为二种，一种轻症，初期胃病及精神感动或气候不适因而引起消化不良者属之，适用芳香辛辣健胃剂是也。一曰重症，各种胃病末期已现沉衰及胃扩张、下垂诸病而现，前人所谓沉寒痼冷症者

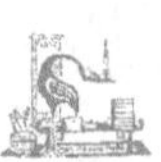

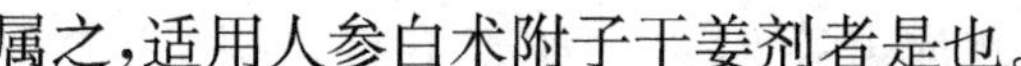
属之，适用人参白术附子干姜剂者是也。

(2)热型胃病：其苔干其舌燥赤、其口多渴而苦，其便必秘，溺必赤，其脉多弦而数，其食欲多如常，其疼痛胀闷诸消化不良症状与上述寒型无显著分别。此型胃病也可分为二种，一曰轻症，病后消化不良时及某种胃病发展至中等程度时（以胃生疮疡最多）属之，适用甘寒甘酸剂者是也，前人名此曰甘淡养胃或曰甘酸化阴者也。二曰重症，噎嗝胃反及胃已出血或胃炎迅速进行糜烂时属之，适用酸苦凉润剂者，前人名此曰酸苦泄热或曰凉润濡燥者也。盖本型胃病十、九有胃酸缺乏之状态，现干燥症之状态。

(3)混合型胃病：此型胃病，诊断至为不易，症状多所混合，大抵于神经性胃病多见之，应用方药亦不得偏热偏寒。

(4)出血型胃病：胃溃疡可为代表本病。初期所现纯系热型，吐血已止即现混合型；若吐血不止或迁延未愈，无不转变而为寒型者。

(5)停饮型胃病：胃扩张可为代表，现症多为寒型重症状态，方药运用亦与上同。

3. 胃病之疗法及方药　胃病治疗以饮食疗法为上，药物次之。关于饮食疗法当专篇详之，此则以药物为限。以药治疗胃病与治他病无异。辨证用药，对病施方有着目于全身疗法者为夏秋间之胃病，大病后之胃病，各种感冒而起之胃病；也有着目于局部疗法者，此即本篇所欲述讲者也，兹试详之。

(1)兴奋胃功能疗法（古名理胃阳）：食减味淡胃液

以多便溏而现虚寒症者适用之。如胃下垂、胃扩张者每现此症，前人谓胃火衰熄即属此候，宜用桂附参术之强壮剂以兴奋之，方如苓桂术甘汤、建中汤、四君子汤、理中汤、四逆汤之类，可随轻重选用之。

(2)滋养胃液疗法(古名养胃阴)：知饥食减味和口渴舌赤而现津液缺乏症时适用之。热病后之胃弱及各种胃病之属热型者每因胃液缺少而胃口不开，消化不良。其时当用沙参、麦冬、石斛、玉竹、花粉、莱菔、梨汁、蔗汁等等富于液分者，以补益之，前人谓此为甘凉养阴也；若兼有大便不实则伍用茯苓、山药、米仁之属所谓甘淡养胃也；若热型较前更甚口渴而复便闭甚则胃已引起不快状态时，前人主甘酸化阴法(较轻之症)或酸苦泄热法(较重之症)，甘酸化阴者如用白芍、木瓜、甘草之类，酸苦泄热者如用乌梅、川连、白芍、川楝之类，今言之则增进胃酸而已。

(3)泻下疗法：各种胃病多有便秘之倾向，盖便秘不但可以引起自己中毒而发种种不适症状，且以粪便发酵之故而腹痛、胃气上逆而呕吐，秽浊积滞，苔腻口臭而不欲食，此前人所以倡六腑以通为补也，古代医工所谓结胸、胸痹、肺痹、脾约者皆胃病而引起，便闭者故大陷胸汤有硝黄，小陷胸汤有瓜蒌(皆指结胸)，瓜蒌薤白白酒汤有瓜蒌(治胸痹)紫菀、杏仁、枇杷叶之治肺痹，麻仁丸之治脾约皆泻下疗法也。

(4)吐法：胃液分泌过多引起不适症状时，以药吐出之则症候可以立时转快，与西医洗胃功效相等。

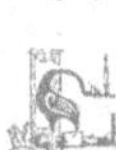

(5)防腐止酵疗法(古名芳香泄浊)：胃病大抵有嗳

臭放屁嘈杂烦闷等不快状态，因食物不消化而酸腐发酵所致甚则引起发热呕恶，斯时用芳香草类药物如木香、沉香、薄荷、砂仁、白叩、槟榔、川朴等药，可以收防腐制酵作用，使胃部舒快，前人所谓辛香行滞、芳香泄浊正此义也。

(6)直接补益疗法：如增益胃液，增益胃酸法也；已述于前。兹当再述者为①增加胃消化素法如用鸡内金是。②增加胆汁法如内服牛胆、猪胆汁是。③增加胰素法如猪胰内服是。④增加酵素法如酵母曲内服是。虽②③④作用在肠，而肠病足以影响胃病至显著也。

(7)间接补益疗法：胃病则不能照常摄取食物，如仍欲使病胃而营照常工作则胃病将愈甚，此至明之事也。然身体对营养有一定之要求，不能有消耗而无补充，若因胃病而绝欲食则无补充而缺营养，生命转瞬可虑。前代哲人知之，为使病胃减少工作而营养分如常，补治给汁，因取富于营养价值之功。植物制成液体内服，则胃之工作可以减少而补给人体之有效如旧，病体可以日健而胃亦因间接收强壮之效，俗所谓补药当饭吃，正此意也，如枸杞、熟地、鹿茸、苁蓉及牛羊鸡猪等脏器之类属之。

(8)和缓刺激疗法(除痞缓痛)：胃病之最不大者曰痞闷，曰疼痛。如胀满为闷，痞之进一步症状，懊侬为痞，闷之轻一点症状；嗳气为痞闷，之排泄；又吞酸嘈杂为疼痛之原因，恶心呕吐为疼痛(胃痉挛)之逆动，盖痞闷为胃肌之收缩减退或不能，疼痛为胃肌之挛急，所以造成此等症状者，胃内容物异常而已，析言之则胃酸过多，胃肌衰弱，胃有炎症或溃疡或肿痛或幽门、贲门异常

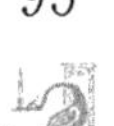

耳！医工能除痞有法，缓痛有求，则治胃病庶称神手矣。

中医诊断胃病除视诊、问诊、切诊以外无他法，故于治痞解痛亦惟根据既知原因参以寒热虚实施治而已。若更约言之则治痞之法不外10项。①原因于积食停滞而起者，用消食化滞如查肉枳壳神曲谷芽之类是。②原因于食物异常发酵而起者，用辛香制腐如菖蒲木香沉香郁金香附之类是。③原因于胃内积热者，用清热剂如栀子黄芩黄连之类是。④原因于胃收缩力减弱者，用辛甘理胃如苓桂术甘汤、七气汤之类。⑤原因于胃酸缺乏者，用甘酸或酸苦剂如乌梅木瓜胆草川连之类。⑥原因于消化素不足者用增进消化素，如内金酵母曲谷芽之类。⑦原因于全身衰弱者用强壮剂如参术之类。⑧原因于食欲旺盛者减食自愈。⑨原因于便秘者下剂自愈。⑩原因于痰饮者祛痰逐饮自愈。

治痞以外更论治痛，分析言之还有8端。⑪原因于酸过多者，宜制酸中药蛤粉牡蛎皆钙剂而有制酸作用，此于轻症每收捷效。⑫寒象显著者，宜用辛温剂如肉桂附子甘松沉香之类。⑬若痛胀久而有便秘倾向者，通治血分如柏子仁桃仁归须白芍川楝川连之类以行气润肠和血。⑭胀痛胸腹不舒者，通治气分如枇杷叶杏仁蒌仁竹沥姜汁半夏郁金之属。⑮消化不良而现干燥虚证者，用和阴法如鸡子黄阿胶生地知母川连黄柏之属。⑯原因为神经者，用镇静剂(古称平肝)如羚羊角夏枯草连翘山栀丹皮钩藤。⑰诊知有胃溃疡倾向者，用辛淡苦味剂如郁金丹皮山栀蒌皮川贝桔仁茯苓之属。⑱胃溃疡已吐血者，用祛瘀剂如桃仁新绛旋复花柏子仁青葱之属。

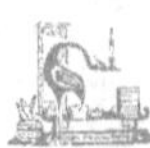

胃病者对医生之要求不外治痞和痛、止血和增加食欲。4端止血宜另篇详之，增进食欲，法非一端前述治法皆食欲增进法也，痞胀疼痛二症如上所详大抵已尽。他如灸法针法饮食法等兹不赘述。

按：本篇论述详尽，中西融通，于临床大可参考运用。中医读之，耳目能为之一新，即西医读之，亦颇受益。

（二十三）风痹篇

风痹发作有急性慢性之异，风痹所在有关节风痹与肌肉风痹之别，风痹类似症尚有血痹即曰白虎历节者焉。兹篇所述就风痹一证研究之。

风痹常发于气候寒温变化之际，而雨露所加亦为病因。古人以风、寒、湿三气杂而成痹，诚卓见也。然以风邪胜者，其痛流注为行痹；寒邪胜者，其痛甚为痛痹；湿邪胜者，其痛重着者为着痹，合而谓之三痹。由今言之，行痹为流火，脚气历节等病，非本篇所谓风痹也。痛痹、着痹则风痹之症已。

风痹早被古人记载，《素问》有“痹论”一篇，专述风痹。然所记症状殊不完备，此不仅《素问》如此，后世一切医书无不如是；盖风痹发作之剧烈者或神识昏迷如中风状或发热多汗一身尽痛，前人谓之中湿，或弛张发热持续四五日不退，如伤寒然，或高热烦躁，全身发斑，前人有误认谓温病者；近世谓为风痹性紫斑病，此皆风痹发作时之重症，非老于诊断者不能判别。

其恶寒发热自汗，关节疼痛或肿胀为风痹必有之主症。而或昏迷或发斑或大汗或持久发热则唯重症有之，

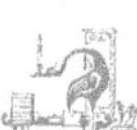

轻者无此也，余经验，尚多有泄泻与恶心齐作者，大抵风痹发作时其热虽高，口多不渴，小便不利，大便多泻，有二十余日以上，粒米不下咽者，必得热退痛解小便快利方能进食。

夫考古人遗著，对本病之急性发作者曰中风、曰中寒、曰中湿、其慢性者曰湿痹、曰风湿。《金匮要略》之“太阳病，关节疼痛而烦脉细者此名湿痹。湿痹之候小便不利，大便反快，但当利其小便”、“湿家之为病，一身尽疼发热身黄如薰黄”、“湿家其人但头汗出，皆欲得被复向火或胸满小便不利，舌上如胎著”、“湿家病，身疼发热，面黄而喘，头痛鼻塞而喘烦”《金匮》所述即风痹之取急性经过，宜用发汗利尿剂主之者，仲景名此曰中湿者。又《伤寒论·少阴篇》云：“少阴病，身体手足寒、骨节疼，脉沉者，附子汤主之”、“少阴病二三日不已，至四五日，腹痛小便不利，四肢沉重疼痛自下利者真武汤主之。”“大汗出，热不去内拘急四肢疼又下利厥逆而恶寒者四逆汤主之”（此本太阳篇又因症相同故到此）。《伤寒论》所述亦风痹之取急性经过有心脏衰弱之象宜附予剂者，前人名此曰中寒也。又太阳篇云：“太阳之为病，脉浮头项强痛而恶寒”“太阳病项背强几几，反汗出恶风者桂枝加葛根汤主之”“太阳病头痛发热身疼，腰痛骨节疼痛恶风小便难，四肢微急，难以屈伸者桂枝加附子汤主之”“太阳病头痛发热身疼、腰痛骨节疼痛恶风无汗而喘者麻黄汤主之”，太阳篇所述亦风痹之急性发作者，仲景名此曰中风也，盖本病发热多汗极似痛症，症无身痛，骨节痛而此皆有之，本病汗出而热不解又类温病，但温病多

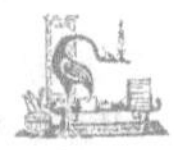

渴而不恶风寒而此有之，本病自始至终，关节疼痛，试按压之甚易诊断为他病无之。

本病患者之关节，有全被侵袭者，有部分侵袭者，亦有只侵袭一关节者，关节既被侵袭即局部肿胀而痛，不得屈伸。

此病经过约一二星期而愈，亦有经一二月而愈者。

风痹关节炎与伤寒赤痢痛症同时并发之关节炎一时不易断定，然此等传染病，各有特症，其关节炎亦不过一兼症耳！非如风痹始终以关节肿痛为主症也。三十一年冬余治杨家楼某君关节疼痛，发热自汗甚似风痹，后经检查全身则肢部脓泡指甲出脓，足部溃疡不止一处，而左足跗关节异肿发痛始知为脓毒症，前人称为：足伤寒者而非风痹也。

是病治疗法：一曰药剂，二曰针剂，三曰按摩，四曰摩熨。

(1)药剂疗法：无论急性慢性经过者，一切以仲景方为主如桂枝汤、麻黄汤、麻黄加术汤、麻黄杏仁薏苡甘草汤、防已黄芪汤、桂枝附子汤、白术附子汤、真武汤、四逆汤之类选用之。

千金方治本病，用松节或松脂者，用独活秦艽者，用白杨皮者，有用乌头者，亦可参考。

近世主用水杨酸防已素，余曾以柳枝一握试治本病有数。

(2)手术疗法，按摩法：对慢性风痹有效，针刺亦然，摩熨法纯用毒药煎汁向有病关节摩涂也。

按：杨氏将风痹与西医认为风湿性关节炎相对勘，

引经据典，广采博引，贬褒适宜。并举有经验方和验案。

(二十四)历节病

历节病亦名血痹又名白虎又名痛风，白虎者谓其痛如虎咬也，历节者谓痛时常经历各个关节而发痛也，血痹者谓非如风痹由风寒湿三气而成乃血液不良之病也，此病《金匮》记载仅二条简略殊甚，《千金》所记，《外台》所补亦不见全，盖前人所记本篇病每每与风痹相混或与脚气相混虽已独历节白虎之病名而对本病症状之记述仍未详细，西医至一六八九年始有本病之记载，我国《千金》、《外台》所记较之西医早千余年，乃沉沉千年竟无继人以发明而详记之也，不亦悲夫，此病常发于富豪社会肥盛华贵，唯酒食是务者。金匮云："夫尊荣人骨弱肌肤盛因疲劳汗出所不时动摇，如被微风，遂得之，形如风状。"正其类也。

此病发作大抵实热而起，夜间蹈趾突发剧痛，不可耐，如沸油滴于蹈趾者，同时蹠趾关节肿胀而赤，足背亦浮肿恶寒发热疼痛，至次晨热退汗出痛亦轻快，至夕复然，前人所谓"昼日较缓，夜而增剧"也，此病发作或只限于足部，且有抽筋（在足者称脚气）或播及于指关节（其慢性者称鸡爪风，手指肿大如瘤）或更有小关节而播及于大关节（足、膝、腕、肘等关节皆被播及者称历节风）而与蹈趾同样发剧痛，千金方谓："行走无定：肿或如盘大或如瓯或着腹背或着臂或着脚。"正其类也。此病剧痛不可忍，非如风痹之可耐也。日轻夜剧，非如风痹待天气变化而发也。千金记此病云："痛欲折、内如锥刀所刺"，"四肢疼痛，如锤锻不可忍者。""四肢瘈痛，尤如解

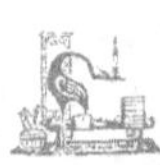

落”皆形容本病剧痛之真象也。此病轻则十二时或二十四时内发作告终，重者有至十四日者。更有愈后不久，而又反复发作者。

本病原因，病源论谓：“饮酒腠理开，汗出当风所致。”此与仲景所言相同。病源又谓“亦有血气虚，受风邪而得之者，风历关节，与血气相搏交击，故疼痛。血气虚则汗出风冷，搏于筋则不可屈伸，为历节风”然本病之真正原因何在，古今人均不明了。

此病治法，金匮有黄芪桂枝五物汤、乌头汤（川乌、麻黄、芍药、黄芪、甘草）近效术附汤、千金三黄汤（黄芪、黄芩、麻黄、独活、细辛）、蠲痛方（萆薢、山药、牛膝、泽泻、地肤子、白术、干膝、蛴螬、狗脊、车前、天雄、萸肉、地黄）又松脂炼膏、松节油、松叶酒谓：“虽有汤药不及松膏。”殆治本病有特效欤？

按：白虎为其痛甚难受，实是行痹一类。关节红肿疼痛，多由饮酒当风，汗出浴水所致。所治之法杨氏详有列述，可资参考。

（二十五）脚气

1. 脚气病病史考　脚气病之见诸文献者，始于东晋，非以前无此病也，《素问》有“缓风”“脚弱”之名，其为本病无疑，然语焉不详，仲景《金匮要略》网罗百病，独无脚气之目。盖我国声教文明向荟萃于大河南北，其地高旷干燥，脚气不易发现，其时之士大夫不知有脚气病，适也迨五胡乱华戎氛肆虐，中原士大夫相率南徙于江南卑湿烟瘴之区，此正脚气病流行地带，凡异地人而新涉足于流行地者当较土著住民更易罹，病此状于今当然于古

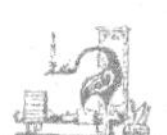

不能独异，千金方："考诸经分往往有脚弱之论，而古人少有此病自永嘉南渡衣冠士人多有遭者……。魏周三世，盖无此病……关西河北之人，不识此病……不习水土，往者皆遭……。"

此皆吾上文之明证，但此病有传染性。江南卑湿烟瘴之区当阴翳溽暑之际固易发本病者但依千金方所云此病实由岭南传入者，千金云：脚气之疾，先起岭南，稍来江东。

岭表江东有支法存、仰道人等，并留意经方，偏善斯术。晋朝仕望，多获全济，莫不由此二公。又宋齐之间，有释门僧深师仰道人、支法存等诸家，旧方为三十卷，其脚弱一方近百余首。

按僧深仰道人、支法存皆印度人而善治脚气者。是此病不但江南之传染由于岭南，而岭南之传染或殆由印度云自是以后，此病遂蔓延全国。《千金》云："近来中国士大夫，虽不涉江南，亦有居然而患之者。"

韩愈祭十二郎文谓："是病也，江南之人常常患之，未始以为忧也。"然十二郎竟以此疾终。苏长史云"入京以来……得此病者，皆不在江岭庸医不识以为他病皆错疗之多有死者"，总之以医学文献论文记载本病以吾国为最早，即千金方对本病记载亦甚详备，至今犹为世界医学之模范也。

2. 脚气之发生及原因　脚气病之发生以潮湿地带为最流行，以湿热蕴蒸之夏季为最猖獗，以十五至三十岁之青年男女为最易感患，此古今风然也，其发生之原因古今迄无定说。兹先举近世学者研究所得者言之。

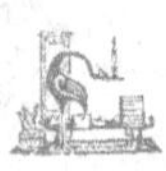

(1)传染病说:以此病为一种瘴气性传染病而归原于多发性神经类并于脚气患者之血液中发现一种细菌云。

(2)维生素B缺乏说:此为日医所创,谓此病由食精白米所致,而维生素B却含于糠皮中,此说近世盛信奉之,以维生素B治疗本病亦收卓效。然吾曾治诊疗二人皆患脚气,皆素食糙米而非食精白米者,吾治之并不用维生素B之糠皮而皆治愈者,是此说亦非完全可信者也。

(3)青鱼毒说:此亦日医所创,谓青鱼科之鱼,不新鲜者,食之能发本病。

以上三说皆可信,皆不可信。可信者皆有事实可举,不可信者仅主一说不能解释一切也,何以言之,此病当流行时不异传染病若谓只系维生素B缺乏,由食精米所致者,何以不食米区域亦发此病一也,向食带糠皮之糙米者亦患此病二也,食不新鲜之青鱼者亦患此病三也,何以此病多发于夏季四也,何以此病少见于高山丘陵地带五也。若谓服维生素B而脚气遂愈,因而名之曰维生素B缺乏症,因而主张之曰精白米中毒症,然则服附子干姜而愈者应称附子干姜缺乏症,服番木鳖毛地黄而愈者应称毛地黄缺乏症、番木鳖缺乏症乎!无足理也。

按:此病因非止一端,巢元病源论云:“久居蒸湿等地,多饮酒食面,心情忧愦,亦使发动。”千金方以此病为风毒所中,相当于近人之瘴气性传染病说,并云:“夫风毒之气,皆起于地,地之寒暑风湿,皆作蒸气,足常履之,

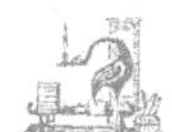

所以风毒之中人也，必先中脚。久而不瘥，遍及四肢腹背头项也。”

合上诸条观之，脚气病之发生，必有一种带有传染性之病毒，不然何能由南而北哉。此病毒于潮湿地带，夏秋暑蒸湿热甚时，最易蔓延而传染之，若吾人而有饮食不节，劳心焦思，身心疲劳，营养不足，房事过度时，此病毒易感患发生，食精米者，尤易传染云。

3. 脚气病之症状及预后　病源云：得此病者，多不即觉，或先无他病而忽得之，或因众病后得之（如伤寒疟疾之后）初甚微，饮食戏嬉，气力如故。当熟察之，其状自膝至脚有不仁（按病源另一条谓：“搔之如隔衣物不觉知，名为不仁。”此即知觉异常之麻痹症）或若痹（按痹即疼痛在一处者），病源另一条云：“或有物如指发于腨肠上。”此即腨肠肌发生紧张而同时疼痛也俗名此症曰吊脚筋者，或淫淫如虫所缘或脚指及膝胫滛尔（按皆为知觉异常症）或脚屈弱不能行（按此为必具症与不仁疼痛常同发生）或微肿或酷冷或疼痛纵缓不随或挛急或有至困能饮食者或有不能者或见饮食而呕吐恶闻食臭或有物如指发于腨肠，迳上冲心气上者或举体转筋或壮热头痛或胸闷心悸，寝处不欲见明或腹内苦痛而兼下者或语言错乱有善忘谈者或眼浊精神昏愦者，此皆病之证也，若疗之缓便上入腹，入腹或肿或不肿、胸胁满，气上便杀人（按即急性心脏机能不全、心悸亢进，若心脏麻痹即死）急者不全日，缓者或一、二、三月。

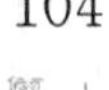

依上述诸症观之、则此病之起下肢疲倦感（脚弱）、下肢知觉麻钝（不仁）、下肢浮肿（脚肿）腨肠肌紧张压痛

(若痹)、心高苦闷(胸满)、心肌亢进(脚气冲心)、脉数大虽轻微运动而脉增数尿量减少,大便秘结、食思不振为本病常有之症可据以为诊断者。

近世医学分本病为四种:

(1)知觉运动性脚气症:凡知觉异常,各部大都麻痹而下肢疼痛难行者属之。

(2)萎缩性消削性脚气症:古称干脚气,此病下肢异常消瘦而异常疼痛,其面貌常亦异常消瘦。

(3)水肿性脚气症:古称湿脚气,由下腿浮肿而发全身浮肿者,但千金云"小腹顽痹不仁者,脚多不肿"也。

(4)急性恶性脚气症:古称脚气冲心即急性心脏机能不全,多见于壮年及强壮之男女,病源所谓"急者不全日"也。

本病之轻重诊断,古人以脉为断:"脉浮大而缓者轻,沉紧次之,洪数为下。"苏长史亦谓:"自三十年凡见得此病者数百,脉沉紧者多死,洪数者并生,缓者不疗自差。"夫脉主沉紧洪数则心脏中毒得发机能不全而麻痹矣。故千金谓:"但看心下急,气喘不停或自汗数出或乍寒乍热,其脉短促呕吐不止者皆死。"此则心脏麻痹重绝之象耳。又云:"其人黑瘦者易治,肥大肉厚赤白者难愈。"此因肥人多心力弱也。

4. 脚气病之疗法与方剂　苏长史云:"脚气非死病,若不肯疗,盖自取死,非病能死人也。"前人经验,此病莫贵于早治,方药重在于攻击,下剂在所必用,因此病易便秘也。故前人以脚气为壅疾宜宣而不宜补。苏长史谓宜"时时取利时时取汗"也,又谓:疗脚气者须顺四时春

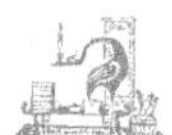

秋二时宜兼补泻，夏时疾盛专须汗利十月以后乃用补药，虽小小变通终不越此法。

千金外台记载当时通行之名方如竹沥汤（计三方）侧子酒等大抵寒热清攻渗利发散同时并用。如竹沥石斛石膏黄芩，清寒药也；附子、肉桂、细辛、川椒、干姜、吴萸热而攻击药也，麻黄、防风、葛根、独活发散药也；防己、秦艽、茯苓、白术渗利药也。盖此病有尿短口渴便秘脉洪数之症，故宜清寒之品，有麻木不仁之症故宜发散有疼痛拘挛心悸之症故宜热药温经以强心，有尿短浮肿之症故宜渗利以除此病之因，有风湿之毒极故得用发散渗利温经以治之。此外方剂甚多大要不外依此立方，此仲景小续命汤之妙方也。

用紫雪者，强心剂也，大煎剂，赤小豆剂香豉剂，桑椹剂者滋养利尿剂也，八味肾气丸者滋养强心剂也，五桑丸麻仁丸者缓下剂治便秘者也，冬瓜剂者解渴利尿也，乌牛尿者利尿剂也犀角麝香剂者强心且解毒也，桃花煎者下剂也，海藻昆布剂者亢进组织之水分代谢，所以促进利尿也，槟榔吴萸木瓜杏仁苏叶相伍为剂者所以治冲气也，后世鸡鸣散之方祖也，唐以前治脚气之名方不越上述诸端而已。

总之鸡鸣散治脚气轻症，效力最著，干削性脚气宜八味肾气丸或四物加减水肿性脚气最顽不易根治，宜各种利尿剂及发汗剂神经性脚气宜竹沥汤、侧子酒等寒热清攻错杂之剂心脏性恶性脚气则宜应用紫雪丹及犀角、麝香剂等至于服食糠秕视为辅助品可也。

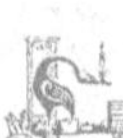

此病尚有灸法熨法导行按摩法等可以促进治愈者，

参观千金方可也，至于饮食尤宜注意古人主晚食停止法尝用牛乳亦良法也，下剂有效于心闷胸满症《内经》有“治痿独取阳明”说，亦主下剂也，可此病愈后常易反复发作而变慢性，而偏枯之于脚气非长时期不易恢复，按摩疗法对此颇效。

按：脚气以两胫肿大，步履沉重为主证，病因种种不一，临床以脚气冲心为重症。论治之法，斯篇殆无余蕴，可宗可法也。

(二十六)气胀——臌胀症

前人于腹部臌胀症分立三名，一曰肿，凡腹臌而四肢头面浮肿者属之水，近世医学称谓肾脏性浮肿，心脏性浮肿也；二曰鼓，臌而四肢如状，在未臌前腹腔触及肿块属之血，近世医学称此为肝脏性水肿及疟疟恶性贫血症(中医称此为疟臌)；三曰胀，凡腹胀满而同时有消化不良症属之气，近世医学称此为臌胀症。此种分类法创自清代之陈修园，陈氏以前虽有水血气之分而界限不清，无足依据必如上述分类而肿胀臌三病乃秩然不可复紊，兹但以胀病论之：

此病在仲景书中，但曰“痞满”曰“腹满”曰“雷鸣”。“痞满”指胃内气体臌满症，言之“腹满”乃指肠内气体臌满症言之(即本文之鼓胀症也。)

肠内之有气体，本为增加腹压鼓舞蠕动之必要者，若其气体过量则肠管为之膨隆，腹皮为之紧张上压横膈肺脏上举，呼吸为之困难，腹壁内压过高，腹膜受压则引起腹痛，若老人虚人遇到高度臌隆症多有冷汗肢厥脉微而虚脱者。

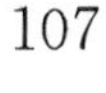
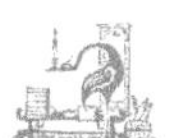

所以引起臌胀之原因大约有三：一曰肠病如肠伤寒病，大肠炎病，大便困难症……皆有鼓胀症，《伤寒论》之“腹满而喘”“腹满不减，减不足言”“病腹满发热十日饮食如故”“下利腹胀满”“病腹中满痛”凡此诸症皆鼓胀症也；二曰暴食多食不适当之食品，三曰精神兴奋时咽下多量之空气，每有因此便成鼓胀者。

肠内本有气体，若遇肠有病变或食物不适量时则其气体既不能如常排泄，使上为嗳而下为屁，复以消化不良排便不畅之故致肠内细菌繁殖发酵，气体发生愈多，于是肠管膨隆成臌胀症，此前人所谓气胀病者大抵如是。此病临床习见之，为各个病之一分症，多见于伤寒或肠炎时，不过行气疏气一二药足以治之，见于独立以腹满为主诉时则必有消化不良之胃肠病在焉。杨士瀛直指方云：“失饥伤饱，痞闷停酸，朝则阴消阳长，谷气易消故能食。暮则阴长阳消，谷气难化故不能食，呈为谷胀。七情郁结，气道壅塞，上不及降，下不及升，身体肿大，四肢瘦削呈为气胀。”此谷胀，气胀二病正指由消化不良而起之鼓胀症，其不知摄生而妄食之徒，臌胀症每每慢性发作，腹部时感滞满不舒，治鼓胀法：

(1)关于饮食：凡一切含有淀粉质如蕃茄芋艿山药栗子皆为增多肠内气体者不宜食之，难消化易发酵者如糯米饭等不应食之，总之以淡薄而富养分为主。

(2)药物疗法：①便秘腹痛宜下剂。②消化不良宜平胃散。③大便臭恶宜曲炭、黄连炭。④鼓胀较甚宜行气剂如茴香丁香沉香枳实吴萸之属。⑤若有虚象香砂六君子汤。⑥大蒜内服亦有显效。

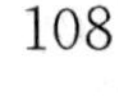

按:杨氏将气胀作为鼓胀症论述似有可商之处,气胀每为轻证,鼓胀症一般视为重难之症。

(二十七)水胀——鼓胀症

吾们谓水胀,专指腹水言之,与全身水肿有异一也。先发腹水继及全身者亦属之,与浮肿先头目头面或足部而后及于全身者有异二也。依此标准以述本篇,即有人所谓臌胀或单腹胀也。臌胀自来号称难治,所以难治之故,古人不能言之,今人亦不能言之,按古人记载单腹胀者约分八种:

一曰虫鼓:十二指肠虫及绦虫寄生肠间夺取养分,致变恶性贫血,营养失调而发腹水此其一也。近世医学尚有肝包虫、肝蛭说谓肝蛭寄生肝脏,亦引起贫血而发腹水,然每每与四肢同时并发非单发腹水者也。古人又名此曰水蛊。今江北流行之痞块病亦可归此类也。

二曰血鼓:大便出血为必具之症,此则腹腔癌肿,坏血病等继发之恶液质现象,必待其人消瘦形貌灰暗而后发腹水,此盖营养不良组织缺少水分之渗出,故异常枯瘦,饮食之水均郁于腹腔,小便虽利而腹反大此非古人所谓瘀血化水症也。

三曰疟鼓:此亦恶性贫血现象也。

四曰谷鼓:此即贫血症俗称黄胖者。此病有消化困难症食难用饱,久则发生腹水而同时全身亦有浮肿。

五曰酒鼓:此唯大酒客患之,近世医学得解剖研究知为肝脏变硬,门脉血行障碍因而引起郁血之故。

六曰黄鼓:此为各种肝脏病引起胆道阻塞故发黄,因肝脏病亦而引起门脉血行障碍故发腹水,仲景称此曰

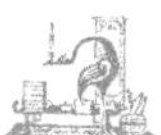

黄汗。

七曰疳鼓：此唯小儿见之，其腹胀大如鼓，按之有结节块，常发腹痛，面黄发直，内有发热，近世医学得解剖之研究，知为慢性之结核、腹膜炎症，儿科书名此曰无辜疳。

八曰虚鼓：古人指各种慢性贫血症续发腹水者为虚鼓以与前述七项鼓症兼有实质病变者相别。

上述八鼓其只发腹水而不继发他部水肿者唯酒鼓、黄鼓、疳鼓三种。黄鼓、酒鼓为肝病，中西医均无效法。疳鼓为腹膜病能戒食盐、脂肪、腥晕、与强壮营养并进往往可治，血鼓即俗称燥肌鼓胀者，癌肿坏血等病至起恶液质时乃发腹水，其预后不良，尚待言乎？谷臟平胃散加铁剂为必效之方。若其病由香燥刺激而得者平胃散不宜用之，宜用六味地黄汤。疟鼓，宜先制疟而复予以砒铁剂及参术归芪之属，即无不效。其脾脏肿大者宜金匮人参鳖甲煎丸；虫鼓宜驱虫剂，但肝蛭与肝包虫宜用何药，西医亦借口不能对人，殆亦对症疗法而已。虚鼓自不宜用攻击疗法，此病恒见于久病大病后，女人产后，小儿痘后，参术苓附为气虚的对之药，八味肾气丸为阳虚的对之药。

有休息痢日久而成腹水者，亦极难治。近世解剖所得知为肝化脓症，此亦与酒鼓黄鼓同类皆肝病而难治也。

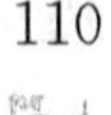

总之发腹水之病，若系单腹胀，其不治者十之七八，若消瘦迅速而又单发腹水者其病必不治，若先由贫血继发腹水，更进而四肢浮肿者其病十九可治（只宜强壮不

宜攻下）。若已发腹水而复腹痛发热者，其病必难治。若尿量不减而腹水仍积而日满者其病必不宜攻击，若下利泄泻而腹日大，水日积者其病必不治；若先有消化困难而痞胀继则腹大而积水者当疑为胃肠性郁血症宜行气药，若用之不应则为肝病为难治，若先下瘀血继发腹水者其病必不治。

兹为证明中医治疗鼓胀成绩举案如下：

虫鼓案：孙一奎曰：万历癸己余至淮阴，有五乡宦者，其子年十六，新娶后腹胀大按之有块，形如瓜，四肢瘦削，发热昼夜不已者半年矣。医惟以退热消胀之剂投之，其胀愈甚，其热愈炽，喉中两耳俱疮，余诊之脉滑数望其唇则红，其腹则痛又嗜肥甘，余思诸凡腹痛者唇色必淡不嗜食饮，今若此，得非虫乎？遂投以阿魏积块丸，果下虫数十，大者一红一黑长尺余虫身红线自首贯尾自此热渐减，胀渐消三下而愈（见《赤水玄珠》）。

酒鼓案：丹溪云：陈氏年四十余性嗜酒，大便时见血，于春间患胀，色黑腹大其形如鬼，诊其脉涩而数似弱，予以四物加芩连术朴陈草作汤服之一年而安（《丹溪心法》）。

疟鼓案：又云：杨某五十嗜酒病疟已半年患胀病来求治，手足瘦而腹大如蜘蛛状，予以参归芎芍连芩朴草作汤饮之，一日三次，其人严守禁忌，一月后疟因汗而愈，又半年小便长而胀愈，中间稍有加减，大意只是补气利湿（见《丹溪心法》）。

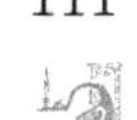

黄鼓案：张子和云：张承应年五十，腹如孕妇，面黄食减，欲作水气。先以涌吐剂，置火于旁大汗之，次予猪

苓散四钱以舟车丸引之，下六缸，殊不困，续下二次约三十余行，腹平软，健谈如常(《儒门事亲》)。

谷鼓案：卫生宝鉴，范郎中夫人，劳役饮食失节，病心腹胀满，旦食则呕，暮不能食，两胁刺痛，脉弦细，先灸中脘，次予木香顺气散而愈。

血鼓案：女子干血劳，既常见之，男子之癌肿者亦见之，喻嘉言寓意草有郭台君案文不录，痞鼓、虚鼓案尤习见不录。

按：鼓胀一证为中医内科四大证之一，杨氏论述颇详，且极力歌颂中医治鼓胀病经验，有案有方，论述精辟，可供临床运用。

(二十八)水肿通论(水肿症发生之病理及其疗法)

水肿之成也多以尿利障碍发其端而尿利障碍之成也则有二故：一为肾脏滤尿机能之失常；二为心力减退不能高张血压以致血液循环不良而引起组织细胞之变化而发浮肿，于是利尿为之减少。滤尿机能之失常大抵由肾脏炎而起，肾炎症则组织内之水分分泌不能如常通过而滤出为之困难，于是发生浮肿，常自面目先肿。《金匮》云："视人之目窠上微拥，如蚕新卧起状，其颈脉动时时咳，按其手足上陷而不起者，风水。"此即肾炎性水肿也。风水，所以状其水肿之速成即今急性肾脏炎而发浮肿者也。

心力衰退，其脉必沉而迟，既发水肿必自足部先肿次及腹满无不喘急，《金匮》谓："正水其脉沉迟，外证有喘。"又谓："诸有水者，其脉必沉。"即今所谓心脏性水肿也。

然有尿利如常，心肾无病而发水肿者，如单鼓胀及脚气浮肿之类，果何因而致此，近世医学认为诸由肝病而起门脉郁血及门脉自生血栓者常能引起腹腔之蓄水而脚气之由维生素B缺乏者，足以使组织之呼吸减退而功能因之失常此浮肿之成因也。

故依近世医学之所见水肿之原因：①为肾功能失常；②心脏衰退；③门脉郁血或血栓；④组织之机能减退。然临床考察，凡此诸因尚有不能完全解释者（如贫血性浮肿、结核性浮肿），于是乃为综合之说明，谓诸因为病而起之浮肿皆系水分新陈代谢之障碍，而此肾脏前哨组织，组织细胞及毛细管内皮细胞之水分代谢障碍为水肿之直接原因，但引起此肾脏前哨之障碍则为种种毒素郁血或营养障碍之故，按此假说实与古人治水肿之法，可以相互证明而解释之者。

原古人治水有开肺一法，以为“肺主气而行水道，肺闭则水不下行而泛溢皮肤”开肺则水从膀胱出矣；仲景之麻黄甘草汤，麻黄连翘赤小豆汤，越婢汤，葶苈大枣泻肺汤皆开肺治水之法，即千金之白前汤亦属此类，近世王孟英最善用此，每以治水肿往往有效，盖古人见解以为肺与皮毛相合，水肿病人无不皮肤干燥不能作汗，一旦饮药出汗则小便即长水肿令退，然则古方之开肺药必有促进毛细管内皮细胞排泄水分之功，而古人之肺与皮毛相合说，相当于今所谓肾脏前哨亦无疑，向而今之毛细管内皮细胞即古入之所谓腠理，腠理古人认为与肺相连也。

《内经》谓“诸湿肿满，皆属于脾”，又言“其本在肾，其末在肺”。此古人水肿芝病理说也。“其末在肺”已如

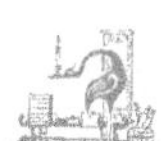

上述，“其本在肾”之“肾”，非今之肾脏也，乃指心脏言之（见余所著内科心脏病篇）。古人的心脏性喘息名“肾气上凌”，以心脏性咳嗽名“肾咳”，以心脏衰弱，四肢厥冷为“肾火式微”，以附子强心名“峻补肾阳”，故以心脏性水肿名“肾火不足不能制水而泛滥焉”。然则今所谓心力衰弱，因而引起之水肿症，古人非不知之，特不名曰心而曰肾耳。

古人以脾与肌肉相结合而诸湿肿满又归之脾，其治水也，不曰利尿而曰渗湿，然则古人之脾即今肌肉间之组织细胞，古人之湿即停留于组织细胞间隙之水分也。

诸由病后衰弱或营养不良或恶性贫血之结果，因而引起全身浮肿者，古人不归其因于肺脾而曰肾虚，全用改善营养主金匮肾气丸治之，由今言之谓此类浮肿实为组织细胞之营养变调，得滋养强壮剂与之则全身营养增进之结果，水肿不期退而自退。

凡此皆足以证明古代医理因多与近世医学相符者，若进而研究治疗水肿之药物与禁忌则古今人实不相远，试更端合之。

一曰亢奋水分代谢剂：水肿成因已知为组织水分代谢作用减退之所致，若设法以亢进其水分代谢则尿利畅而水自去。千金方以海藻昆布治水，本经谓二药能治十二种水。依近世药物学研究之所得知海藻昆布含有碘质颇富，而碘内服能亢进物质代谢，故促使尿量增多。

二曰催进肠液分泌剂：此属药物均有下利作用，如甘遂芫花商陆黑白丑葶苈子及水银等，若内服之能亢进肠液之分泌，血液因之浓厚，组织有水肿时尤可以吸收

组织液以入于血中而尿量以增，此属药物若用重量往往起剧烈之水泻，若用轻量，虽不能起泄泻，然肠液亦被吸收而尿量之增加可以卓著，余经验甘遂二钱，芫花醋制四分，商陆炒三钱，黑丑三钱，葶苈子五钱，水银应易轻粉五分，此皆一物单用之量煎服后只不过只泻一次而已（水银不宜用于肾脏性浮肿症）。

三曰亢进毛细管内皮分泌剂：中医名此作用曰开腠理，名其药曰发汗剂，仲景之麻黄，千金之香薷皆具此作用者。

四曰促进组织细胞分泌剂：中医名此作用曰清肃肺气，如白前、桑皮、紫菀、杏仁、蒌皮、桔梗、射干之属，往往相伍用之能收利尿旺盛之伟效（桑皮、紫菀、射干三药尤效）。

五曰尿素刺激剂：千金外台二书有 2 方均用黄牛尿内服以治水肿，近世研究谓尿素内服刺激肾脏，使尿利增多，水肿病人之食秋石亦此故。

六曰增进营养法：诸由营养不良而发之水肿已知为组织细胞之营养变调而得，故施用滋养强壮剂，庶组织之营养增进而利尿之机能可以恢复金匮肾气丸其主剂也。

七曰强心剂：仲景强心主用附子，千金主用麝香，宋人又用蟾酥，凡此三药治水有效之故，近世研究知均为强心作用，故有效于心脏性水肿。

八曰利湿剂：此属药物如白术、厚朴、大腹皮、大蒜之类名温燥剂。适用于水肿之具寒湿症者。防己木通秦艽焦栀之类；名清湿剂适宜于水肿，具湿热症者，茯苓、猪苓、通草、大麦根、玉米须之类，名淡渗剂无分寒热

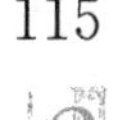
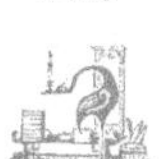

可以用之，凡此古人总名之曰利湿剂，其医治作用，不过促进组织之分泌耳。

九曰利尿剂：如瞿麦、萹蓄、车前子、萆薢之类，利尿作用颇大，古人经验不宜用于虚人。

十曰大豆法：黑大豆治水，外台有十二方，其中五方且主黑大豆一味煎汁和酒内服所以有效之故不明了。

十一曰黑鲤鱼法：此方《金匮》《千金方》均载之，吾乡民间有应用而收效。

十二曰脐部冷罨法：此法大有利尿退肿之效，用新鲜马兰头或车前草或田螺捣如泥纳入脐中以布盖之一日二次易之。

十三曰石膏法：仲景以越婢汤治肾脏性浮肿夫麻黄有发汗利尿之效，能治水肿固也，而用石膏果何为者，且《金匮》云："风水恶风，一身悉肿，脉浮不渴续自汗出，无大热越婢汤主之。"石膏本以解渴清热，今《金匮》谓："不渴""无大热"似不得用石膏矣！而卒用之者何耶！又越婢汤之石膏用八两，生姜用三两更可知石膏不为解渴作用矣，近世药学谓钾盐类用治营养不良而起之水肿症，有利尿退肿之伟效，石膏为钙剂与钾之作用相类似，然则仲景越婢汤之石膏殆亦利尿退肿之作用欤，存之待考。

十四禁忌法：

(1)严戒食盐：千金水肿方后云："勿以盐食。"外台云："始终一切断。"；朱丹溪云："勿能禁盐不必治。"此与近世医学禁盐之主张相同。盖盐与组织水分之渗透压及组织胶质之膨胀压有关云。

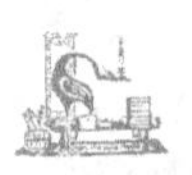

(2)严格饮水：水肿病人既苦水多，其不能多饮汤

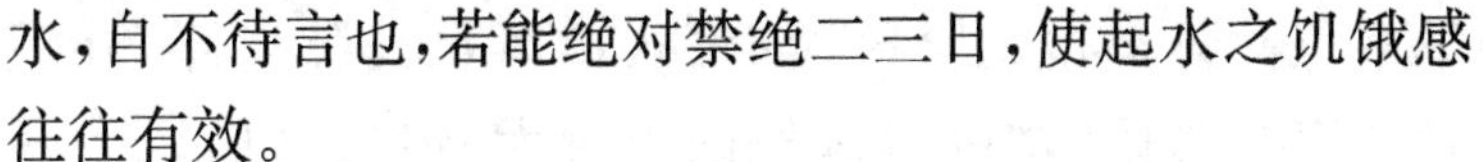

水，自不待言也，若能绝对禁绝二三日，使起水之饥饿感往往有效。

(3)安静卧褥：安静为养病之必要条件，而水肿之静卧尤有良效。

(4)禁食蛋白质：千金云："忌咸粘脂腻。"咸则已述之于前。"脂腻"即今所谓蛋白质者此等食物，消化以后其分解产物比其他多，因而由肾脏排泄亦多。夫肾已有病矣！尚今疲劳以多负排泄分解之产物则病上加病矣，故水肿愈后常因大食肉而复发也。

按：本文主要论述中医水肿的证治，中西结合阐述，罗列验方和方剂较多，而均以西医学说加以说明论证，颇具创见。

(二十九)水肿各论

古人以腹水之单发者曰胀，以全身之浮肿者曰肿，此在病之分类上固为必要，若在治疗言之则肿也，胀也皆水也，其治法无不同也，其目的在利水而退肿又无不同也，此吾前篇通论之所为作也，虽然水肿之发生也有各个不同的原因，其经过也有各个特异之症状，其治疗也有各个不同之药剂，其诊断也有各个不同之预后，故水肿同而所以为肿则不同，利水同而所以祛水则不同，此同而不同之处，非有各论不足以明之，此吾本篇之所为作也，兹斟酌古今，参合新旧，分作风水、正水、石水、肾水、贫血浮肿五篇次第述之，石水即单腹胀亦名鼓胀所包五个已另篇详之，兹但述其概略耳，尚有脚气浮肿宜立专篇不在此列。

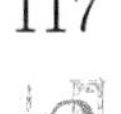

1. 风水(即急性肾脏性浮肿)　中风之风水近世医

学之急性肾炎也,《金匮要略》云:“风水其脉自浮,外症骨节疼痛恶风”,“中有水气面目肿大有热,名曰风水视人之目窠上微拥如蚕新卧起状,其颈脉动时时欬,按其手足上,陷而不起者风水。”

依“骨节疼痛”“面目肿大”“有热”“时时欬”四项观之则仲景之风水即肾脏炎无疑,又其所谓皮水亦同此病,盖肾脏炎之急性者有发热有不发热,而筋肉与关节均有牵引性疼痛,其皮肤浮肿先自眼睑发生既波及全身,转于生殖器尤为庞肿,若浮肿波及肺部,已及心胞即发气喘咳嗽之症,此皆仲景书所明言者至本病患者尚有口渴、便秘恶心呕吐尿意频数,排尿疼痛诸症,虽病之轻重随人不同而此病既发或现湿热之象或现湿火之象或纯现表症,而有待于解表;或纯现里症则有待于清热,总之此病之症状无不具有热状,古人所以称此为阳水也。此病多现强度苍白色其尿多红色如血,若经久不愈,便成慢性,若皮肤发赤破裂易发丹毒必归泉路。

古人以本病浮肿发生迅速故名风水,其成病之因或因风寒或因妊娠或因皮肤病治愈过速或因火灼烫伤或因其他传染病如疟疾、猩红热、伤寒麻疹等。

此病食物最宜注意,如浓茶、酒类肉类以及香酸辣诸味皆能刺激肾脏,不得食之。

治疗方剂①麻黄附子甘草汤、越婢汤之类;②千金白前汤;③甘遂芫花剂;④脐部冷罨法;⑤五皮饮。

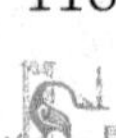

2. 正水(即心脏性浮肿) 《金匮要略》以“脉沉迟外证自喘”为正水,既名正水其有浮肿可知,然则金匮之正水即心脏病而续发浮肿症也,盖心脏病,每有数脉而当

浮肿发生之际，往往见迟脉，近世医书称此曰心动迟徐症，仲景所以有“脉沉迟”之文。心脏有病肺循环因之缓慢，肺内 CO_2 交换障碍，肺脏压迫则起喘息，故曰“外证自喘”也。患是症者，每续发支气管炎而咳嗽不止，《金匮》之“支饮”是其病也。心脏有病引起循环障碍而发郁血症，在皮肤及黏膜则呈苍白色，在身体则因郁血而血液渗漏集积于组织内乃发各部（皮肤及胸腹部）之浮肿，在肺部则支气管炎与肺水肿相继而发，于是咳嗽喘息不已不得安卧，《金匮》谓：“心水者胸其身重而少气不得卧烦而躁，其人阴肿。”此即本病之症状是心水即正水也。

不宁唯是若肝脏肾脏郁血则尿量减少，胃肠郁血则发消化障碍，如食欲不振，呕吐下利或便秘或便血，患本病者因血行障碍往往畏冷。古人依据脉迟畏冷，面目浮肿咳喘下利食减诸端以皆为虚寒之象故总此病曰阴水主用附子强心桂姜温阳佐以白术枳壳三棱莪术解胃肠肝肾之郁血症也。《金匮》又云：“脉沉而迟，沉则为水，迟则为寒，寒水相搏，趺阳脉伏，水谷不化，脾气衰则鹜溏，胃气衰则身肿……男子则小便不利，妇人则经水不通，经为血，血不利则为水名曰血分。”此即上述肝、肾、胃肠各部郁血症之总说明也。

血行缓慢之结果，往往引起血塞而四肢疼痛与厥冷症，《金匮要略》云：“寸口脉迟而涩，迟则为寒，涩为血不足，趺阳脉微而迟，微即为气，迟即为寒，寒气不足则手足逆冷，手足逆冷则荣卫不利，营卫不利则腹满胁鸣相逐气转膀胱，营卫俱劳，阳气不通即身冷阴气不通即骨

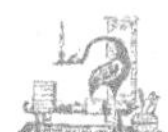

疼……阴阳相得，其气乃行，大气一转，其气乃散……名曰气分。"此述心脏衰弱引起血行缓慢四肢离心脏较远故发厥冷，疼痛症，若能使心力旺盛血行如常，诸症便愈，故曰"大气一转，其气乃散"也，古人以心为阳，肺为阳，阳主气故称此阳气不足而生之病，曰"气分"。与前之由内脏郁血而生之病曰"血分"者相对。

本病治疗，强心为先，下剂最宜慎重，因大下之后，足以使心脏更衰弱耳！如十枣汤、舟车神佑丸之类以不用为是，葶苈重剂尚可应用，因泻下不峻烈也，五子五皮饮补中益气汤，导水茯苓丸效力极少，适迁延时日耳，若诊知确系心脏病续发之浮肿症，两手脉迟者，下方一服即验，五服全愈此陈修园之效方也：消水圣愈汤：天雄一钱，桂心二钱，细辛一钱，麻黄钱半，炙甘草一钱，生姜二钱，大枣二枚，知母三钱，浓煎日夜分三服水盛者加防己二钱。

按：此方即仲景桂甘姜枣麻附细辛汤也，加知母者，本经谓能治肿也，此方天雄桂心有强心之效，桂心与细辛生姜相伍更有疏利郁血之功，麻黄知母防己则利尿作用耳。

又有一验方麻黄桂皮姜蚕各二钱，鹿含草三钱，香蕈七枚，金樱子根两半，浓煎一服小便大通而愈。

西医之用毛地黄剂，效力极确，余曾试用之，但内服时不能过多此药极毒故也，奎宁内服一日四五粒亦有效力。

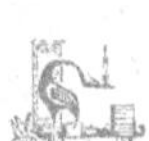

此外前通论中所述方治亦有应用之机会兹不赘。

3．石水（即癌肿性腹水，肝脏性腹水之类） 前人见四肢瘦而腹大如箕，坚硬如石者曰石水，后世称蜘蛛胀，单腹胀、此症包含至多因而命名亦多。病源论之水癥、水瘕、此症也，金匮要略之石水黄汗亦此症也，余已别撰鼓胀篇述其不同之症状与疗法之。

4. 肾水（诸由慢性病后营养不良而续发之浮肿症属之） 肾水者非肾脏性浮肿病也，盖古代意义之“肾”一方面为心脏之代名词，一方面为泌尿器与生殖作用之代名词。慢性病迁延不愈则必陷于衰弱，或以消化不良而消瘦羸弱或以内热消耗而消瘦羸弱，其结果则全身营养为之大变，组织细胞之营养变调，为当然之结果。夫组织细胞至于营养变调不能如常营泌作用而浮肿乃起。若所患之病在于肝脏则门脉郁血之结果，浮肿愈速。古人以此种经过而发之浮肿名之曰肾水，近世医学则名之曰恶液质浮肿症。

发此种性质之浮肿时，其必现之症可分为热型寒型二种，大抵由内热消耗而成者多热型，其症舌绛口渴脉数尿赤便秘者居多数，由消化不良、胃肠病而成者多寒型，其症不渴舌淡脉弱下利者居多数，此外寒热混淆不易分别者亦有之。

前人治法，热型者六味地黄汤，寒型者理中汤、四君子汤、术附汤。寒热混淆者金匮肾气丸，消化不良者枳术汤此外如黑鲤鱼汤、冬瓜、大蒜亦可用之，而下剂、汗剂、利尿剂俱宜慎用。

5. 贫血性浮肿　此病亦见诸各种慢性或急性病后，与前述肾水不同点为彼病发于消瘦羸弱以后，此则发生较速不待消瘦发也，彼病发生以前大抵胃口不开，此病

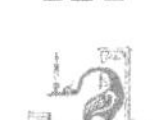

虽发而食欲仍旺盛者，又此病常发于疟后尤多于劳苦之工农，而未出嫁之少女亦常患之。

患此病者血管常菲薄，常易出血，而血中含水较多，近世医学名之曰水血症，其人面目四肢胸腹皆浮肿，然无其他水肿之庞大者其人面色灰暗，脚重难举，舌白便溏，几为必具之症。

治疗本病以铁为主剂，消化不良加健胃药以佐之，古方煮黄病绛矾丸即平胃散加含铁之绛矾也。少女患本病则四物汤加含铁之针器或绛矾可也，若出血者阿胶为其主剂，依此治之即无不愈。

按：杨氏以仲景对水肿分类加以中西合参阐述，可称古今切合，理法方药俱全的一篇好论文。

(三十)治疗中风纲要

中风来自仓卒之间，原因于血压过高，神经兴奋而然。故治本病以避免刺激为原则，当发作之际及发作以后，不但药物食物之有刺激性者宜忌之，即阳光人声亦宜忌之，此其一。

中风发作，全身受病的影响胥受营养障碍而现衰弱，故内服药以兼有营养价值者为原则，此其二。

中风发作以后，无不有麻痹之遗留症，如偏瘫、截瘫、口眼㖞斜之类，同时消化功能与排泄功能亦常有轻度之麻痹现象，故消化困难与便闭溺难亦同时并起，是以通便与节制饮食（易消化之食物）为必须注意之点，此其三。

中风发作期间之便闭、尿闭，应用紧急处置，导便放尿势在必用，此其四。

中风发作非有虚脱现象——大汗恶寒，脉微肢厥，不得用参附，非有昏迷现象，不得用至宝丹，二者皆为兴奋强心剂，用于虚脱及昏迷时，可收回苏之功，然既经回苏，不得再用，此其五。

中风发作后，非过相当时间，即前人所谓已无热象，如脉数、面热、口渴、头眩时，不得用参、附、桂枝，此其六。

中风症状非一，然可分前驱症、遗留症二项言之。

前驱症：头昏目眩，夜眠不安或不眠，面热口渴，唇舌麻木，四肢麻木——感觉异常症。

遗留症：半身不遂，全身不遂，口眼㖞斜——运动失调症。

感觉异常之限于头部及咽喉者，前人名曰下虚上实；现于四肢者曰阳明脉络空虚；其遗留症之现肢体纵缓不收者，前人归之气虚；现组织枯槁者归之血虚，若短硬挛急者，归之邪盛，此辨证不可不知也，此其七。

中风患者亦如他病之有宜阴宜阻之辨，此由个人体质，生活环境各个原因而造成者。诊疗时不可不明究而通晓也，试述之如下：

一曰痰火型：中风患者十九系饮酒食肉之辈，而酒与肉正为生痰之源。其为症也，痰涎壅盛、舌强不和、呼吸不利、大便不爽、筋骨不利、而眩晕、肢麻、肢痿相继而起，若用祛痰清火之剂，诸症自减。

二曰血虚型：凡有口渴、舌红、喉燥、目赤、脉大而数、便闭证而同时有中风症状者，皆为组织枯燥之现象，前人名此曰血虚。若更现衰弱者，曰肝肾虚。当用滋养

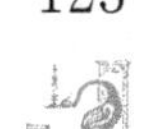

强壮剂，育阴熄风法治之。

三曰气虚型：中风患者十九系营养过分，身体肥胖之人。然形盛气弱，古人名言。肥胖之与气弱，如影与形，不能分离。易汗气急一也，神经衰弱二也，抵抗力减弱三也，故中风前驱期与发作期，经过相当时间后，每有应用参、芪之机会，前人曰补气，曰固卫阳，皆神经强壮疗法也。

以上三者为治疗中风必当辨别之原则，此其八。兴奋之风药，如羌活、细辛、麻黄、桂枝、藁本、白芷之属，皆当大忌，此其九。

中医风药作用有三，如蜈蚣、全蝎、僵蚕、蚯蚓之属，所以和缓神经者也；如天麻、菊花、羚羊角、钩藤、鳖甲、龟甲之属，所以镇静神经者也；如牛膝、威灵仙、防风、独活之属，所以掀动神经者也。第一类风药之使用，在和缓神经之拘挛或僵直，故为镇痉剂。第二类风药之使用在镇静神经之兴奋，故为镇静剂。第三类风药之使用在刺激神经之麻痹与顽钝，故为兴奋刺激剂。此类风药，不宜单用多用，但于对症主药中，配入一二味用之便得，此其十。

龙骨、牡蛎用于中风发作前后作镇静剂用实有著效。然前人验案鲜用之者，因中风每有便闭之兼症，龙骨、牡蛎用于镇静神经有效，而于便闭有碍也，然非无使用之机会者，此其十一。

茯蓉、柏子仁、三角胡麻、首乌、当归诸品，前人认为肝肾温补药，如伍用于治中风方中，则以此等药物。①含有油分，足以润滑大肠而治便闭。②富有滋养价值，足以强壮神经而促治愈故也，此其十二。

中风回苏以后，大脑出血部尚有瘀血未尽，每足刺激神经中枢而发风症，西医主用碘质，使出血部病灶得良好之转归。中药有海藻甚富碘质，大可使用。吾人治医，不宜墨守前人成规也，此其十三。

中风昏睡状态时，宜使病人绝对安静，取仰卧位，俾头部稍高，并使稍侧，以防吐物之侵气管内。此为最合理之处置。前人却于此时用刺激法促进其回苏（如烟熏法、药吸法）不合理之至矣。盖中风轻证于相当时间自然回苏，若为重症，脑出血不止，即一瞑不返。故刺激法只适宜于脑贫血症，若为出血充血症，此法万万不能使用也，此其十四。

中风发作时痰声漉漉如拽锯然，此因咽下神经麻痹而然，可用细橡皮管吸出，若不得已而取吐，亦当于相当时期后用之，并稍侧头部以防吐物侵入气管也，此其十五。

灵枢曰："偏枯，身偏不用而痛，言不变，志不乱，病在分腠之间，巨鍼取之，益其不足，防其有余，乃可复也。"此明言中风与关节风痹病有异也。又曰："痱之为病也，身无痛者，四肢不收，智乱不甚，其言微、可治。甚则不能言，不可治也。"此名风痹与中风之异辨，在神识之乱与不乱，在感觉之痛与不痛。若智乱而不痛为中风，为痱（古人称中风之遗留症名痱），反是为风痹。而中风则"不可治也"。今鍼医好治中风，其无效明矣，此其十六。

考前人治中风尚有泻血法，当病人发作时将十指尖

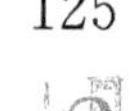

出血，此引导疗法也。盖中风发作前为全身血压高涨，脑血管亦随高涨而起充血而破裂出血，若能于他部放血，则脑部血量自减，血压可低，出血自止，此根本之治法，故当观察病人面色潮红、颈动脉搏动甚强时即可放胆行之。有手术者，直刺委中泻出，俄顷即效，不然当采用西医之放血法。此其十七。

附西医放血法

使肘窝部之正中静脉怒张，于皮肤上行直的或横的切开之。若血液流出困难时，用刀尖继续刺入伤口，以扩大血管之创口，放血完毕，解除静脉压迫带，自然止血。放血须 200～400 毫升，约一大杯。

艾灸于本病不相宜。叶天士谓："阳邪（神经兴奋）袭经络而为偏废，血中必热（血压高张）艾灸反助络热（即引起兴奋与高涨）清凉固是正治，然须柔剂，不致伤血。"张景岳谓："水虚多燥，脉数发热，咽干面赤，口渴便秘等证，则不可妄加艾火。"可知本病用艾灸，非元阳暴脱，不得妄用，与用参芪，同为少机会也。此其十八。

穞豆皮与黄芪同为本病病后必用之品，二者皆有强壮神经之功，前为补气之阴药，前人视为血药，后为补气之阳药，故前人谓能治大风，此亦治病者不可不知也，此其十九。

按：中风纲要 19 条，条条可行，法法切用，而与现代医学相结合论述，更觉可喜。

（三十一）治疗虚劳纲要

虚劳始见于《金匮》，骨蒸详载于《外台》脉证不相同也。宋元以后，医家辨之不明，往往相混，贻害实深，徐灵胎知之,谓:“古人所谓虚劳,皆是纯虚无阳之症,与近日之阴虚火旺,吐血咳嗽者正相反,误治必毙,近日咳嗽吐血之病,乃是血症,有似虚劳,其实非虚劳也。”然徐氏仅知大端而未能明晰,故《兰台轨范·虚劳门》方如獭肝散,骨蒸方、秦艽扶羸汤……皆骨蒸用品,仍混入于虚劳中,以徐氏之明而尚含糊如此,他何言哉。《理虚元鉴》于理虚极有卓识,然虚劳内热骨蒸合而为一,辨证而不识病,其认识不足,不及徐氏远甚。虚劳骨蒸所以易混,为有貌似之症候耳,实则二者相较(见附表),易于辨识也。

附表 虚劳骨蒸的鉴别诊断

	脉象	消化功能	营养状态	精神状态	夜眠	主证	原因	病所
虚劳	正脉虚大弱缓 变脉弦细	消化困难	营养良好	神经过敏,性欲减退,面色枯萎	失眠,盗汗,遗精,噩梦	头痛,肩凝,腰痛,手足汗	精神过劳,大病以后,先天不足	神经系统
骨蒸	正脉弦数 变脉虚大	消化旺盛	营养不良	神经过敏,性欲亢进,面色华泽	发热,夜眠不安,遗精不多	咳嗽,吐血,潮热	结核菌寄生肺部	肺部居多

据表可知,虚劳为神经衰弱症,骨蒸为肺结核,二者界限划然也,此其一。

虚劳为神经衰弱,其通有症候为因虚性亢奋而头痛,为胃神经衰弱而消化不良,为性神经衰弱而遗精阴萎,为脑神经衰弱而眩晕而记忆力减退,为汗神经衰弱

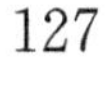

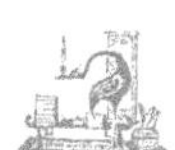

而手足自汗而夜间盗汗，为抵抗力减退而易感冒而恶寒冷，前人称此为纯虚无阳之症，乃确论也。《内经》曰：劳者温之，为治本病之原则，此其二。

虚劳久而不愈，体力益弱，偶患感冒，每不易愈。其咳呛也常有消化困难状态伴之而起，前人称为胃咳者也，其人小有潮热，及兼咳嗽，与肺结核二期相似，此最难辨，设又同时盗汗遗精，与肺结核殆无二致，医者当于既往症求之，此其三。

虚劳患者之主诉不外：①头痛；②失眠；③遗精；④肩凝；⑤阳痿；⑥胆怯。除阳痿当纯用强壮剂外，其他五症皆由神经过敏而然，一切以龙骨、牡蛎、磁石、生铁落等金石重镇之药为镇静剂之主治，此其四。

依劳者温之之原则，虚劳患者当用强壮剂殆无疑问，但虚劳病人多有消化不良症，强壮药之有滋腻性者必不可用，参、芪、桂、附、苓、术，斯共选已。古人治虚劳方例用建中、四君、归脾、补中益气、人参养荣汤，正此意也，此其五。

虚劳患者，有因兼症而起营养不良，组织枯燥者，宜酌加滋养强壮剂之甘药，如炙甘草汤、琼玉膏、八味地黄丸等剂是也，此其六。

以温药补气，为劳者温之之义，甘药培元，为损者益之之义，治虚之通则，依此原则而相治，随起之兼证，只配合一二味已足，其式如下：

温、甘药加镇静药加治兼症药（如涩精药、止痛药、安神药）

温药如参、芪、茸、术、桂、附等，只有兴奋神经之功。

甘药如归、地、甘、枣、胶、冬等则有滋养和痛之力。为效不同，用法有异，而治兼症药中尤当分析注意其副作用，一切有刺激性之药品，皆以不用为是，前人称为动火引阳诸品皆当禁忌，此其七。

虚劳之甚者类似骨蒸，然前人对此则有各种之专名以分辨之：其发热也，称虚火，以与骨蒸之伏火对。其治热也，称和其营卫，以与骨蒸之清肝对。其论病也，称“肝肾龙雷之火（按即营养不良证）可补而伏胃寒格之火（按即消化不良证）可补而越心家虚动之火（按即神经虚性亢奋）可补而定惟肺之一脏……最畏火……宜用清法，无用温理，其断不可补者也”（《理虚元鉴》）。明季赵养葵、张景岳之峻补命门说，皆指虚劳言之，非骨蒸也，其论治虚之道，曰知节、曰知防，曰二护、曰三候、曰二守，曰三禁、曰四难，皆吾医不可不知也。兹录其辨症一节，以为本论之结。

有男子脾肾气虚，腰膝无力，目眩耳鸣，形体憔悴、溏泄无度，饮食少进，步履艰难，似阴虚弱症而非也，何以辨之，曰不咳嗽，不内热咳嗽，不潮热吐红似也，然其脉必软缓微弱，虚寒之极，治当回阳返本，健脾益胃，交补心肾为主。

此神经衰弱与慢性胃肠病之合并症为虚劳之一种，应称脾劳，然作者灼知骨蒸之时症，仍不识虚劳之一般。治医之难，有如是者，此其九。

按：杨氏提出虚劳与骨蒸之别，这是区别一般虚损与肺劳（肺结核）的重要性，一般虚损无传染，骨蒸即有传染性因此临床必须首先分别。所列八条纲要和提出

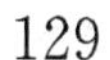
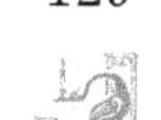

《理虚元鉴》一书意义，可供医者借鉴。

（三十二）治疗咳嗽大纲（限于伤风、风热、风温之咳嗽）

咳嗽为鼻、咽、喉、支气管，肺部有病变时必发之通候，即肾脏、胃部以及伤寒、麻疹时亦有之。固为症而非病也。兹论咳嗽，只取通常有见鼻、咽、喉、支气管四部而引起之咳嗽论之。

由鼻、咽、喉、支气管而引起之咳嗽，其原因系感冒风寒而得，其一般症候为恶寒发热，为口渴喉痒，为头胀而痛，其分泌物先为薄白黏液，后则黄稠如脓。其于呼吸，轻则鼻塞气急，呼吸不利。重则鼻煽胸高，呼吸困难。其经过时间，鼻与咽头约七八日愈。喉与支气管约十三四日愈。

前人于咳嗽分类，不于鼻、咽、喉、支气管之病分，唯以症状轻重分，其鼻塞头胀者曰伤风。咽痛口渴者曰风热。喉痛声哑、咳嗽剧者曰重伤风。其症状重笃者曰风温。故前人之风温即今流行性感冒也（冬温、暑温、春温，随时而宜，实一病也）。重伤风即今支气管炎也。风热即今喉黏膜炎与咽头炎也。伤风即今鼻黏膜炎也。认病既清，斯可进而论治。

咳嗽为人体对病之反应，为排痰作用，本不必治之。然咳嗽苦事也，妨碍睡眠一也，损失体力二也，设为目的而治之，则有许多问题发生。①身体发热，咳嗽中枢神经随之兴奋，咳嗽如何能止。②呼吸器官炎症进行，刺激咳嗽中枢神经时，咳嗽如何能止。③分泌增多，不咳如何排去。中医对治之法为：①用发汗解热法。②用辛凉滋燥法。③用排痰剂。④解热排痰润燥之合剂。

普通习见之咳嗽疗法不外乎此，若能注意素食，谨守安静，则自然治愈。但营养不良或肺有本病者，则迁延难愈，甚或加剧，变成弱症，前人称伤风不愈变成劳，正以此故。

他为心脏性咳嗽（即支饮）、肾脏炎咳嗽（即浮肿，俗称白火丹）、消化困难性咳嗽（即胃咳），以及麻疹、肺炎、胸膜炎等咳嗽，当另章研究之。

按：杨氏以现代医学中之不同解剖部位炎症和病情之轻重分伤风、风热、风温，颇有见地，有机地结合议论，列述中医治咳嗽之法堪称精而简。

(三十三)血病篇

吾医治病，好言气血。气为神经，为生理功能，为外界空气，为体内废气，其所包括至多。血则仅为由心脏发出，以运行周身之赤色液体而言。但古人限于当时之科学程度，论血多属臆测之辞，不足全信。兹取西说可以究明医理者述之，不能全备之。

血病大分言三：曰充血、曰贫血、曰出血、曰水肿、曰血塞，曰血栓、曰淋巴、局部之病曰心内膜炎，曰心瓣膜病，心肌炎，曰心脏衰弱等，皆实质性病也。曰萎黄、曰败血，曰紫斑，曰白血病，则血液病也。

充血者，即局部所潮红、肿胀、温度亢进、搏动发生及功能亢进也。外症如风痹、红肿之类无论矣。内症如近人所谓肝旺、肝火、肝阳上逆诸症，皆为胃肝肠等脏器充血所致。其所以充血之故，①血管壁因化学物质、细菌、高温等刺激而麻痹弛缓，则管腔扩张而充血。②血管扩张，神经因刺激而兴奋，管腔遂因此充血，诸神经痛

(肝气痛)属之。③血管收缩、神经麻痹、血管壁遂扩张而充血。

郁血者,为静脉之病。因有多量静脉血郁积,故呈黯青红色,即紫蓝色。在身体末梢部如手指,足趾、齿龈、口唇等易见之。

门脉郁血,则腹壁静脉(尤以脐周静脉为甚)怒张,如青色线条。盖门脉郁滞之血液,须觅一侧支血行之道,遂与门脉交通,脐静脉逆流,更甚流于腹壁静脉内也。

古书论臌胀以脐以上青筋现为难治之症。不知此青筋因代偿门脉作用而怒张者也。惟门脉郁血之原因有二,一为门脉血塞,则为可治;二为肝脏变硬,则为不良。古人治臌胀方药,例用香燥淡渗,不知用血药治。若为门脉血塞,则桃仁、红花可治。《兰台轨范》有调茶饮,用当归、川芎、元胡合香燥淡渗,亦通瘀之剂也。

痔核者,痔静脉郁血也。多见坐业而心脏运动或减弱者。妊娠久立,易患下腿静脉怒张,盖胎儿压迫骨盆静脉,下肢血行易起障碍也。

因心动衰弱,呼吸障碍之故,酸素及荣养物输入减少,组织脏器起官能性障碍,如眩晕、精神抑郁、为脑郁血症,呼吸困难为肺郁血症是。

贫血者,组织苍白,体温下降,功能减少,诸组织中以神经系统及肌肉发生功能障碍最速最显。其初为刺激症状,有耳鸣、蚁走感、肌搐弱、全身痉挛等,继则呈五官麻痹,肌瘦劳,人事不省等等麻痹状态。此种障碍固有贫血而起,但一面因血液运动减退,新陈代谢产物之

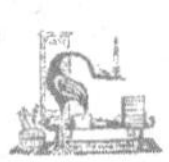

有毒素者郁滞组织中而刺激之亦一因也。贫血症状，不仅于热病后，久痢后有之，即如古人所谓类中风，用附参救急，用熟地填补者，亦此类病也。阴虚生内风，可尽括其病理矣。

某脏器高度充血，则输入他脏器血液自然减少，贫血因此生者，西人名侧支性贫血。腹水或胸水用峻剂大下，则胸腹动脉血管壁因压迫减轻，而管腔扩张而一时性高度充血，而脑部因此贫血陷于人事不省，此古人于下剂所以俟大实大满用之也。

出血者有内外之别，其见于外者如衄血，咯血、尿血、便血之类，其不见于外者，血液停滞于体腔内，如心包血肿，阴囊血肿，子宫血肿之类，其皮下出血曰疹、曰斑。出血原因为一曰外伤，二曰血压亢进，三曰血管壁变化，四曰毛细血管血压亢进而滤出，五曰先天性出血质，六曰坏血病，七曰各种中毒，八曰紫斑病，九曰恶性贫血等，由于血管壁营养障碍，十曰传染病细菌毒素刺激血管壁，十一曰神经性，因精神感动，使血管运动兴奋或麻痹之故，如逆经，高血压者脑出血及肺、胃出血是也。

水肿之名不一，在脑者曰脑水肿，在心包者曰心包积水，在胸膜腔者曰胸水，在腹腔者曰腹水，在阴囊者曰阴囊水肿，凡此皆具于体腔，曰腔内水肿。在皮下肌内浸润曰水肿，在皮下组织泛滥全身者曰皮肤水肿。形成水肿者曰滤出液，即淋巴液、养料也。水肿症之轻重，视其部位而异。发于重要部位者有危险。如喉头、气管之水肿，则气道狭窄有窒息之忧，脑水肿（小儿称解颅）每

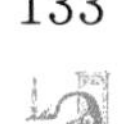

卒中而死；胸水则肺受压迫，呼吸妨碍；肺水肿则窒息死，心包水肿则压迫心脏而妨碍其搏动，惟水肿之发生于皮下肌肉之间者，为轻症，其危险小。

水肿由于心脏发者，先起于下肢足踝，由于恶液质肾脏炎发者，起自眼睑部；然诸传染病如白喉、流感等，心肾并无障碍，水肿见于眼睑下肢者有之，此多为细菌毒素刺激毛细血管壁而引起变性之故也。

水肿之原因，一为心脏瓣膜病，代偿功能障碍所引起之全身郁血，或因局部静脉所起之局部郁血，因血压高而滤出液多，遂成水肿。二为淋巴液回流妨害吸收所致之水肿。三为毛细管因血管运动神经受刺激而麻痹或兴奋，使分泌亢进，遂成水肿。四为血管壁变性，如恶液质水肿。五为利尿障碍，如肾炎等。

白血病分急、慢二型。急性白血病症状为皮肤及黏膜苍白，肌肉萎缩，并可见皮肤及黏膜出血，齿龈出血肿胀或崩坏，体温升腾。慢性白血病之症状为皮肤苍白，体力衰脱，极易疲劳，呼吸急促，汗出剧甚，心悸、淋巴腺肿，食欲减退、口渴、以各内脏出血，眼炎，口腔炎，疼痛性阴茎勃起为主症。

坏血病症状为倦怠、易疲劳、多汗、心跳气急、面色灰暗此属前驱期症状。继发齿龈炎肿胀易出血，口臭、流涎、皮下出血，甚则内脏诸部出血。

萎黄病即古书处女病。

紫斑病即温病书中之斑疹。

贫血即古书中之血虚阴亏症。

进行性恶性贫血，即八味丸、四物汤及人参养荣汤

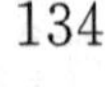

等症，如苍白、水肿、心悸、头晕头痛、耳鸣眼花、恶心、呕吐、肌肉薄、毛发憔悴、食减、口渴口臭、便秘、脉数，而齿衄，舌衄，目衄为本病之特症，即古人所谓阴火，宜壮水之主以制阳光者也。

因心脏瓣膜不全而续发之症甚多，如心悸亢进，呼吸困难，此亦可因精神感动而发。虽代偿机能良好时亦有之。各脏器之郁血证候，为皮肤苍白或暗色、水肿、肺内二氧化碳交换不良而发生支气管炎，肝肾郁血尿量减少；胃肠郁血而食减呕吐，下利便秘，便血诸症；栓塞一为脑动脉栓塞而中风，二为四肢动脉栓塞而皮肤厥冷，疼痛麻木，甚则废用，三为结膜动脉栓塞而失明，四为脾动脉栓塞而突然疼痛，发生呕吐，五为肾动脉栓塞而突然腰痛尿血，六为肝动脉栓塞而发为高热黄疸，七为肠系膜动脉栓塞而腹痛血便，八为大动脉狭窄则脑及重要脏器缺血，九为心瓣膜闭锁不全则脑充血等。

《仁斋直指》云："血遇热则急流，故止血多用凉药，然气虚挟寒者……外症必有虚冷之状，当温中使血归经可用木香理中或局方七气。"

《准绳》出血诸症，多以胃药收功，木香理中或参苓白术散。

按：本文以血病为篇目论述，所论范围颇广。大致以局部性病变，实质性病变，血液病三类分述，牵及面广，有些议论似欠妥贴，录之仅供参考。

（三十四）百合病

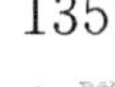

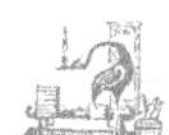

金匮百合病，为伤寒大病后之精神错乱病。此癫痫为轻，比神经衰弱症为重，医宗金鉴断为"大病之后，余

热未清，百脉未知，或平素多思，不断情志不遂，或偶触惊疑，卒临异境，因而形神俱病”。其说甚是。余于二十九年夏，治戚焕江病，正与此合，戚生肄业初级中学，其人平素多思，夏间患副伤寒，已就愈矣乃“忽意欲食复不能食，常默然欲卧不能卧，欲行不能行，饮食或有美时，或有不闻食臭时，如寒无热，如热无寒，口苦小便赤，得药则吐，如有神灵者，身形如和，其脉微数”。一切现症与金匮记载无毫发差；舌质绛，因对此病为创见，几经推断，遂与百合地黄汤三剂遂愈。三十年秋，本乡疟病大行，当其初发高热二三日不退，狂妄殊甚，及时热解身凉，转为终夜不寐，妄言妄见，无异癫痫，经余治此三人，皆为沉郁性之女郎，余认为神经中枢受高热刺激兴奋不能复常之故，均处酸枣仁汤而愈，此虽症百合病，然为病后之精神反常现象相同，故附记于此。

按：杨氏论述百合病之机制甚是。

（三十五）奔豚症

考现代医学，无奔豚症之记载。其病以心悸亢进，筋肉拘挛为特征，往往有块物自少腹急升，向心下奔冲，或作刺痛，或有积气；日人渡边熙诏：本病为东洋特有之症。汤本求真认为：发作性上冲性神经症之剧烈者，吾医对治此症，用金匮奔豚汤主之（归为夏葛姜芩李根白皮九味）。

按：本篇以现代医学角度来说为神经精神系疾患，《金匮》亦认为是得于惊恐，日医认识可为参考，治疗之法及辨治《金匮·奔豚气病脉症治第八》详有记载。查《灵枢·邪气脏腑病形篇》亦有记载：“肾脉微急为沉厥

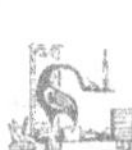

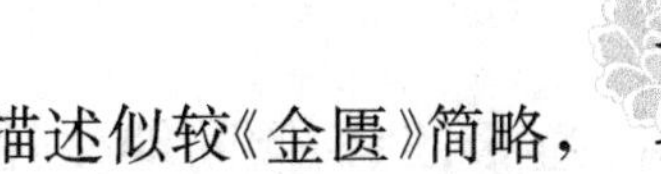

贲豚，足不收，不得前后。”这里的描述似较《金匮》简略，但说明此病古人早有认识。

（三十六）论痧

卒暴之疾，前人以不谙病理，各立名目，如尸疰、鬼击、中恶、瘴气之类，不一而足。明、清之间复有以痧称者，江瓘各医类案，立沙一门，与发疹者相似，然世所说痧者，未必发疹。俞曲园《右台仙馆笔记》说：集韵肖瘯字（音酥）疾也，痧字或当作瘯，痧与瘯乃一声之转也。此则校正俗字之谈，而非剖析医理之论，若据后世《痧胀玉衡》、《痧症全书》等书观之，则痧者，无非壮人而突发暴厉症状耳！盖气候剧变之时（夏秋为甚）或嗅及秽恶，或食物腐败，或病毒内侵，或冒犯暑热，因而或胀或痛，上吐下泻，或四肢麻木，或不语如尸，要之非胃肠紊乱，即心脑顿闭而已。苟分析言之，则急性胃肠炎，居十之八九；日射病居十之二三；传染病如霍乱，如恶性疟疾，如急性喉痹，或有之；皆前人视为痧者也，彼等所说痧者，如头痛心痛腰痛身重，角弓抽筋，噤口臌胀烂肠绞肠诸痧，则为随症取名，如铜痧（即黄疸），铁痧（病体郁血发黑），斑痧（即发斑），红痧（即发痧），青筋痧（皮下静脉郁血），天疱痧（发水样性泡），则以皮肤发现取名；如虾膜痧、鸭子痧、蜈蚣痧等，则以物喻症，徒乱人意，最为恶劣、故无论以生理病理治疗言之，痧之命名实不当，有今世所传痧者，除泻血疗法外（曲泽、委中刺血）俱不足采。

按：杨氏论痧证：为急性胃肠炎十居八九甚是。

（三十七）羊毛瘟

昔随军至甘肃天水，闻乡间发现羊毛瘟，据群医云，

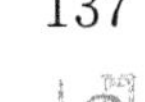

症极凶恶，倾间即死，但以白干和泥温热作团，而努手向病人胸背间摩搓之，则泥团内皆洁白羊毛也，其病即愈。余以未实验，漫不信之，及读《痧胀至衡》序云：“忆昔癸未秋，余（王庭）在燕都，其时疫病大作，患者胸腹稍满，生白毛如羊，日死人数千，毫不知所名，有海冒明经见之曰此痧也，挑之以针，血出随手愈，（曲泽、委中二浅层静脉）。于是城中奔而就医者，亦日以千计，皆得愈而去。”按《瘟疫论》作者吴有性，正于其时引医，论中亦有羊毛瘟，疙瘩瘟之记，而谈经所载，其病发生在崇祯十六年，正癸未寒，是痧胀玉衡之羊毛瘟，即谈经与温疫论之疙瘩瘟，皆今所谓黑死病也（余前著之黑死病一则可参考）。

按：羊毛瘟不知何病亦不得而知，然今民间有挑羊毛斑者，以针挑刺皮下组织纤维如羊毛状。症状如痧即急性胃肠炎一类。夏日多发，常见腹部绞痛，呕吐，胸闷不适，心里难言。

(三十八)职业病

缝工以伛俯作工而肺受损之故，常患肺病；石工弹工以石末及纤维入肺之故，而多肺病；挽车负重之夫，以重荷损及心力，常患心脏性咳嗽；餐星饮露之劳工，常患风温痹病；据案办公之吏胥，以久坐不动之故，而恒患肠痔；警士邮差，以足不离地之故，常患腓部静脉曲张；矿工地下之作，少见太阳，又以煤屑入肺，常患贫血及肺病；此皆职业病也。

按：杨氏此文虽短，但在当时提出职业病乃为可取，随着时代和科学的进步，职业病将不断发现，因此将成

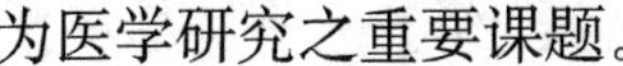

为医学研究之重要课题。

(三十九)乳儿继病

乳母有病，儿食母乳而病，谓之继病、断其乳，或易母乳云，则自愈。惟继字无义，玉篇魃(音奇)，小儿鬼也，丹波元简以为继字之本，但后世小儿书，以魃为小儿解颅，丹波氏之说仍待考。

按：乳儿继病，自《颅囟经》、钱乙《小儿药证直诀》，董汲《小儿斑疹备急方论》均提到母子同治法，即母病可传儿，儿病需治母，临床于治小儿病可以借鉴运用。

(四十)药误之病

沈嵩崖谓："咳嗽吐衄未必成瘵也，服四物、知、柏之类不已，则瘵成矣。胸腹痞满未必成胀也，服山楂、神曲之类不已，则胀成矣，面浮跗肿未必成水也，服泄气渗利之类不已，则水成矣。气滞痞塞未必成噎也，服青皮、枳壳之类不已，则噎成矣。"此极惊惕之论，药误之足成大病者如此，但其言未能明确而道其所以然，兹清释之。

气滞痞塞为胃病通有之消化不良症状，青皮、枳壳为芳香苦味剂，仅有一时性刺激胃肌，增加蠕动力之效，如习惯用之，不仅胃肌因而衰退，蠕动力之自然作用不能自作驯，致扩大下垂而变反胃，若其病在食道进行，将有咽下困难之虑，则成噎矣，此其一。面浮、跗肿为肾炎之初发症状，大忌渗泄之利尿剂，盖肾如其病在胃弱(如扩张症)，则宜强壮剂，徒用刺激性健胃剂，则习惯既久，胃力愈弱而永痞胀矣，治肾也然，久用泄利，必肾败水成而难愈矣，此其二。咳嗽吐衄之已属劳瘵时，用四物、知母为适应，若系风寒内郁，即支气管之急慢性者，则四物

汤、强壮剂,适以成支气管炎之久延,苟其人有肺结核潜伏症,则一旦暴发成劳瘵矣,此其三。凡此皆认症不清所致者。

按:杨氏此论实提出了“治病求本”之旨,以防虚虚实实之弊;上工治病不贪一时之快,而图治本之效。患者因病痛难受只图一时之快而不识医理,医者则需识其大体也。

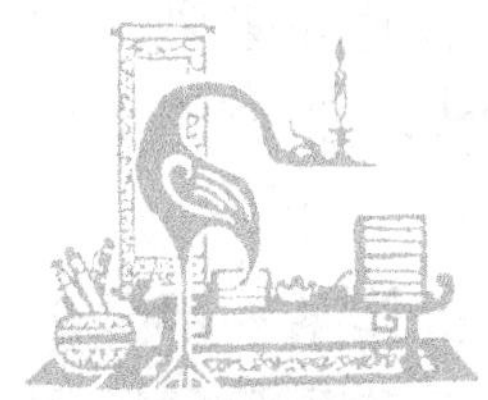

三、议　　法

(一)治法篇

医者以挽危亡,除痛苦、已治病为天职者也。惟病因多端,症候非一,不广治法难起沉疴,时医不学,举一切病而乞灵于药石。不知以药治病,其效至有限也。且吾国方药性多平和,以和平之药,治鸱张之疾,加以内服吸收非易,其正气强者,尚可因药力之扶益而速效,其弱者则坐以待危而已。不特此也,病情不同,机转不一,设无多方以济之,何以拯危亡哉。余所读医书虽不多,然观古人治病,决非如时医,但以处方为已尽其能事者也。兹辑古人方剂以外之治法如下:

一曰针刺,在左取右,在右取左,在上取下,在下取上,在前取后,在后取前。机体因病理而引起机能之不均衡者,针之以复归于均衡。诸神经系统病,宜以此法治之。

二曰艾灸,温其患处,以缓病势,以止疼痛,或促进呼吸之机能,则红肿可解,或使脓汁速溃(如阴症疮毒),则痛苦可减。如风寒痹痛,痈疽大毒,宜用此法治之。

三曰热熨，此犹西人之敷法，以药为末，用酒或水温而调之，以熨患处，如腹痛、胁痛、胸痛、胃痛及各种疮疡已起犹未化脓时用之，以诱导血行，缓解痛苦，兴奋血球功能以除病毒，是也。

四曰冷却，此即西人之冰敷法，为机体某一部分之冷却法。以安静功能，防止炎症，解除痛苦为目的而用之。如鼻衄、头痛之冷沐，局部焮肿而疼或为毒虫咬伤，即用大寒之药捣而敷之。民间习用之蛇药、疔疮药，皆冷药也。其用之有效，冷却法之类也。此与以冰片治眼炎、口炎、喉炎同理。

五曰吸管，此惟铃医有之，其实凡医者皆宜备之，用以诱导血液于一方，或刺之以射出血液于一部。凡多肉之处皆可用之。能善用之，可治百病。

六曰汤浴，此不仅为清洁皮肤已也，用之以助益皮肤、呼吸、泌汗、散温诸功能。如下痢，腹痛、风邪、失眠、痉挛、风痹、神经痛等，皆有诸效。惟病者体弱，难为全身浴时，可用一部或半身浴之，或仅浴其患部亦可也。时人不知用此，致病后多发褥疮，苟能注意及，可免也。

七曰温粉法，伤寒论大青龙汤条后，有"汗出多者温粉扑之"法，知古人有以温粉止汗者矣。

八曰水潠，伤寒论有"病在阳，应以汗解之，反以冷水潠之"是有水潠法也。又华佗别传，有妇人长病经年，佗令坐石槽中，且用寒水汲灌，皆其征也。

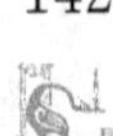

九曰移念，移念即转移观念之谓。行之得法，足以已疾病。如明·杨贲亭治目障性躁者，日忧切，盖不瘳。杨治之曰：目可计日即痊，但惧毒发于股。又曰：抚其股忧之。后目忽瘳而股无急，盖移念之法也。知此而各种暗示及自我催眠法，皆可应用以治病矣。

十曰休养，疲劳、衰弱而起之疾病，以休养疗法为第一。如过用脑力而起者，则以少思寡欲，快乐闻旷养之。多食而害消化器病者，则以节食少食以养其肠胃，此等病徒持药物无益也。

十一曰日光，此为古人所不言。然日光有益于康健，为不争之事实。

十二曰空气，此亦古人所未言，而空气与健康之关系，为吾人常识，可无待言也。

诸贫血萎黄，营养障碍，消化障碍，呼吸器病，往往于阳光充足，空气新鲜之地，皆有益于病体者也。

十三曰静坐，沉疴锢疾，赖此而治者不少。盖静坐能使血液与精神之关系，起科学的变调故也。信仰疗法，当亦同此。

十四曰导引，此法有多种，要之能使全身血行旺盛，增进健康之法皆是，能增抵抗力，而使病邪消失矣。

十五曰食疗，食疗易于消化，富于养分。适其嗜好，调其时间，则病体易愈矣。而胃肠诸病，多宜流体食物，神经诸病多忌刺激性食物，则治愈可速。

十六曰砭法，难经“其受邪气，蓄则肿热，砭射之也”。素问·异法方议论曰：“其病痈，其治宜砭石。”古之砭石即石锋，以代铖。后世则以磁锋代之，与西人刺络法相似。盖针刺不在出血而在通其气血。砭则以泻血为目的者也。如喉症，盲肠炎，舌炎，舌出紫蓝色（因高热而致），皆为用此之机会。

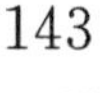

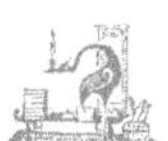

十七曰按摩，亦名推拿。有轻擦，摩擦、揉捏，拍打诸法。推拿书且各有穴位名，可信与否不敢言。然按摩利益甚大，如血行障碍用之更有伟效。若颈部按摩，可催进静脉之还流，（脑充血等病）颈静脉领域内之充血可免。按摩腹部，可鼓舞胃肠之运动，使血液及淋巴液运行旺盛。故于便秘、消化不良、胃痛、胃炎有效。神经痛及神经末梢病变与炎症渗出物。用此可使吸收障碍物之炎症，易于治愈。妇人子宫病及风痹，关节病，行之皆有效。

上述多为古人之遗法，为内服药之外之治法。能善行之，于治病至有助也。然西人治法可取以补不足者亦多，兹撮其可行者述如下：

一曰发赤发疱法，喉症用之，使热毒引出颈外，则喉症可减，肋膜炎用之亦同理。

二曰含冰法，消渴，腹膜炎诸病口渴，不宜饮水，则用冰含口以治渴，溶解后则吐出之，治消渴而无害胃肠也。呕吐而口渴，饮水则吐愈甚，甘凉可以解渴也。但热病与呕吐者，通例不喜糖食，晶糖难用，当用相当代用品与之。

三曰睡卧安宁，诸出血症（肺、胃、肾、鼻），肋膜炎，腹膜炎症，诸肠病，痛风等，皆宜绝对静卧，以速治愈之经过。诸脑症，麻疹，精神兴奋者，皆宜卧床安静，以免刺激。

四曰变更卧位，久病在床宜变更卧位，使局部不起淤血，免生褥疮。

五曰灌肠，不能咽下，取滋养料灌肠，或灌药液以治

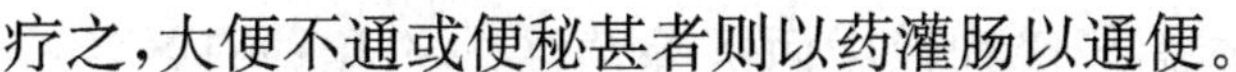

疗之，大便不通或便秘甚者则以药灌肠以通便。

六曰含漱，口腔喉病应用硼砂液含漱治之。

七曰水蒸气法，急性支气管炎，麻疹等呼吸道有稠痰或干燥者，以吸入水蒸气法治之。

八曰温湿布，肺炎，肋膜炎用此缠之，胃痛、腹痛用此敷之，四肢局部亦可用此治之。

九曰饥饿法，胃炎，肠膜炎，胃肠出血，食物下咽，或刺激胃肠炎症转剧，或毒素因食物发酵而益甚，故宜绝食一二日，以饥饿治之。

十曰热敷法，用于肢厥冷，或寒性腹痛。

十一曰刺激法，用于虚脱昏睡，或以香料或以冷水刺激之而使苏醒。

十二曰强壮法，营养不良以食饵疗法，神经衰弱以冷水浴，贫血以砒铁剂。

十三曰扩大卧室，如猩红热，痘症等，皆宜扩大卧室，使空气新鲜。如明·王一鹏治杨某子甫基，暑月啼不辍声。王诊之于堂中以灰铺地，置儿寝其中，并以乳媪勿得近，少倾，儿就寝，以香薷饮与之，一服即痊。此与某医治痘，奇病儿置沙地上寝，未久，痘齐发之例同，此皆取扩大卧室之理也。

十四曰导尿术，此术吾国早发明之，惜以外人用之为多。用于尿闭最高危候，不速治则杀人。西人用橡皮制细管，由尿道通入膀胱而尿可大出。古人有用葱管刺之者，其法不良；有以人工吸吮者，其事大难；明医孙卓三治妇人小便闭，以猪尿胞吹气满盈，令婢女投入私处冲之，立愈，此诚巧法也，然尽不及西法之精确矣。

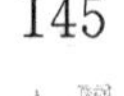

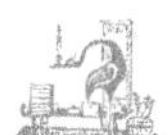

按:本篇杨氏列述中西医除药治外的几种有效治疗法则,罗列颇细,临床随时取舍用之,中西两者有许多相同之处,可以互相参勘。

(二)治疗篇

疾病者,生理功能较健康时为减退或亢进之谓也。盖外界事物足以使人为病者甚多,幸赖有调节功能以变动应付之,得以维持其健康,此功能若减退则病进,亢进则病退。亢进过度则症候又剧。故证候者,生活功能之异常也。

夫疾病为生理之转变,各种证候皆为反抗外因及恢复由外因发生障碍之自然妙用,为积极而非消极之事,为自然治愈之良能。故异物入喉则发哆以去之,有害之物入胃则呕吐,入肠则下利以排之,尘屑入目泌泪以涤之,疲劳素侵入筋肉与神经,则由淋巴吸收经静脉以输泄之。细菌侵入血液中,则白血球摄取而消化之,结核蚀肺则泌石灰质以埋葬而干酪之,皮肤透发障碍则肺起而代偿之(必有咳嗽气急),有传染病毒入血时,则发生与病毒对抗之抗毒素与抗菌素。黄疸则溺黄,黄色素以小便为尾闾也。尿毒则泄泻,尿素自肠黏膜排出也。创伤则分泌血浆以杀菌,出血失血后组织液渗入血管,又从造血器再生血液以复旧观。如此类者不胜枚举。然固足以证明疾病有自然治愈之良能。为积极而非消极,为主动而非被动,为反应性之调节现象矣。

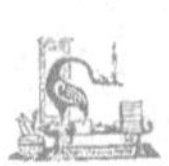

治疗者,所以补自然治愈良能之不足。或除去病因以缩短其经过,无他异求也。扁鹊有言:“自生者我起之。”内经曰:“必先岁气无划天和。”皆为补自然疗能之谓也。盖病号有自然治愈之势，惟放任之则经过延长、而有继发他病之虑，久则体虚，难御外因之再袭，故须施以治疗。以恢复生理细胞之抵抗能力或鼓舞细胞之自然功能，以速其治愈之经过。故治疗不过一种方策，其治病者非医，乃自然也。西人有言："本自然疗能之理，伺机处变，以处置疾病，此医之天职，医之巧能，实由于选机处变之如何，故自然者医也，医者自然之仆也。"明乎此而古先哲之医道可以解，治法可明也。

中医之治病，着目于生命之自然调节，换言之，使生命功能复其常态，变病理机转而为生理机转之谓。故内经曰："高者抑之，下者举之，温者清之，清者温之，散者收之，抑者散之，燥者润之，急者缓之，坚者软之，脆者坚之，衰者补之，强者泻之，佐以所利，和以所宜，各安其气，必清必静，则病气衰去，归其所宗。"凡此调节生命功能勿使减退或亢进之道也。内经又云："寒者热之，热者寒之，微者逆之，甚者从之，坚者削之，客者除之，劳者温之，结者散之，留者攻之，燥者濡之，急者缓之，散者收之，损者益之，逸者行之，惊者宁之，上之下之，摩之浴之，薄之劫之，开之发之，适事为故。""病生于内者，先治其阴后治其阳，……生于阳者，先治其外后治其内""诸寒之而热者取之于阴，诸热之而寒者取之阳""热因热用，寒因寒用，塞因塞用，通因通用，必伏其所主而先其所因""因其轻而扬之，因其重而减之，因其衰而彰之，形不足者补之以气，精不足者补之以味，其高者因而越之，其下者引而竭之，中满者泻之于内，其有郁渍形以为汗"，"大毒治病，十去其六，中毒治病，十去其七，小毒治

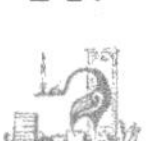

病，十去其八，无毒治病十去其九……无使过之，伤其正也……无伐天和”，凡此皆本自然疗能之机转，相机处变，治无故，常者也，而中医治术亦尽于此矣。

今试杂举病例，以释《内经》治病之术，如肠寄生虫则投驱虫剂以排出之，赤痢肠有毒素用下剂以扫除之，乃“在下者引而竭之”“通因通用”之说也。体温散发过少，郁积成热，外有形寒，则温发以汗之，乃“结者散之”“寒者热之”，“其有邪渍形以为汗”之说也。劳淋遗泄而用补中益气汤，则“下者举之”也。拘挛急迫而用甘草大枣芍药，则“急者缓之”也。便秘口干液涸，而用甘润，则“燥者润之”也。惊狂而用龙骨齿代赭石等，则“惊者宁之”也。积聚有形而用散块消瘀除积，则“留者攻之”“结者散之”也。痞满有实而用通消，则“泻之于内”也。生命机能过于亢盛而壮热，则清之，乃“温者清之”“热者寒之”也。虽发热而生命机能过于衰弱，则温之，此即“热因热用”也，“因其衰而彰之”也。全身细胞之功能减退者，则兴奋之，用温经回阳此即：“形不足者补之以气”也，“因其衰而彰之”也。全身细胞之原形质缺少者，补益之，用养血补血，此即“阴不足者补之以味”，“损者益之”“衰者补之”也。热盛而闭，肿满坚实，则用下剂，此即“强者泻之”，“坚者软之”，“用其重而减之”也。真热假寒，用“寒因寒用”；真寒假热，用“热因热用”；痞满便秘，若由气虚，宜用参芪补之，谓“塞因塞用”；胃有异物法宜吐出，“其高者因而越之”也；呕吐不已，有伤体力，则“高者抑之”以止呕镇吐，咳甚宜止亦抑法也；内热壅遏，宜散，则“抑者散之”也；自汗亡阳宜敛，元气溃散宜

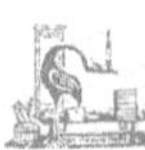

敛，即“散者抑之”也；血中成分异常，法当排泄，若用汗法，则“其有邪渍形以为汗”也，若用利尿剂，则“逸者行之”，“结者散之”也，其实皆“开之发之”也；用按摩以促进血管系统吸收渗出物之力，则“摩之”是也；淋浴以促进血行，削失皮肤机能之障碍，则“浴之”是也；内外有肿疡用薄贴散之，即“薄之”也；神经肌肉疼痛，用火，用针，用寒药，以充血或冷却治之，则“劫之”也；细菌为古人所不言，然细菌而病即泌毒素，入血而成中毒症状，乃古人所习知，各种排毒解毒药为是设也，外医知其故，用杀菌疗法，然无术以善其后，盖细菌虽一旦被杀，而细菌尸素仍遍入全身，可以引起病变，故治此不如中医理想。考古人用解毒剂时，有注意点二，一用解毒剂时须令毒有出路，或汗或利或下，随病理机转定之；二用解毒药时，不令过剂，此过剂非如西医所谓极量，致死量之谓。乃攻毒杀菌，至某种程度时为限，其余仍留自然疗能抵抗之也，故“大毒治病十去其六；中毒治病十去其七；小毒治病十去其八；无毒治病十去其九；无使过之，伤其正也”。或疑细菌为古人所不知，安能施杀菌攻毒之剂，不知细菌而病有中毒症状，此固古人所能知者。如以轻粉、治梅毒，常山截疟；硫黄治阴肿如斗；硃砂治惊（先天性梅毒性小儿惊有效）；砒、汞等治疮疡；千金外台䘌疮门中更有峻药，与外医杀菌相似。此皆毒剂而有效于灭菌者，然古人非不得已或必须时偶用之，不如外医习为故常也。盖古人于有毒症状，每用改造血液药，此不足以增进抵抗力，且足使细菌为不适之培养基也。用汗利法，以排泄血中细菌分解之毒素，使无害机体而增强其

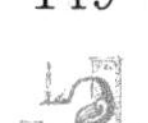

功能，如柴胡解毒、普济消毒、荆防败毒、人参败毒、三黄解毒、犀角解毒诸方，不可记，皆具有此种意义者也。

西人尽力研究杀菌药，迄今有成效者不多。如“六〇六”治梅毒，血清治白喉，鸡那治疟而已。然“六〇六”有注射数 10 次而仍不愈者；鸡那治疟亦非特效，人皆知之；血清则取之生体，效亦不能绝对。迨观中医治病，一切无特效药，无专方，无成法，惟顺天和，循良能。依病理机制之如何以审机应变，往往复杯而愈，沉疴立起，此即重在调节生活之功能也。

夫治病之道，一曰审虚实，二曰断轻重，三曰定补泻，四曰分逆从，总之则求其本也。盖天下之病变态虽多，其本则一，治疗之方，活法虽多，对症不一。确知为寒则散其寒，确知为热则清其热。拔其本而诸症自失，故内经曰：“治病必求其本。”

实能受寒，虚能受热，故补必兼温，泻必兼凉，此大法也。然用补之法，贵乎轻重有度，先轻后重，贵在成功。用攻之法，贵乎察得其真，先缓后峻及病则已，故用药必须专精，尤宜勇敢。久病远病固宜缓治，勿得孟浪。若新暴之病，虚实既得其真，当以峻剂直攻其本，拔之甚易。斯时，真见里实，则以凉膈、承气。确知里虚，则以理中、十全。表虚则芪术建中。表实则麻桂柴胡之类，此景岳之意也。

《灵枢》有“病在上取之下，病在下取之上，在左取右，在右取左”之说，亦调节功能之施治法也。如尿闭毒症，用下剂治；大便泄泻用利尿治；哕逆及胃反食已即吐，用下剂治（大黄甘草二味），所以导胃中壅闭于大肠

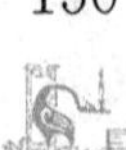

则逆气自止矣。脑充血实证，血热牙痛，目赤痛皆可用下剂治，所以导血下行也。胃热多食而善饥为中消，可用下剂，所以导胃热于下部也。小便癃闭，丹溪用吐法，上窍通下窍亦随而通也。其理与便秘用开肺法同。阴挺，脱肛，下利久不已，用升提法。眼流泪多、胃呕水多，用利尿法治。下颚脱臼，用喷嚏法治。呃逆用异常姿势治。此外，如齿痛而刺虎口则立愈，针灸治病，更多类此。古人称“欲求南风，先开北窗”，其实皆在上取下，在下取上之理。用人工治疗法，使病理机转复归人体机转而已。

治疗有病因疗法与对症疗法之别，古人则称治本与治标。夫治病当求其本，固为医者之理想。然而病情万变病本难求，当此之时，若有痛苦危险证候，消耗体力证候，不可不思以除之，以消散痛苦，防遇危险，维持体力，使自然治愈之机能为于发挥，亦要道也。如中满、如大小不通、如呕吐、如高热持久，此皆足以危及生命，宜不顾一切而独治其标，此急则治标之说也。

按：杨氏提出“疾病有自然治愈之良能”、“治疗者，所以补自然治愈良能之不足”。可谓真知灼见，文中例举《内经》种种治法，以中西医理论之，颇有临床价值。

(三)外治篇

今之中医但知疏方内服而已，不知汤剂为治疗诸方之一法，非此足以治疗诸法也，徐灵胎有“汤药不足尽病”之论，扁鹊有“人之所患患病多，医之所患患道少”之说，近世医学得科学昌明之结果，疗法遂以大多，近观中医不仅不能健长增多，别创治疗之新术，甚至前人已发

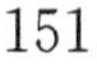
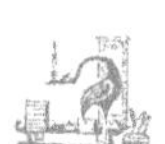

明之治法犹不能用。当此世界，交通曰便，生存竞争日烈之际，民众疾病随时而俱多，中医治术反日趋简陋，此殆日渐消灭之事已遐念古人近睹现状此心耿耿殊不能已作外治篇。

凡治病用药，非以进口内服者，前人谓之外治，本篇即以此标准而论述之。考《内经》治病，针灸为主而佐以砭、熨、浴、导引、按摩之术。仲景论治汤剂为主而佐以针灸、水浴、扑粉、导便、搐鼻、坐熏诸法。千金外台二书辑集外治诸方更为详备。清代有专以外治成书者，如蒋自了之《通医外治》、赵恕轩《串雅》之药外门，皆独立成卷，而吴尚先之外治医说（即"理论骈文"之初名），邹存淦之外治寿世方，则诸法大备矣。

诸外治法除针灸外，举其纲要不外两端，即①施术处所。②医治作用而已。施术处所可分两项言之，一曰利用自然之孔窍，如眼孔、鼻孔、尿道、粪道四孔窍是；二曰足以引起诱导作用者，如脚底心，手掌心之引起发炎、发热可以减少头部各官之血晕，胃部、脊部、腹部之引起发热可以减少腹部之内热是。

外治之医治作用，无非刺激作用而已。诸头部病如炎症、疼痛，胀痛等不论为目、为耳、为口、为咽、为喉皆有充血现象，斯时而能引起腿足部、腹部之充血，则头部充血现象可以立时减少而诸不快症状可以轻快，此其一，腹腔脏器之病变，遇有充血现象而功能亢进或疼痛或胀满或便秘或泄泻，或尿短或无尿或吐血或下血时共于脐部或胃部温罨或冷罨，则借此温热或寒凉之刺激，则内腔充血现象可以立消，诸因充血而引起之症状同时

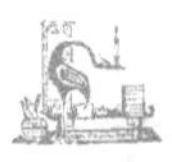

消失，此其二。体内炎症充血常可以传外皮肤，由发泡剂而引出，西医名此曰吊炎，如喉症则于颈部吊炎，鼻血于项后吊炎，此其三。

诸引赤发泡之结果而治病者，寒热亦得用之，中医法道常用水底泥田螺蟾蜍尸体，皆寒冷刺激之意，用吴茱萸、川椒、生姜、大蒜，即西医芥子泥之意，用巴豆、蓖麻子，斑蝥，毛茛，即西医发泡疗之意，总之皆引赤发泡，由上达下，由里达外之诱导疗法也。

利用自然孔窍以治病者，如用冰片（或姜汁）点眼法，前人曾用此治头风痢疾而发汗者，有搐鼻法，用瓜蒂研末搐鼻，令出黄水以治黄疸，呃忒，伤风者；有熏喉法以芳香祛风剂煎汤乘热张口吸入，以治干咳者；有乌梅擦牙以治口糜者；有蜜煎或猪胆汁纳入肛门以通大便者；有硫黄燃烧于瓮，臀坐瓮口以治痔疮者；有用刺激药作锭，纳入阴户引起子宫充血而催经者；有用猪脬胞装入小管以入尿道而通尿者；有用发泡药于桡骨上发泡以治疟症，黄疸者……皆利用自然孔窍之法也。

按：此篇可与《治法篇》一道参阅，前后辉映，为姐妹篇或为治法篇之续篇。二文俱说明外治法的重要意义和作用。近世医者多忽视此法，而坐堂应诊，唯以处方疏药为是务，使中医治术日趋简陋，因此需大声疾呼之！人体九窍给药，目前唯用口一窍而已，而八窍用药丢之一边，此不得不引起我医界重视也。临床如小儿之病，用外治方法收效颇佳，一易于治好，二用药简单，三小儿脏腑娇嫩，药物易起作用，而有些疑难重症用外治或内外兼治，亦可收到事半功倍之伟效。如急性黄疸肝炎，

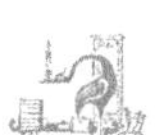

于列缺穴外敷毛茛发泡，可以迅速退黄，方法简单，既便于操作，又易为小儿所接受，这应该引起我们的重视。

(四)异治篇

下颚骨脱臼用喷嚏法，呃忒不已用奇妙姿势(伸欠俯仰均可)治，大便下利用利尿剂治，食已即吐用莫妙(大黄甘草二味)，小便不通用吐法治，阴挺脱肛用升法治，头痛目病用泻剂治，此《内经》"病在上取之下，病在左取之右"之义，喻嘉言谓："欲通南风先开北窗是也。"

按：异治，是别开生面，独具匠心的巧妙治法，医者至此，非有根底则不能也。此篇在中医理论的精思熟虑指导下，别出心裁，而治法运用，亦非是无原则的标新立异。

(五)痼毒治法

汤本求真谓："病毒沉痼不动者，无论其在腹在胸，必先用附子大黄汤，以松动其沉着之癖物。若其沉着于小腹内者，尤须用附子松动之，使病者能自觉沉痼癖物有翼翼之情形，然附子不仅能微动其病根，故又当用大黄，将其动摇之痼根而拔除之。"按此似言之成理，实则想当然之谈耳。

按：应用大黄附子治疗痼毒，当以辨证论治，杨氏言其"想当然之谈"恐是指不按辨证论治而言，如对症用之也何尝不可。景岳将人参、附子、熟地、大黄称为药中四维，并推人参、熟地为良相，大黄、附子为良将。汤本求真所谓用附子、大黄治其痼毒乃取将军勇猛之意也。

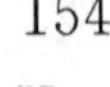

(六)不药为中医

《汉书·艺文志》称：有病不治，常得中医。曾国藩述其先世有病从不服药，俞曲园因之倡为废医论，仲尼对康子馈药，亦示未达不尝之说。此皆对医药效能持怀疑中态度者。夫药之与病，其有效作用非绝对者也。急性病方张之际，无术以扑灭之，慢性病进行之际，无药能消解之。遗传病之不易根治，职业病之无法医疗，皆为明白之事实，此前人所以持怀疑论也。夜盲、脚气、青腿牙疳等维他命缺乏症，与其药疗、不如食疗。精神反常、神经衰弱等病，与其服药，不如移念（观念转移之简称）。痞满嘈杂，消化不良等胃病，与其求医不如断食。千金方之消渴三忌（酒、色、气），便不服药亦可。窦汉卿亦谓痘诊诸症以不服药为上（见所著疮疡经验），此所谓不药为中医也。虽然病之治愈，固有待于自然之抵抗力，而宜治与不治，宜服药与不服药，非经医生诊断，不能知之，大如伤寒，固有不药自愈者，亦有非药不救者。小如伤风，固十九可以自愈，然有十分之一非药莫愈。且有浸淫而成不治，谓之不塞将成江河，世之沉疴痼疾，十九皆由小恙而成，皆由不药而成，医固可废乎哉？观曲园尺牍，其与友人讨论药物，讲求补养者屡屡也，故普通人应持非医莫治主义，庶无讳疾忌医，养痈遗患之忧。为医工者应守不药自愈主义，庶免摧残正气，代大匠斲之虑。

按："不药为中医"，以说明疾病自然之疗能，人体自身的抗病能力，能不药而愈，然非经医生明确证明，药与不药，亦难定论。医道甚广和颇深，能精确断症，待其自愈，此为上策；见微知著，防未杜渐亦为上策，仲景所谓："见肝之病，知肝传脾，当先实脾。"此之谓也。因此非药

之无效，乃在于正确认识疾病。杨氏在外治法中所述诸法，亦补充了这一点。

(七)妇人病治疗之原则

妇人病者经带、妊娠、分娩三项，足以含之。其月经不调者，除子宫实质病变，如肿瘤或子宫变形外，大抵皆由情绪激动而得，或由情绪激动，发为消化不良，为浑身胀痛，为神经过敏，为心悸亢进，浸淫日久，遂起血行变化，而成月经不调症也。或值月经正来，遇大惊恐而成月经异常症，由此而变为精神障碍，消化障碍，血行障碍也。孙思邈谓："女人嗜欲多于丈夫、感病倍于男子，加以慈意爱怔嫉妒忧恚染着坚牢，情不自抑，所以为病根深，疗之难瘥。"此因情绪缴动而发之病也，故治妇人诸病，自以安抚神经为第一招，葛洪肘后方谓："凡妇人诸病兼治忧恚，令宽其思虑，则无不愈。"兼治忧恚即安抚神经之意，故济生方谓："宜养血抑气。"澹寮方谓：当先抑阳助阴。医方集成谓：宜耗气以调其经。盖古人之气，即今称神经，气为阳而血为阴，抑阳即抑气，即安抚神经也。妇人良方谓：女子以肝为先天。古人之肝，亦今称神经者是，妇人病之安抚神经，乃徵诸古而可倍验之事而合理者，此香附、川芎、青皮、沉香、乌药、枳实、三棱等，苦辛开郁剂。所以为妇科常用品也，此其一。

妊娠中，大抵血行旺盛饮食加倍，呈功能亢进状态，古人称此为胎热，谓胎前宜凉，正指此也。一旦孕妇有病，足以引起妊娠之不安，医者遇此，自来用药有种种之垂戒，如各种毒剂、攻下剂、利尿剂，凡可以使肠与膀胱之不安宁者，皆所深忌。然《内经》有"重身毒之""有故

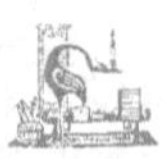

无殒”“衰其大半而止”之说，是毒剂非不可用，但视用其当耳。吴又可温疫论，论时疫妊娠用三承气曰：“结粪瘀秽肠胃间事也，胎附于背，胃肠之外子宫内事也，药先到胃，瘀热才通，胎气便得舒养，是以兴利除害于俄倾之间，何虑之有。”“有曰若腹痛如锥，腰痛如折，当欲堕未堕之际，服药亦未及矣，虽投承气，但可愈疾而全母。”张茂之曰：“仆屡医妊娠患伤寒结胸并杂病，所用药皆寻常孕妇之所忌者，而投之辄痊。”但治妊娠有必不可用者，如鸦片、砒剂等剧毒药，麝香、冰片、樟脑等刺戟药，桃仁、红花、川芎、益母草等收缩子宫药，凡此诸品，古人视为伤胎破血，悬为厉禁。王海藏云：“安胎之法有二，如母病以致胎动者，但疗母病则胎自安；如胎气不固，或有触动以致母病者，宜安胎则母病自愈。”此确论也“但疗母病则胎自安”。即内经有故无殒亦无殒也之说明。故治妊娠全身病者，除为先天非所急，如为胎病安胎为先，他非所急，为治疗妊娠之原则，此其二。

分娩之正常者，以整复子宫状态为急，古人不解内景，以为在去败血，实则胎盘剥离子宫自起收缩，则起块成痛，剥离必有伤痕，自必出血，而少量出血，经时流出，则必现紫色而成块。前人所说行瘀药者，均至此时用之，正为止血作用也，用适量药剂以助子宫收缩而止血，其时最宜少腹部保温，不然易起炎症。今之所谓产后十九系受寒得病，前人所谓：产后宜温；实有二义：一则保暖之意，二则亡血过多，产妇虚弱，以温药为宜也，然亦不可拘泥。世间多有血虚火旺，及肝热内蕴，或大便实闭者，温药万万不可用，清润万万不可少，此又治产后不

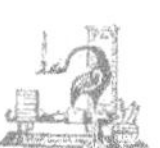

可不知者，此其三。

按：近世妇产科学，多以妇人之病为经、带、胎、产四者论之。杨氏分三项论说，将经带列为一项。经带实是相关，调经可以止带，止带又可调经，在具体运用上调经药中需顾带，问带之有无多寡，如带多经少的带止经自调，反之也然。因此前人医方很少将带病列为一项，其实临床带下病颇多，而常影响妇人之健康，而带下多为诸多妇科病之先兆症状，如带多腥臭，提示子宫内部炎症的存在，带夹脓血，淋沥不断需考虑肿瘤的可能，带下绵绵如蛋清，为虚损之明证，肾亏之特征。因此治带当列为妇科中重要一门。

(八)民间疗法三种

民间疗法常有不可思议者，兹述冷罨法治病之二三事。

1. 治黄疸肿胀案　吾乡治黄疸肿胀，有用草药和盐共捣如糊，放置脐眼中，外用布包束之，一昼夜间即利尿如流，滔滔不绝，不过两三日肿退疸去，余常取所谓草药者察之，则各不相同云，此一事也。

2. 治腹水案　富阳山村某妪，亲为余言：治鼓胀我有办法，法取雄鸡一只，割毙去毛破腹，除去腹内脏器洗净之，展开全鸡腹腔，覆于病人脐眼，不过八九时，鸡肉即发奇臭，即掷去之，约数小时，其人尿利如射，不可复止，一二日后腹胀全去，曾以此法治愈 3 人。又谓“田螺二个捣烂，加入麝香一分，放入脐中，布包束之，亦能使小水注出不绝。而治腹胀，亦曾试验有效”云，此又一事也。

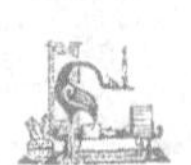

3. 治尿闭案　吾乡某君谓:“某戚某患尿闭证,诸法并用无效(其时尚无导尿之法),老医某谓可用田螺2枚捣烂,加入麝香少许,放脐上。试用之,尿即大通。”此又一事也。

上述三案,皆余亲见亲闻之事,而究其有效之故,则生药加盐捣糊也,田螺加麝香也,皆寒凉物也,殆为寒冷刺激由脐眼而使肠动加速,麝香窜入膀胱深部,则膀胱起收缩痉挛作用,则尿排出增多矣。然鸡肉覆脐何能取效乎?某妪并谓“曾用此法治小儿热惊风,立见热退惊停”云,真不可思议矣。

按:黄疸肿胀案所云草药杨氏未注明。补述如下供参考:天胡荽鲜草加盐适量,捣敷脐中,即有利尿退黄之功。

敷脐之法即谓脐疗,脐为神阙穴,内通气府。气府,王清任氏认为是元气之所,脐疗作用有调节经络脏腑,及通过药物的药理作用而达到治疗目的的。

民间疗法中挑刺法

民间疗法尚有难理解之挑刺法,兹述二三事如此。

1. 治目中起星案　此今人称为角膜炎,往往起2～3粒斑翳,有疼痛,有不疼痛。吾乡治此之法:以灯芯一支蘸油、燃火,将燃点触及病人耳沿,即发爆烈声。如此二三次,接续施之,目中斑翳,隔日全去,此余所亲见者也。

2. 治目中起星之又一案　治令病人去衣露背,细检背部肌肉中,凡有红点处,即以针刺入,挑断细白而韧之筋,待细红点一一挑毕,目中斑翳可以全去,此又余所亲

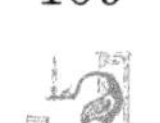

见者也。

3. 治反唇疔案　此病不治可以死人，吾乡治此者法检病者头部，见有红发即拔去，更细检发际，见有红筋即挑去，反唇可以立愈。此虽非余亲见，然为余亲闻之事也。

凡此所见所闻之事，若欲现代科学程度理解之，殆不可能谓非神妙乎。

按：挑刺法简便效验，民间多用之。目前有的医院，以治疗多种疾病，收效颇著。医者识此。治法运用可补汤药之不足。在针挑时需注意严格消毒，尽量避开血管，尤其是动脉血管，以挑起皮下组织纤维为好。

民间缓痛三法

按摩隋、唐间曾风行一时，今则只有小儿推拿矣。但民间于头痛、牙痛、眼痛及胸胁痛、腹痛等不可忍者，法于掌关节后寸脉部，以大指尽力推按而压迫之，往往3～4分钟其痛便解。如脐间大痛前法无效时，即于脐骨（足三阴交）用力按摩，亦收神效，惟在左治右，在右治左，余尝试之，奏效出人意料。若痛尚增加时，但有缓解一时之效，痛久将解用之，可以断根，此按摩术与经穴相合者，盖合移念与诱导作用于按摩术之间，故能奏效如此也。

按：杨氏所记民间缓痛按摩穴位法，颇有道理，一般书上亦未见记载，医者可照此运用，加以验证推广。

（九）朱子言灸丹田

“羸病之人，针药所不能及，及爇其丹田、气海，则气血萃于本根，而耳目手足利矣。”此朱子与胡藉溪书中语也。慢性病艾灸，每得奇功，盖其未久矣。

按："针泻灸补"为通则，丹田、气海，为人元气之所，慢性病，久病体弱者，灸丹田、气海、足三里，确有强壮身体，荟萃气血之根本。

（十）魏武之头痛自疗法

华佗刺魏武头风见杀，此中医受非法迫害之始。考魏志，其遗令谓"吾有头痛，自先著帻"，而御览 756 引云："孤有逆气病，常储水卧头，以钢器盛臭恶，前以银作小方器。人不解，谓孤喜银物，令以木作。"此犹今橡皮盛水袋贮盛凉水，冷罨头部，取快一时，盖魏武之头痛自疗法耳。

按：魏武即是曹操，在《华佗传》记述："曹操闻而召佗，常在左右，操积苦头风眩，佗针，随手而差。"可知曹操之头痛病系风痛，用针灸、冷敷可得一时之快。后因华佗不愿为曹操服务，"操累书呼之，犹不旨至，操大怒，竟杀之"。

（十一）乞医治病之例

晋王浑以平吴功封公，常有疾，上表，乞御医治病，为史所创见。为录其表，亦医林掌故也。表云"臣有气病，善夜发，服半夏汤或服汤不解、尚取针。前殿中医赵恭思纂，现给事在医署，纂能针，有方技。乞以纂名课考，称课医，给臣自疗治"云（文见御览）。

按：乞求皇上御医给晋王浑治气病一事，系浑前殿中医赵思恭（又名赵纂）之名义，招收具有御医诊疗技术的医生，文中称为"课医"，为浑治病。此事录之，说明君臣之分和君臣关系。

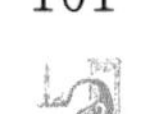

(十二)咽津叩齿之卫生法

相传自咽口津,足以生精;常自叩齿,足以固齿。但未闻用此二术可以却老者。千金方云:“魏武帝与皇甫隆令:闻卿年出百岁,而体力不衰,耳目聪明,颜色和悦,此盛事也,所服食,施行导引,可得闻乎?想可宓示封内。隆即上书对云:‘臣闻天地之性,惟人为贵,人之所贵,莫贵于生。唐荒无始,劫运无穷,人生其间,忽如电过,每一思此,罔然心热,生不再来,逝不可追,何不抑情养性,以自保惜。今四海垂定,太平无事之际,又须展才布德,当由万年,万年无穷,当由修进,道甚易知,但莫能行。臣常闻道人蒯京,年已178,而甚丁壮。言人当朝暮服食玉泉,琢齿,使人丁壮有颜色,去三虫而坚齿。玉泉者,口中津液也。朝旦未起,早漱津令满口,乃吞之。琢齿三七遍。如此者乃名炼精。’”(案仲长统昌言云:漱舌下泉咽之,名曰胎食,即漱津也。)

按:此为养生疗法,亦属气功范畴,此篇需与下篇《精神疗法》对勘。

(十三)精神疗法

以药治病,取效不过十五。其余非专求药治以外之法不可。余行医以来得知此中甘苦,盖病因有绝非药石所能治之者也。然既知非药可治,便当指导病人治疗之道,若针、若灸、若日光疗、若空气疗、若食物疗、若易地疗……方法不一,是在医者之酌情训导,医者若只知三指一按,药方一疏,即为已尽能事,此将何以对病人乎?况现代医学日新月异,苟知无法疗治,便当令人转求他医,盖人命至重,疾病至苦事也。以余经验所及,则中西

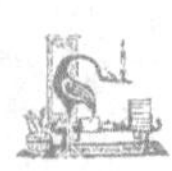

医束手之病，改用精神疗法，则十年陈病一旦失去者，是不可以不记。

余母中年得痼疾，胃部中间有块如盘，按之则硬而不痛，当情绪激动，即起伏不适，胃口如常，各种药治无效，遂归入乡村流行之同善社。社中有静坐法，吾母照法行之，不过年半，其块若失。今将七十岁矣，而康强胜昔，此一事也。堂兄某，患慢性支气管炎，当夜九时及晨六时，即咳嗽连声，声振四邻，极痛苦也。归入其社而习静坐，约两年以后，其证亦脱然消失，今年已六十七矣，比四十岁前患咳嗽时更精神百倍也。吾乡患沉疴入同善社习静坐者，病无不愈，此又一事也。

静坐法只须集中精神，收视返听，此心泰然，使全身血液受精神指挥，而运行于心所欲到之处，由头躯部先循环运行，次由躯部循环运行上下各肢部，如此习久，自然有一个热团发生而随心往来于各个部分，习静坐者自谓通体舒泰，不能形容也。

按：经云："精神内守，病安从来"静坐法即使精神内守，达到通体舒泰之目的，今之提倡气功疗法，即为其中一种。

气功起源于我国，古称导行、按跻、吐、纳等，其历史悠久，这从《行气王佩铭》等文物，《内经》、《老子》等古籍和先哲之记述中，可以得到反映，此法对健身治病，延年益寿，确有伟效，惜过去未被重视。

人的潜能客观存在，而气功每可激发之，故气功和超感应当结合研究。但有两点，似应注意，①气功决非万能，超感不可神化。"悉号三百岁"云云，未免夸大，而

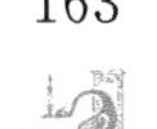

失实众不见信，故谈气功及超感时，切不可为某些人的猎奇心理，为求增加趣味性，而作添枝加叶的渲染。②“饮水中寒，几致殒命”“气功闭而不通良久乃苏。”这些记载，说明气功学得不得法，也有副作用。故欲推广气功，教、学双方，都须注意方法。然郤俭之术，子建试而证之，仍以为调笑而不信，说明凡为已有的知识束缚了自己之思想者，同拘于鬼神者一样，亦很难与言至德。而特异功能客观存在之所以迄今未能为许多人所相信，说明思想僵化乃科学发展之巨大惰性力。因此，要推广气功，研究超感发掘潜能，尚须加强宣教，解放思想，而子建式的那种主观唯心主义态度则必须加以反对。总之，只有用客观的实事求是的态度来倡导气功，发掘潜能，这门引人注目的科学才能成为20世纪末、现代科技园地中的一朵奇葩。否则，纵如晋唐两朝那样，虽能盛行一时，亦必将冷落如故，此历史之经验，是值得注意的。

（十四）论王孟英疗法

清代诸师，叶天士最为博大，自是而降，能独开一面，别创一格者，魏玉璜而外，惟王孟英先生。今浙北时医十九取法孟英，而孟英之发明何在？则无人能言其故矣，不揣冒昧，特申说以质高明。

孟英先生承天士余绪，但立治病宜利气机之说，顾何谓气机？何故利其气机便能治病？孟英自己亦茫然也，彼虽谓人生大自然间，得大气以生活，气机不利乃生疾病，而人之气机最要莫若肺。因肺主百脉，气本属肺，故气机利则百脉通，百脉通畅则病自愈。肺本娇脏药宜

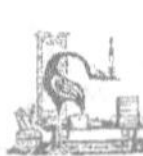

清轻云云，此种说法本系天士之说，考以今之生理与病理，则为凿孔裁须之谈，为向壁臆造之说，习科学者不能信从之也。故孟英利其气机之理论不必信，孟英之利其气机之药疗可以信，何也？因依孟英药疗，可以收效于倾刻故也。既其药疗有卓效，便当依其药疗分析研究之，则其理所在昭如日月，此本不应以孟英理论不当，而废其有效之药疗法也。究而明之，固我侪之责任也。

考孟英治病惯用之药，依其所著验案统计之，可分30组，兹列举如下：

气药：紫菀、白前；麦冬、石斛；前胡、牛蒡；竹叶、竹茹；花粉、贝母；滑石、通草；冬瓜皮、姜皮；杏仁、桔梗；芦根、茅根；沙参、麦冬。

以上十组，几于每方用之，或连用或单用，或连用三组，或连用四组以上。

血药（气血药）：元参、生地；白芍、丹皮；焦栀、条芩；黄柏、知母；银花、连翘；川连、乌梅；阿胶、鸡子黄；石膏、知母（气血）、旋覆花、枇杷叶（气血）；天冬、麦冬（气血）。以上十组，每方仅用一组或二组，但绝少用三组者。

杞子、元参（肾）；半夏、橘红（胃）；神曲、谷芽（胃）；扁豆、米仁（脾）；茯苓、白术（脾）；女贞子、旱莲草（肝肾）；川楝子、橘核（肝）；佛手片、玫瑰花（肝）；地栗、海蜇（润）；枣仁、茯神（心）。以上十组，每方只有一组，绝少用二组以上者。

除上述外，如地骨皮、归身、牡蛎、鳖甲、大黄、芒硝，诸品亦皆使用，然不如前30组之多用屡用者。

上述30组依药物作用言之，则孟英药物可得而言者为：①气分药多而血分药少，②润药多而燥药少，③和平药多而刺激药少，准此以谈，则孟英治病之依据得窥大半矣。

吾人疾病，不论其为全身性、局部性，必引起全身之不快症状，最见者为发热，为咽干口渴，为大小便不利，为身热无汗，为口腔以至胃肠黏膜之分泌减退症。清代诸师称之为“气机不利”、“气液不足”，其侵入呼吸器者有轻度气急与咳嗽；其侵入排泄器者有小便频数而短赤，大便积滞而闭结。其侵入消化器者有不食苔腻，胃呆无欲；其侵入神经系统者有头痛、骨痛、灼热不寐。凡此诸症，皆由病毒所引起故，为续发症。此种续发症，颇能困苦病人，扰乱精神，致病人抵抗力为之减退，若能扫除此类续发症，使病人减少痛苦，精神安宁，则自然抵抗力可以增加，抑制病毒之力可以增强，此对症疗法之最合理者。古代诸师精于此道，于是而有汗、吐、下、清诸法，以分别先后治疗之，仲景以六经为纲，即此意也。然今人体弱不及古人，遇急性热病往往诸症并起，单刀直入之剂，如仲景所使用者，每难适合，于是后代诸师往往诸法并用，以期侔获，其难收效，自然之势，孟英先生以独见之明，选用清润透发之品，制为复方，俾发汗、利尿、通便，祛痰、生津、和胃作用，同时并举，续发之不快症状得以减轻，其病自然向愈矣。前文所列举第一项十组药物，正具有此种作用，如紫菀、白前；杏仁、桔梗；前胡、牛蒡；则有祛痰止咳，发汗通便作用。如石斛、麦冬；沙参、芦根、茅根，则有生津解渴利尿作用。如滑石、通草，有利尿通便作用。如冬瓜皮、瓜蒌皮，有祛痰润滑作用。

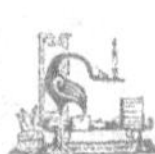

竹叶、竹茹，有发汗生津利尿作用，依前人之论法，此种利尿通便，能解渴祛痰生津作用，纯为气机作用，故孟英称此为“利其气机”、“清肃肺气”云云。由今言之，则发汗可以解热利尿通便可以清血毒，清胃肠、生津止渴为增加内脏细胞之活力及消化器官之恢复，如此则本病自然减退矣，且上举各药，不仅并不害胃，且生津解渴之品，常为热性病后恢复胃力之要药。

由此观之，孟英之“清肃肺气”者即发汗通便祛痰法也（古人谓：“肺主皮毛”故发汗属肺，又谓“肺和大肠相表里”，故通便亦属肺），实即清解血毒，清理肺胃法也。“利其气机”者，即利尿生津法也（古人认尿为气化，肺为化源，故利尿亦属肺，又口之津液古人认为胃力所生，肺热所化，故生津亦主气分），实即清解口腔喉头炎症法也。总之，以现代科学眼光论之，孟英疗法即对症疗法中避重就轻法，舍本逐末法，解除病源之续发症法，减少病人痛苦、恢复抵抗力法，故热病之持续性者用之得当，可奏良效于俄倾间。

然孟英理气疗法之药品可称何种作用乎？余以为应称益肺和胃排毒药，盖利尿、通便、发汗可以排毒而解毒，祛痰止咳有益于肺，生津解渴有益于胃，故名之益肺和胃排毒汤矣。总观孟英治案，其治急性热病及一部分慢性杂病，无不以益肺和胃排毒为主，而以前述第二项十组及第三项十组交互配合用之。

按：杨氏对王孟英治疗经验的总结是较全面和深入的。对于王氏的轻剂取胜，更有新见，王氏所谓“利其气机”的指导思想用药侧重于轻剂这方面，而且用于小伤

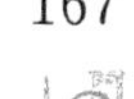

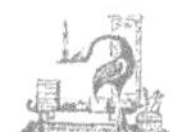

风、轻感冒则可，用于重病则非所宜，且往往贻误病情，以致难救。正如杨氏所言“避重就轻法，舍本逐末法”也，这是一个富有实践性的看法，读此文者不可不知。而其列述药对，在临床上有很好参考价值，值得读此文者备录之。

(十五)论魏玉璜疗法

玉璜先生以苦攻自学之精神，卒能成清代医界之一重镇，其自著医案，宣传其一贯煎之治验，可谓卓然成家矣。一贯煎者：生熟地、麦冬、沙参、杞子，川楝子、当归、白芍集合而成之复方也，其主要作用当为增进营养、改造营养，而其运用标准；①偏于阳衰者用归身、杞子、酒芍、参芪，②偏于阴亏者用生熟地、天冬、杞子、萸肉、花粉，③阴亏而兼津枯者，加石斛、麦冬，④阳衰而兼脾虚者，加苍术，⑤阴亏兼有肝火者，加丹皮、白芍或川连、乌梅，⑥阳衰而兼肾虚者，加破故纸、杜仲，⑦阴亏兼有肺火者，加贝母，竹茹；兼有心火者，加川连。其方法虽多，大多不外此，特拈出来以为初学者一助。

按：魏氏一贯煎，确为后世推崇和运用，对肝病治疗起着很好的作用。杨氏加以分析。可以参阅。然魏玉璜疗法非只一贯煎也，当以全面认识，否则如何自成一家矣！这个杨氏是有偏见的或此文为未完之稿。

(十六)熏蒸疗法

前人治热病无汗，用猛火烧地灼热后，即敷布桃叶于其上，而令病人仰卧，亦能汗出热解，此一法也。又有大缸盛水，猛火烧沸，水气上蒸时，即上置木板，使病人仰卧，亦能汗出热解，此又一法也，与今人蒸气疗法

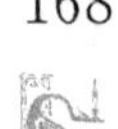

相同。

吾乡患目赤者，取黄连、桑叶浓煎成汤，放入碗中，俯首熏目，使蒸气入眼，亦有小效。鼻伤风者，亦用此法薰入鼻中，则鼻塞即通，此与西人吸入蒸气法治效相同。

患痔疮者，用缸盛水烧沸之，使病人裸臀坐缸口上，则蒸气上蒸，痛可立解。患尿闭者，令坐温汤中，尿利可以立通，凡此上述诸法，病家医家均不可不知也。

按：熏蒸法，取药物之治疗作用和熏蒸之气与热量的理疗作用，二者即化学作用和物理作用之结合，颇有推广价值。

（十七）脏器疗法

中医以动物脏器作为药疗已数千年矣，顾无专家为之研究，为之说明，以致积古相传，绝无进步，此可叹事也。观西人脏腑疗法之应用，不过数十年，而广大精微与日俱进，中医之宜科学研究，固急矣重矣！

以肺补肺，以肝补肝，以血补血之说，创之我国先民，习科学者，殊不信之，以为肝肺作饵食之馀，经消化而吸收入血中，运行全身，何能独补肝肺，此妄说也，然食肺补肺、食肝补肝，则为事实，今西医之脏器之剂，无论内服外注，皆可收其食肺补肺之效，其非妄说，可知先民之脏器疗法，固为臆测得之，今为反唇相讥，亦为臆猜而已。

中药脏器之最有卓效者，为牛黄、马宝之镇静解毒作用，为麝香之强心醒脑作用，为温肭脐之壮阳作用，为人胞之强壮作用，皆可以适量而取异常之卓效。其次则鱼胆之于眼病、猪肝猪血之于贫血、猪肺之于慢性咳嗽、野猪胃脏之于胃病，猪胆之于消化不良，羊肾之于补虚，皆收确当之治效，若夫白马通之治顽固性呕吐，秋石之返老还童，金汁之解热毒，此非西医所能梦见，而治效乃真切不移者也。

糖尿病可用动物胰子治之，此为西医所发明，中医书无此也，牛胃浸汁取用，以助消化（此与中医之用鸡内金同），精取内分泌腺体（肾上腺、甲状腺等），以治内分泌病，取牛羊睾丸以制赐保命（此与温肭脐同），则中医有所不知者矣。然而中医之同种脏器能补同种脏器之说，却因此而更证明如所云。

按：血肉有情之品，大多能填补精血，叶天士独有心得，运用自如，脏器疗法，多取动物血肉之品而以疗疾，大要言之，一是对应填补，如以肺补肺，以肝补肝；二是调补全身如胎盘、脑、骨、血等，近代医学取法于此，加以剂型改革制成，如脑宁、骨宁、肝宁、康得灵、大脑组织液、胎盘缉织液等新药，用以治病疗效甚著。

(十八)饮食疗法

生命之延续，赖乎营养之摄取，而营养物之摄取，全赖饮食物之供给，故饮食之或多或少、或宜或不宜，对于个体健康影响，至深且切。凡以保持健康，而研究饮食物者，古代谓之食医，近世谓之营养学。以分别饮食而研究疾病之宜忌者，古代谓之食疗，近世通称饮食疗法。

周官四医，食医为首，主掌饮食，谓："凡食齐（和也）（同视），春时羹齐胝，夏时酱齐胝……"后世如各种食经，太官食方，食医心鉴之类，见于通志艺文部者，有三十余种，此皆烹饪调味及营养学混合研究者，非本文所

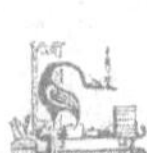

谓饮食疗法也。我国食物疗法，唐宋以后始有专著，大约分为食宜、宜禁、食断、食疗四项。食宜谓某种病只宜食某种物也；食禁谓某药重某病者，对某种食物应禁止也；食断前人称为辟谷，此唯见诸方士仙书，医工之傅涉多门者，亦尝言之，宋娄居中，撰食治通说一卷说："食治则身治。""儿本无疾，爱之者，害之也，如言儿下利，此为脾虚，乳食过伤所致，惟若节其乳食""吾曹盛壮时，日食二升米饭，犹不满欲，一日意中微不佳，则粒米不思向口。"其书已佚。尽见文书通考经书所引，殆主张断食疗病者也。至如唐孟詵之食疗本草；陈士良之食性本草；吴瑞之日用本草等，取日常饮食物可以供治病用者，分类研究，即食疗也。

语曰病从口入，李明之内外伤辨，亦以饮食劳倦，为内伤成因。饮食之与病，固如形影之不能离者，夫水能载舟，亦能覆舟，饮食亦然，益人亦能害人，不知医者，诚不足以言诊疗。而不知饮食作用，尤不足以言医药。

饮食有益于人体之故，近世生理学和营养学上，详载之言之矣，而饮食失宜，直接加害于健体或引起病体之加甚，欲详细言之，亦非区区所能尽，兹只取大端言之。

人体需要营养物之量有一定，故普通人之食量，亦有一定；若人体一旦而有病变，此营养之需要定量遂起变化，因而食欲亦起变化，或增或减或全不思食是也，其时不慎而照常饮食，消化器官之胃肠，因不克负担，而为胀为痛，甚则吐利交作，饮食物停滞肠胃过久，则腐败发酵，而变毒素，则刺激胃肠，不仅引起胀痛吐利而已，更

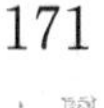
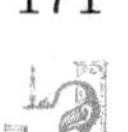

足引起自家中毒症，而发热谵妄，甚则痉挛（小儿常有之），此食物过多之害，吾人之常见者也。

大抵肠胃病者，饮食物宜液状，不宜固状；宜少量，不宜多量；宜温服，不宜冷服；宜和淡，不宜刺激；因胃肠有病，以不起胃肠疲劳为原则。固状则不宜消化，多量则不易容受，冷服则易起胃肠之不安，刺激则引起胃肠之亢奋而疲劳，皆于肠胃病有不利者也。

消耗病者，饮食物以充分供给为原，如消渴肺病三日疟，皆消耗病也，在消化力可能之下，无妨大量授之，然而有限制焉。肺病自始至终，以淡味为贵；而当发热时，对脂肪性食物，实所深忌；当咳嗽剧烈时，刺激性食物，实不大宜，消渴病之不宜淀粉与糖类盐类，三日疟之不宜寒凉食物，此为万分确实之事。

人体组织成分有一定，不能过多过少，若过多过少，即便成病。近世研究，碘缺乏之患瘿肿、铁缺乏之贫血、甲种维生素缺乏之夜盲，乙种维生素缺乏之脚气，丙种维生素缺乏之坏血病、骨质缺乏之佝偻病，因素林缺乏之消渴病，皆非补其缺不能治。至于脂肪过剩之肥胖病，血糖过分之消渴病，胃酸过多之消化不良症，水液不足之臌胀病，蛋白尿多之肾脏炎，皆非禁其所余不能治，此皆规定某饮食为主要疗法也。

皮肤病眼病淋病，及创伤病人之不宜刺激性食物；浮肿及结核性疡疮之不宜盐类；热病经过中之不宜与脂肪；口疾患病人，食物之不宜过凉过热过酸；癫病之生食主义，胃肠病发作时之断食，此外以饮食疗法为辅助疗法者（前人服药，有食前食后之规定，有药后服汤之规

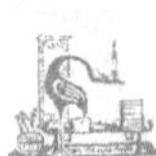

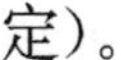

定）。

汉志有神农黄帝食忌七卷；宋志有神农食忌一卷，七录有黄帝杂饮食忌二卷；隋志有老子禁食经一卷；其书均佚。大抵记述饮食，对健体与病体之宜与不宜耳。

断食疗病，娄居中虽曾言之，而未得其详。近世某日人有断食疗病法一书，对医治胃肠病，甚有贡献，方士辟谷，志在求长生，非为治疗，更无足采。

近世论营养者，主血肉厚味，吾先人则主薄味自养，此似极相反者，然血肉能增加体重、骨味能清新精神，故肥满者多昏浊，清癯者每清明，嗜精厌粗者，常多痞满，蔬食自安者，胃肠常健康也。

按：杨氏论饮食疗法从食宜、食禁、食断、食疗，四方面加以阐述，尤其食禁食疗，详加论述，颇足临床参考。内容丰富，说理畅明，中西结合，于健康保健、治病防病均有一定指导价值，其文献引证，资足鉴用。

中国医学发源于饮食疗法，本草经以可久服者列为上品，周官以食医列为上首，皆为崇尚饮食疗法之证。盖可以使身体生长发展者为饮食，使身体发生变态者为药物，此其大体之异。然饮食既资取于动、植、矿三界，而药物所取亦不外是，其间严格之分别，固极难也。若谓药物有偏性，故有宜忌；不知饮食物亦有偏性，有宜忌；如淀粉质之于糖尿病，硬固食物之于胃病、脂肪之于肠病、刺激食物之于各种炎症，皆毒物也。反之，生食之于癞风，蛋白之于糖尿病，鲜菜之于便秘，刺激性食物于消化困难，皆有效药物也。饮食与药物之不易分辨，有如是者。

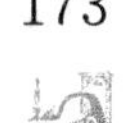

中国药物可以经常服用者，几占十分之九，既可久服，便与饮食物无异。然则虽谓中国药物，即为饮食疗法之变可也。惟近世称为饮食疗法者，则有三义：①根据营养价值。②依据病人需要。③服食与病人作用之估计，而为分辨其质，增减其量，升降其时而与之，以为治病之准则，与古人所谓节制饮食精粗，不可同日语矣。

自明薛己来，相率倡为稳健，而不使用毒剂，至叶天士而登峰造极矣。此辈深知医生为辅相自然之义，不肯与大病斗，观其处方，大抵取有营养价值，而同时又有或汗或利或下之作用者，非不得已不用峻药，其则所谓峻药，不过为麻黄、大黄、甘遂、附子等平常品耳。

按：此篇补前文而扩充之，前后可以互参或合成一篇。

(十九)古代之健身操

三国志华佗传云："广陵吴普、彭城樊阿，皆从佗学，佗语普曰：古人仙者为导引之事，熊颈鸱顾，引輓腰体，动诸关节，以求难老。吾有一术，名曰五禽之戏。一曰虎，二曰鹿，三曰熊，四曰猿，五曰鸟，亦以除疾，并利蹄足，以当导引……。普施行之，年九十余，耳聪目明，齿牙完坚。"后有易筋经，亦祖佗意为之，此我国健身之操也。

按：华佗五禽戏系健身之术，可以益寿延年，强壮身体，后世体操、武术之类多从此发展而来。

(二十)热因热用

内经有"热因热用"之文，此即西人称为顺势疗法者，疗肿热甚而用艾灸、鼻炎灼热而以椒塞，此皆热上加热，可以缩短愈期也。痈肿发赤而用温罨，或用南星、半夏捣糊外涂，使其更赤，皮肤脓疮迁延难愈，而煮食蕲蛇之肉，使脓疮更甚更多，皆能缩短愈期，此又热因热用也。李东垣谓："甘温能除大热。"伤寒论附子桃叶烧地蒸法以发汗，皆热因热用之谓也。

热因热用当然不可施诸一切热病。《伤寒论》所谓"一逆尚引日，更逆促命期"者，谓火热熏蒸不可漫用也，然则寒因寒用之禁亦可知矣。

内经又有通因通用之训，此张子和氏尝屡用之而收效者，如食饵中毒之下利，痢疾之下利，皆尚用泻剂下之而收速效。胃内容异常之呕吐，胃有寒因之呕吐，亦当用吐剂快吐之。妊娠恶阻无法止吐，亦得用吐剂取吐，皆可以收明效，此通因通用之义，即上述热因热用之谓，即顺势疗法也。

证候为健体抗病之作用，一切证候皆为抗病作用，医者若能知证候为由病理机转而为生理机转时，则可以言顺势疗法矣。可与言热因热用、通因通用矣。常见头痛发热之病人，用热布温罨，热痛即减，又用湿布冷罨，热痛亦减，热痛一也，而或冷或热皆能治愈者何也？盖热上加热，血运盛而风寒解，故能止痛。又血热遇冷，血管收缩，血压减退，神经不受压迫，故痛亦减也。

按：热因热用为治则之一，内经所谓"逆则正治"即为反治之法。求其因机亦是审症求因，按机用药，运用这种法则必须细察病证，不致以假乱真，所谓认证细致审察秋毫。杨氏此论，结合西医之顺势疗法，从另一个角度来扩充热因热用的意义，如临床急性扁桃体炎、疔

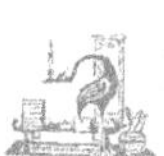

疮、腮腺炎用神灯灸，亦属此法，故近贤魏稼氏，提出“热症可灸论”即此之谓也。说明热症用热因治之，亦同样是中医的一个重要治则，运用之当，在于医者的精思熟虑至的。

(二十一)顺势疗法

19世纪之初，西医有哈纳门(Hahnemann)者，精于化学，因见健康人服鸡内金而发似疟之症状，即推论治疗系服用能发生与病症相同之药物而收效者，倡为《药病相似论》，与自来《药病对抗》之原理迥殊，名此谓顺势疗法，以为与古来之对抗疗法相别，哈纳门用药主微量，遂遭各方攻击之。按哈纳门药病相似说，是否真理，尚有待于研究，而顺势疗法则内经屡论及之，如热因热用，寒因寒用也，如顺者顺治，逆者逆治也，皆顺势疗法之谓。且各种证候，皆为自然治愈之现象，顺势疗法者，即辅助自然之义，是不特合理且合势也。无力性咳嗽，用兴奋剂即愈；奄奄蝶蝶之疟疾，用强壮剂即愈；虚性发热，用发热剂即愈，皆顺势疗法之谓也。

按：杨氏此文为上文之续篇，以西医的顺势疗法加以分析论述中医的“从顺”即反治法也。所谓顺势当为顺应证候而施治的法则，从病机角度来说明何为逆治或正治。“至虚有盛候，大实有羸状”这就是一种假象，透过现象看到本质，这样从治疗法上说是顺势法；从治病求本来说，仍是治本之法。如脾虚泄泻，脘腹胀满，纳食不香，用健脾益气之品用之则愈，用消导耗气之品反害。又如虚性发热，需滋阴益气，热才除，如一味清热解毒反致为害。此前人古籍皆有明训，复不赘述。

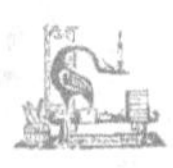

(二十二)论解热

我国发汗解热诸剂,药物平和,非如西人之药有剧毒可比。然浅人不察,见发汗解热后,现种种症状,以为药误,如时人以发白瘖归咎于石斛,其例也。其实病人解热以后,绝不现诸障碍者甚少,盖体质不同故也。

大发汗,人多以为解毒必具之作用,然发汗实非解热必要之事。盖有汗出有热更盛者,但热性大抵发汗与体温下降关系主重。

战汗者,为解热前之恶寒战栗也,此于药效速发时见之,与药误无关。

皮肤发疹者亦解毒之副作用,多现于口唇边,如斑似麻,此为血管神经之障碍,皮肤血管为之扩张故也,为自然解热作用,不关药误耳。

水肿者解热后常见之,多为代谢或心脏之疾病,也不关药误。

按:解表发汗,是中医治疗外感表证之常法,通过发汗则热解。《内经》所谓"体若燔炭,汗出而散"是也。

许多疾病往往起于外感,若误治或失治,或不解传变则变证百出,此非解热之故也。若单纯之感冒(伤风)之类则热解而病复,然亦往往留有纳呆、咳嗽之后患,因此非为解热之故。高热伤阴劫液,持续不退,易使人体虚损,因此解热为治病之上策,解热之法种种,有通腑退热、和解退热……仲景《伤寒论》详有论述,后世温热病家治疗亦有发明,惟内伤发热最为棘手,故解热为医者必识之一法。

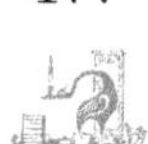

(二十三)补睛之手术

西医手术固极精妙,然除用显微镜外,中外医士,大抵不甚相远,如补睛珠,亦其一也,清·张尚瑗石里杂志云:"杭州张存幼损一目,后遇巧匠为安一磁睛,障蔽于工,人不能辨其伪,五邑吴燕勒先生目偏盲,崇祯间……亦命工以伪睛置眼胞中,人视之云炯然双眸,但微有动定之别,一日晤县君茗谈,伪睛忽堕茶瓯中,声锵然,里中传以为笑。"是补睛术之由来矣。

按:补睛即装配义眼,非称手术补睛也。

(二十四)看护

看护和治疗,关系至切,以理想言,应有特种设备,而吾国除道商大埠外,皆无为疗养而设之医院。人而患病,无不以家自赖,则家人看护之法,宜普遍知矣。明·吕新吾,论此颇详,其言曰:

侍疾之道,在病室时,动静宜慎,无喷嚏,无咳咯,无履声,无衣声,无安置器物之声,无喘息之声;增减被服,无令知觉,疾之轻重省而勿问,候而勿请,亟问非孝子也;不欲食,无强食,偶欲食,无多食;仰食咽曲纳以匕,侧食颐解承以盂,多则难下宁少;可悲可怒可忧思可厌之事,即急勿以告;寐勿呼,安勿动,误勿正,欲勿违;迎医者,拜而敬礼之,检方配剂,煎药必亲,医勿骤易,药勿杂更,病者自问状,言减不言增,言轻不言重。

按:看护即今之护理。说明除明确诊断、治疗外,仔细护理是很重要的,目前中医重治而轻护,往往影响治疗。程钟龄《医学心悟》中首篇详有论述,可参考。

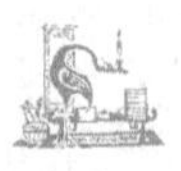

(二十五)伤寒禁食问题

患伤寒者禁与食饵,此为中西医共信共遵之原则。西医之言曰,伤寒为肠热病,食饵入肠,必增进肠之蠕动,而症必甚,且肠热病者,消化吸收机能两者皆减退,食饵入肠,将以不消化不吸收而变异常,因刺激肠内膜之结果,足以引起肠热之加甚。中医之言曰,伤寒之症状为温与热,食饵入肠,足以增加温热之郁滞,故有食复之名。凡此两说,皆持有效言成理者,俗有饿不死伤寒症之语。因而对本病患者,一切在禁与之律,以余经验殆不然之。盖伤寒当发作时,病人本不思食,虽强与亦不欲食也,及身热渐退,舌苔较薄,胃肠内容清解,湿毒转化之机,正肠热减退,生理成转亢进之时,当此而与流动滋养之食饵,不仅补充营养,鼓舞生机,且足以增进病所治愈之机转,但不当过分给与者耳。余临诊以来,绝不持禁食主义,依"临病人问所便"之说,能食则与,不能食即不得与,无分初中末期也,江应宿医案有与余主张相印者,兹录如下:

万历十六年,南部大疫,死者甚众,余寓鸡鸣寺,主僧患疫十余日,更数医皆云禁饮食,虽米饭不容下咽,病者饥甚,哀困索食。余曰夺食则忽,虽有是说,此指内伤饮食者言耳,谚云:"饿不死伤寒。"乃热邪不杀正,虽不能食,亦不致死,经云:"安谷则昌。"况病夹内伤不足之症,禁食不与是虚其虚,安得不死?强与稀粥,但不使充量,进补中益气汤而愈。若此类者甚众,余未尝禁饮食而活者不少。

曾忆十五年前,徐州霍乱流行,其地某医院,收聚霍

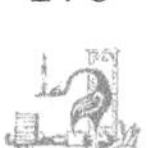

乱患者治疗之，依法不得饮水，当时病人，均口渴思饮，虽大量注射生理盐水，而渴如故，夜间病人不耐渴，而自取冷水饮之者无不愈，服众医禁不敢取饮者无不死，夫霍乱尝如此，况其他哉？此“临病人问所便”之经说，所以卓越千古也。

按：治病贵于智圆，灵活运用前贤之经验，顺各病人之若欲，顺病人之所便，导病人之所苦，内经早有明训。然病人必竟是以不懂医理者多，而以欲速愈者众，贪图一时之快者亦不少，故医者不能不有一定之禁规。

病程日久，病家平素喜爱之物，索然而取之，这时有病欲愈之象，不可强行禁之，当以“临病人问所便”而行之。

(二十六)古代外科手术

补治兔唇，今人视为西医专技，不知古人已能之矣！晋书魏泳之传：泳之字长道，任城人也，……生而兔缺之，年十八，闻荆州刺史殷仲堪帐下有名医能疗之，贫无行装，谓家人曰：“残丑如此，何用活为。”逐斋数斛米而上，以投仲堪。既至，造门自通，仲堪与语，嘉其盛意，召医视之。医曰：“可割而补之，但须百日进粥不得笑语。”泳之曰：“半生不语而有半生亦当疗之，况百日耶！”仲堪于是处之别屋，令医善疗之，泳之遂闭口不语，唯食薄粥，其厉其如此，及差，仲堪厚资送之。其割治禁忌与西人治法固同也（按：疡医大全有补唇详法）。

刳腹术，史传所记惟有华佗，然大唐新语：“安全藏为太常工人时庸宗为皇嗣，或有诬告皇嗣潜有异谋者，则天令来俊臣按之左右，不胜楚毒，皆欲自诬，唯金藏大

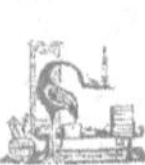

呼谓俊臣曰:“公既不信金藏言,唯剖心以明皇嗣不反,即引佩刀自其五藏皆出,流血被地,气遂绝,则天闻,舁入宫中,遣医人却内五脏,以桑白皮缝之,付药,经夜乃苏。”其事大类曰人切腹而能缝治愈之,亦足重也。

按:古代外科手术二则,一为补兔唇;二为剖腹缝合术。生动具体,资作历史文献。

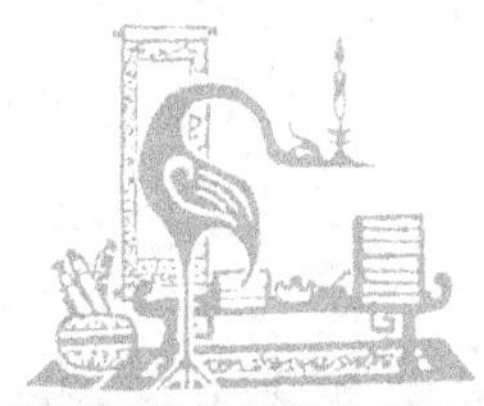

四、阐　方

(一)方剂学

方剂者,医师诊病后择药配合以治病者也。古代哲人之治病也,大抵一症一药,有是症即用是药。症有主客轻重之异,药有君臣佐使之分。主症重症则用君药治之,君力不足则佐使之;副症兼证则用臣药治之,臣力不足又可用佐使之。盖力大之谓君(张元素说),主病之谓君(内经说),上品之谓君(弘景说),故君药惟一。臣与佐使可二可三,乃至可九,或协同君药之作用,或拮抗君药之副作用,以拔病本,以消疾苦。李时珍曰"当用相须相使者良",协同作用之谓也。"勿用相恶相反者。若有毒宜制,可用相畏相杀者",此拮抗作用之谓也。二者皆君臣佐使之道也。

岐伯曰:"气有多少,病有盛衰,治有缓急,方有大小……症有远近……近者奇之,远者偶之。"后人据以立七方之目。夫"病无兼症,邪气专一,可一、二味治"(张从正),小方是也;"病多兼症而邪不一"(张从正),宜合多药,大方是也;凡"甘以缓之","众药相制,不得各骋",

"无毒治病","气味俱薄","丸以缓之"此五者皆缓方也。凡"急攻","汤散荡涤","毒药","气味俱厚"皆急方也。单方者奇方也;"古之合方"偶方是也;"二方三方及数方相合","本方之外别加余药"(张从正),复方是也,以上从方剂形式而立名者也。

从方之效能为主而分类者,则有徐之才之十剂,分述如下:

一曰宣剂,之才曰:"宣可去壅,生姜橘皮之属是也。"李时珍曰:"壅者塞也,宣者布也散也。郁塞之病,不升不降,传化失常……必药以宣布敷散之……不独涌泄为宜也。是以气郁有余,则有香附、抚芎……以开之。不足则补中益气以运之。火郁微者则山栀、青黛以散之,甚则升阳解肌以发之。湿郁则苍术、白芷以燥之,甚则风药以胜之。痰郁微则南星、橘皮之品化之,甚则瓜蒂、藜芦……以涌之。血郁微则桃仁、红花以行之,甚则或吐或利以逐之,食郁微则山楂、神曲以消之,甚则上涌下利以去之,皆宣剂也。"

二曰通剂,之才曰:"通可去滞,通草、防己之属是也。"张从正曰:"前后不得溲便,宜木通、海金砂、琥珀,大黄之属通之。"时珍曰:"湿热之邪,留于气分而为痈、痹、癃闭者,宜淡味之药上助肺气下降,通其小便而泄气中之滞,木通、猪苓之属是也。湿热之邪,留于血分而为痛痹肿注、二便不通者,宜苦寒之药,下行通其前后,而泄血中之滞,防己之属是也。"

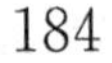

三曰补剂,之才曰:"补可去弱,人参羊肉之属是也。"时珍曰:"……虚者补其母。生姜之辛补肝,炒盐之

咸补心，甘草之甘补脾，五味子之酸补肺，黄柏之苦补肾。又如茯神之补心气，生地之补心血；人参之补脾气，白芍之补脾血；黄芪之补肺气，阿胶之补肺血；杜仲之补肾气，熟地黄之补肾血；芎䓖之补肝气，当归之补肝血之类，皆补剂也。”

四曰泄剂，之才曰：“泄可去闭，葶苈大黄之属是也。”东垣曰：“葶苈泄气闭，利小便。大黄泄血闭，利大便。”时珍曰：“肝实泻以芍药之酸，心实泻以甘草之甘，脾实泻以黄连之苦，肺实泻以石膏（桑白皮）之辛，肾实泻以泽泻之咸。”

五曰轻剂，之才曰：“轻可去实（闭），麻黄葛根之属是也。”即轻扬之剂，解表发汗也。

六曰重剂，之才曰：“重可去怯，磁石铁粉之属是也。”时珍曰：“重剂凡四，有惊而气乱……如丧神守者，有怒则气逆……病狂善怒者，并铁粉、雄黄之类以平其脏（按二药可商）；有多惊健忘迷惑不宁者，宜硃砂、紫石英之属以镇其心；有气下情志失守，如人将捕者，宜磁石、沉香之属以安其肾，大抵重剂压浮火而坠痰涎，不独治怯也（按其言可商）。故诸风掉眩及惊痫痰喘之病，吐逆不止，及反胃之类，皆浮火痰涎为害（按可信一半），俱宜重剂以坠之。”

七曰滑剂，之才曰：“滑可去著，冬葵子、榆白皮之属是也。”从正曰：“大便燥结，宜麻仁、郁李仁之属。小便淋沥宜葵子、滑石之属。”时珍曰：“精窍涩者，黄柏、葵花之属，胞胎涩者，冬葵子、王不留行之属；引痰涎自小便去，半夏、茯苓之属；引疮毒自小便去，五叶藤、萱草根之

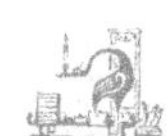

属，皆滑剂也。”

八曰涩剂，之才曰：“涩可去脱，牡蛎，龙骨之属是也。”从正曰：“寝汗不禁，以麻黄根、防风，滑泄不已，以豆蔻、枯矾、木贼、罂粟壳；喘嗽上气，以乌梅、诃子，……皆宜先攻病本而后收之。”时珍曰：“牡蛎、龙骨、海螵蛸、五倍子、五味子、乌梅、榴皮、诃子、莲房、棕炭、赤石脂、麻黄根皆涩药也。气脱兼加气药，血脱兼血药气药，气者血之帅也。脱阳脱阴，非涩所能收也。”又云：“气脱加参芪，血脱兼归地，精脱兼龟鹿胶。”

九曰燥剂，之才曰：“燥可去湿，桑白皮、赤小豆之属是也。”时珍曰：“风药可以胜湿，燥药可以除湿，淡药可以渗湿，泄小便可以引湿，利大便可以逐湿，吐痰涎可以祛湿。湿而有热，苦寒之剂燥之。湿而有寒，辛热之剂燥之。不独桑白皮、赤小豆也，湿者则燥，故谓之燥。”

十曰湿剂（按：即润剂），之才曰：“湿可去枯，白石英、紫石英之属是也（按：二者非润药）。”时珍曰：“上燥则渴，下燥则结，筋燥则强，皮燥则揭，肉燥则裂，骨燥则枯，肺燥则痿，肾燥则消，凡麻仁、阿胶、膏润之属，皆润剂也。养血则地黄、当归，生津则麦冬、五味、栝蒌根，益精则苁蓉、枸杞。”

比十剂分析更详者，有汪昂之医方集解，共一十八剂。

一曰补养剂，其滋阴以六味地黄丸为主方，补气以四君子为主方或补中益气为主方，神经衰弱以归脾汤为主方，生津以生脉散为主方，益精以天真丸为主方，增进营养以人参养荣汤为主方。

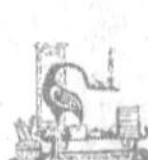

二曰发表剂，辛温重剂以麻黄汤为主方，辛凉轻剂以葱豉汤、茶调散为主方，辛温平剂以诸败毒散为主方。

三曰涌吐剂，以瓜蒂散、稀涎散为主方。

四曰攻里剂，荡实以大承气汤为主方，攻瘀以桃仁承气汤为主，逐痰涎以十枣汤为主，导滞以枳实导滞丸为主，润肠以蜜煎导为主，温下以备急丸为主。

五曰和解剂，经病虚热以小柴胡为主方，实热以逍遥散为主方，腑病虚寒以温胆汤为主方，实寒以六和汤为主方。

六曰表里（双解）剂，表里并解以大柴胡汤为主方，表重于里以防风通圣散为主方，里重于表以葛根芩连汤为主方，气血双解以三黄石膏汤为主方，补泻汗利兼施以东垣麻黄白术汤为主方。

七曰理气剂，降气以苏子降气汤为主，理气以七气汤为主，止逆以丁香柿蒂汤为主，开气以四磨饮为主，理气补虚以补中益气汤为主方，解郁以越鞠丸为主。

八曰理血剂，理血以四物为主，补血以当归补血汤为主，热证吐血以犀角地黄汤为主，虚寒出血以归脾汤为主，攻瘀血以桃仁承气汤为主，攻干血以抵当为主，肠出血以槐花散为主，痔血以秦艽白术丸为主，淋血以小蓟饮子为主，下利脓血以芍药汤为主，咯血以清咽太平丸为主。

九曰祛风剂，寒症以小续命为主方，燥热以地黄饮子为主方，去痰以三生饮为主，小儿慢惊风以沉香天麻丸为主。

十曰祛寒剂，胃寒消化吸收不良以理中汤为主方，

厥冷脉沉以四逆汤为主,虚寒以建中汤为主方,寒疝以橘核丸为主。

十一曰清暑剂,清暑以香薷饮为主方,清暑止渴以竹叶石膏汤为主,清热利湿以六一散为主。

十二曰利湿剂,以五苓散为主方,逐湿以舟车丸为主方。

十三曰润燥剂,活血润燥生津以琼玉膏、炙甘草汤、麦门冬汤为主方。

十四曰泻火剂,血热以黄连解毒为主,气热以白虎汤为主,三焦热以凉膈散为主。

十五曰消痰剂,消痰以二陈汤为主方,除饮以苓桂术甘汤为主,逐痰以控涎为主方,风痰以青州白丸子为主。

十六曰消导剂,以平胃散、枳术丸为主方。

十七曰收涩剂,止利以桃花汤为主方,止阴虚盗汗以当归六黄汤为主方,止阳虚自汗以牡蛎散为主方,遗精以茯菟丹为主方。

十八曰杀虫剂,以乌梅丸、化虫丸、獭肝丸为主方。

上述为内经之七方,徐氏之十剂,汪氏之十八剂,由简而繁,由略而详,此固进步之征验。若以近世眼光论之,实应分析更细。

按:杨则民先生于方剂学有一定研究,曾有专著《方剂学通论》(石印本)此文对《内经》七方,徐之才之十剂,及汪氏十八类加以分析。所著的《方剂学通论》以西医学说命名进行中西结合论述,待有条件当将其此著予以系统整理,从全书看于临床颇有参考价值。拙作“杨则

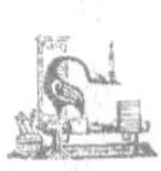

民先生和他的学术思想”一文(见《浙江中医杂志》1981年第7期)已有提及。

(二)古方与今方

200年前,日人吉益东洞善使经方,薄后世方不屑用之,相习成风,称古方学派、非仲景方不使用,此风气今已衰。如汤本求真,其殆硕果仅存乎。自汤本氏皇汉医学译为中文后,我国医工和之,时有一偏之见,如陆渊雷之徒尤刁巧者也(在昔陈念祖辈亦高倡使用经方,其选用后世方,名《医学从众录》甚表不得已之心),吾意大不然之。夫经方效用确实,诚后世所不及,然仲景殁后,千七百余年矣,中间贤智代兴,复加以西来之方剂,其效用确实与仲景方比美,或补其所缺者不胜举例,以视古方学派之附加方合并方者,优劣不可以道理计。且伤寒、金匮,为方不过百六十余,若去其附加方合并方类似方,而有独立面目者不过三十余方(徐大椿类方只分十七种)。吾人欲以区区三十余方加减出入,以应万病,不其捉襟见肘乎?丹波元坚有伤寒广要之作,尤在泾有金匮翼之纂,皆见仲景方少不足供临床应用也,通人之见,自是非凡。

按:古方与今方,亦有经方与时方之别称。古今有别,不能拘一,古方活法应用,即谓古为今用,如泥古不化,则古方不能治今病。须知时代变迁,地土方宜之异,医药亦当前进,故须辨证地对待,杨氏此论颇为中肯。

(三)论健胃药

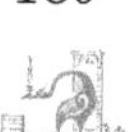

中医治病,于益胃健胃醒胃之际,殆兢兢焉。诸用药中,无不以胃为主眼,而病之治与不治,亦以胃气与否

为断。其健胃药可分四类，述要如下：

一曰芳香健胃剂，陈皮、橙皮、木香、厚朴、枳实之属是也。

二曰辛辣健胃剂，豆蔻、砂仁、生姜之属是也。

三曰苦味健胃剂，此为古人所讳言，言苦味能败胃也。然陈皮、木香、豆蔻、砂仁、神曲诸药，其味皆苦，而苦味健胃又是事实，如大黄、黄连、胆草，昔人视为大寒大苦之品，外医用其少量，作健胃用，为效良多，可证也。

四曰甘淡健胃剂，如人参、茯苓、麦芽、谷芽、扁豆、米仁、山药、麦冬之属是也。

（一）、（二）、（三）诸品，于口腔能刺激知觉神经使其知味，反射性地使唾液分泌旺盛。于胃使胃液分泌旺盛，于肠能刺激肠壁使胰液、肠液分泌增加，总之足以使消化迅速，且有适度之制酵作用及亢进肠蠕动，使肠内气体得以排泄也。

故凡消化不良，如饱闷、停食、嗳腐、肠鸣、腹胀诸症，用芳香辛辣得以奏效者，以具有刺激黏膜，亢进肠蠕动，排泄气体之功故也。观古人处方，每用芳香健胃诸药加入其间，所以促使药之易于吸收也。昧者不察，以此类药物视作消导，以为与补剂同服，则一消一补等于不药，实不明古人之理矣。又古人下剂如大小承气皆加用枳朴等，盖亦用以促进肠蠕而助长下剂之效也。

考古人用上述（一）（二）诸品，除胃目的之外，尚有应用于下利、腹痛、疝痛、胃痉挛而痛者。盖芳香诸品，含挥发油，而挥发油用其适量可止下利，又挥发油能将挛缩之平滑肌使之弛缓，此为西人药物学上所论述者。

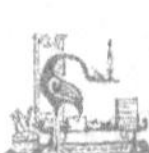

观古人治下利主用香燥药，实即豆蔻、砂仁、木香、厚朴等诸健胃芳香药也。此外，如治腹痛、疝痛用姜、枳、朴、蔻及茴香、吴萸、肉桂等皆具有挥发油者也。

甘淡健胃者，宜于胃液减少，或胃功能弱不任刺激时用之。大抵营养与消化功能并衰时，为适用者。

叶天士脾胃分治，主脾用刚燥，胃用柔润，脾宜升，胃宜降，徐大椿誉为千古卓见。以今论之，则治脾药可于(一)、(二)、(三)诸品中伍用二术，治胃以甘淡用之，难伍二术，换言之，营养如常而消化不良者用(一)、(二)、(三)诸品，营养与消化并时不良者，用甘淡益胃，如是而已。

按：自《内经》始，脾胃多为混称，东垣著《脾胃论》亦混称，实质上脾、胃关系甚为密切，健胃药也有健脾之功，健脾药亦有开胃之效。杨氏所列健胃药四类，实是通治脾胃之剂。叶天士明确指出了脾与胃的区别，于临床有一定指导意义，然脾胃多为一体而论；但注意脾胃各自特殊性，细加分析用药则更为确切。

此文用西医学说加以论述健胃药的作用，足以令人开拓眼界。

(四)论刺激剂

时医以审症不切，病理不晰，草率禁用刺激之药，但取效平淡之品。夫使平淡而能疗疾，固为最高理想。然药者毒也，能疗病者究以剧药为多，平淡诸味，不过佐以补养而已。时医不明此义，对古人发明之有效药物，认为大毒，摒而不用，或列诸外科方药中，或视同海上神方，或一制再制使有效成分全失，仅存不起作用之渣滓

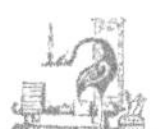

（如附子半夏之属），故凡本草所载有作用药物，几乎完全摒弃，此医道之所以日荒也。

松脂、松节油、白芥子、辣芥子、番椒诸含有挥发油而富有刺激性之药及生乌头、南星、附子、皂荚、半夏、斑蝥、芫青、巴豆等诸刺激而能使皮肤发赤等药品，时医均不敢用。夫毒药慎用，固治者应有之心理，至摒而不用，坐令良药高阁，病者缠绵，此岂医道也。

诸皮肤刺激用品，自以外治为宜，如风寒湿痹及神经痛，用刺激药使起炎症，往往轻快，此为民间习用之法，如失神虚脱等，用之能刺激脑神经而恢复其正常机能。古人治卒死用刺激药搐鼻以取嚏，盖使兴奋呼吸中枢与血管中枢也。治热厥闭证，民间用大蓼烧酒摩擦四肢，往往而愈。盖皮肤受剧烈刺激，则皮肤血管扩张而温度上升，肢厥可复，内闭之热可发，而脑因皮肤刺激而机能回复，如此则肢温热减意识如旧矣。

刺激剂外用，能使皮肤发赤发疱，随使用时间之长短与药之多少，强弱程度而异。其所以发赤发疱，原因由于局部充血，惟血液有杀菌之力，充血则其力更大，医者故利用之以治病，对于诸慢性炎症用之更效，如艾灸、火针以及铃医之吸管郁血治法，皆同此理也。

作诱导目的用者，如喉痧则用之于颈项以郁血，脑充血则用之下部以降血，肋痛、胸痛、胃痛、疝痛……，用于痛处外部以导血外出皆刺激剂之用法也。

按：经云："毒药攻邪，五谷为养。"病邪需用毒药攻击之，如同用兵一样；否则轻描淡写地用药不及病所，不但无功反致人体调节失衡。近世医家确是少用毒药，如

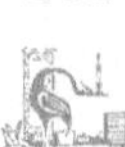

水蛭一药，有人视如虎狼药，不敢用，但从仲景经验及目前我们应用体会，不但无毒，用之得法，效若桴鼓。中医需要发展、提高，在毒药、禁药上需下工夫研究以广应用。

（五）论下剂

用下剂之目的，盖有六端，第一以攻便秘；第二以排除肠内腐败发酵物；第三以诱导目的，如用于脑出血、脑膜炎、脑脊髓炎等之炎症与充血，外现实热而上部充血之象可以用之，使腹腔脏器充血，则远膈脏器血量减少，而炎症充血自愈也；第四可以促进炎症渗出物之吸收，如大陷胸症，十枣汤症是也；第五以减少身体之水分，以治水肿；第六用以调经，因腹腔受刺激而充血、甚则骨盆亦引起充血，当归芦荟丸、大黄牡丹皮汤、桃仁承气汤治月经不调或不通，实此理也。但下剂足以妨害营养品之吸收，且因此而至骨盆充血以致有月经过多或坠胎之患。因腹腔充血而易引脑贫血及虚脱之患，故用之不可不慎也。

下剂最有力者为大黄与巴豆，巴豆古人主张去油用霜，外医主用油，谓其霜有剧毒，难用，若煎服则其霜之毒性分解而失去。大黄据外医谓有胶样物质，其熟者泻下力微，殆其胶质已被分解，失效力软。

下剂之药不止数十种，如甘遂、芫花、牵牛子、芦荟、水银、硫黄、芒硝等皆有泻下之力。近人好用番泻叶，又名先那叶，依余岩药物所述，谓系狭山扁豆之叶，泻下之力比大黄强，用2.0～4.0克经三四小时，必微有腹痛肠鸣而下利，其刺激较少，肠与骨盆不起充血，较一般下剂

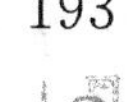

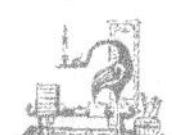

之副作用甚少，故应用颇广。又云习惯性便秘宜用先那叶（即番泻叶），大黄含鞣酸，便秘用之易续发之。据此，虚人贫血、妇女便秘当用下剂时，以先那叶为上品，无怪近人用之者多也。

按：下剂的运用，杨氏所述六端，说理颇为通晓易懂，所列的方剂亦较妥贴，知其理，才能运用有则，其列番泻叶为无上妙品，其实不然，目前少用。而大黄却为泻药中之良品，广治各种疾病，大黄量少后下则泻力强，量大而屡用效力反而减弱；大黄有通经活血之功，有凉血止血之伟效，近吞用大黄粉 3～5 克治热实型胃出血、消化道出血效果达 90％以上。因此大黄为泻药中之妙品，名不虚传。大黄有将军之称，在疗效上有将军之力，而价廉易得药源丰富。

（六）应下剂

应用下剂不外五义：①以排水目的用之，如十枣汤之类。②以排宿粪目的用之，如脾约丸、枳实导滞丸之类。③以清热目的用之，如黄连泻心、黄连解毒汤之类。④以祛瘀目的用之，如抵当汤、桃仁承气汤之类。⑤以迅速排毒目的用之，如备急丸、紫圆之类。但下剂应用，应视症状而定用药。如求软下，宜麻仁，用中量六钱，约 9 小时有效。欲求缓下，宜元明粉，用四钱，约 6 小时有效（已有便意，2 小时已足）。大黄亦缓下剂也，生打大黄水浸少煮，不过 5 小时可以奏效。番泻叶三钱，不出四小时有效。芫花、甘遂、大戟合用约七分许，不出 3 小时有效。此仅于便秘时论之。若大便不实者用之，奏效时间往往可以加速，此犹葶苈、木通、秦艽、知母等药，作为

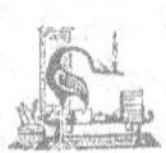

泻药则不泻，不作泻药则反泻，凡上列下剂，内服时最宜冷服，因寒冷刺激能使肠蠕动加速，复以泻下作用兼之，往往奏效迅速也。

中医泻剂常用复方，若目的只在泻下，则一味番泻叶或芒硝已足。大黄甘草汤亦佳，因甘草亦有助泻下作用也。若肠瓦斯多而胀满，加枳实、厚朴、如大、小承气之类。其人虚弱，为防虚脱，加附子，如大黄附子汤之类。肠肌无力或麻痹，加刺激药以兴奋之，则肠蠕动可以加速，故备急丸中有干姜，厚朴七物汤中有姜、桂，大黄附子汤有细辛，皆刺激肠肌之作用也。消化不良而起腹泻，常挟胀满。腹痛、饮食无味诸症，近世医家每用理中汤治之。然西医对此必用下剂，而奏效反捷，我见实多，此亦吾人所当师法者，不如用厚朴七物汤治之。

按：此文即续接上文而写可以互参。应用泻剂和应下的指征，说理一致，并指出了泻剂复方运用时的随证加减法。临床单纯通便者少而多以通过泻下来达到治病目的，即是一种治病手段，如釜底抽薪法即以通腑达到清热的目的。因此多复方运用，理在于此。

（七）论收敛剂

收敛药古书致多，西人则以单宁酸为药之主要成分，可用五倍子为代表。我国诸本草不知化学分析，但以用之有收敛之性者，则列入收敛剂中，如代赭石、槐花、乌贼骨、藕节诸品，药有收敛之功，而合酸濇味者。

考古方中治喉痛及咳嗽，有用五倍子者，据外医说，单宁酸触于黏膜或表皮剥落处，能化合而变化一种衣膜以被覆其部分，喉头炎症分泌旺盛者，用之尤易与黏膜

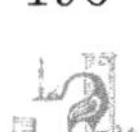

化合而生被膜（鼻炎亦然），此被膜可阻止细菌之发育，更能减轻炎症，以免外来刺激也。同理，故可内服治胃出血，但大量则有害。又本品治肠出血，宜加黏浆药和之可达肠之深部。因单宁酸遇碱性肠液，则被中和而无效故也。又尿道、子宫炎症可作坐药用之，肺出血可使吸入，治之。凡酸类皆有收敛作用，盖有同类之功也。

按：杨氏以单宁酸为收敛药的主要作用，又谓凡酸类皆有收敛作用，似有偏见。收敛剂，多有涩味所为收涩之品，此类药物的收敛作用，有外用和内服之别，外用之品非均可作内服，亦非有同功。如五味子，于内有涩精止遗的作用，外用则不然；乌梅外用有收敛疮口、腐蚀败肉之功，内服则不然。因此需分别而论，不能一般处之。论中所述五倍子的作用，以西医学说解释之，亦有可取之处。

（八）论驱虫剂

驱虫之剂，儿科书中多有之。大抵制为丸药用之，于杀虫药中伍以下剂，使虫类由肛门排出。惟古人于寄生虫但知有寸白虫（即绦虫）与蛔虫而已，蛲虫、十二指肠虫、鞭虫及绦虫之有钩虫则不知之。且寄生虫不止小孩有之，成人也无不有之。惜中医自来不知检粪，致虫症诊断无确当之贡献，大可叹也。

寄生虫患者，大抵贫血，营养不良，定期腹痛或不安，异食等症状多见之，治疗之药如胡黄连、使君子、雷丸、槟榔、芜荑、乌梅、白砒之属，古人多用。西人则用石榴皮治绦虫及十二指肠虫，山道年治疗蛔虫，东人则用鹧鸪菜治之。

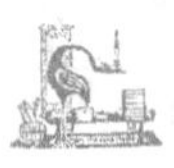

治虫不在于用何药，而在于用药之适其时。古人驱虫但知空腹服之而已，其悬揣甚者，主空腹使虫知饥，稍用食物，引虫口向上，然后与杀虫药，则虫食之即毙，真瞽说也。论此者莫妙于外医，兹取余岩驱虫之法如下：

“无钩无吸盘之寄生虫如蛔虫者，仅用下剂也可排除，具钩与吸盘者下剂无效。最好宜先肉食一二日，与缓下剂以减少肠容，复于用药前晚食以大蒜酸味果实等，刺激之使稍带病态，次晨用驱虫剂（若因药而作恶心可食冰片），相当时间后推想其虫已中毒，再与下剂，使随粪便排出，但下剂不能过剧，当令粪便有一定稠度，虫积可借器械的推挽以出之。”

按：空腹服驱虫药为目前常规之法，至于其理，当然非杨氏所云尔。余岩之论，亦足可取。目前驱虫药往往与泻药并用，以促使虫体外排。

各种不同寄生虫，驱虫药种类及方法亦不同，因此需分别论之。如血吸虫病的治疗就很复杂，中医亦少良药。

（九）论芳香剂

凡植物之含有挥发油成分者，无不芳香。而芳香入药，实始于两晋以后，大盛于唐宋之间。观仲景之伤寒、金匮二书，绝少用芳香药，其明证也。我国文化发源于黄河流域，其地高岸燥烈，芳香之品绝少生产，因而不知入药，地势然也。自汉西通西域，南服日南与波斯印度、南洋群岛诸地，交通日繁，其地芳香诸品产量特多，因而香药得以输入，然其始不过为贵族之装饰品，观魏武分香典论述香，何晏衣香，韩寿偷香可知矣。香药芬芳，能

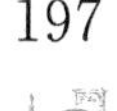

振奋精神，人所爱好，西域、胡人并以此入药内用，故名医别录、肘后方之类公然收录。自是厥后，芳香药遂为吾医药史中之一重镇。唐宋诸师，更制成药，或丸、或散，取效立见，手头无书，不能参考，详其流入演变之源流，只依其作用而分别述之。

芳香剂入人肌肉大抵有毒，虽毒之轻重随药之种类而不同，然其为毒剂则一。自来医家概分为二类，一曰辛香，凡气味强烈，作用雄猛者属之。如麝香、樟脑、梅冰、苏合香、白檀香之类为辛香重剂。二曰芳香，凡气味不烈，作用缓慢者属之，如沉香、丁香、甘松、木香、豆蔻、砂仁之类，为辛香轻剂。此类药物一般不入煎剂，只作散作丸，分量轻微，取用一时而已。厚朴、肉桂、槟榔、川芎、羌活之类为芳香温剂。如荆芥、薄荷、银花、连翘之类为芳香凉剂。如玫槐花、代代花、佛手片、橘皮、菊花之属为芳香平剂，此类药物可以煎服、久煎服。

芳香剂之医疗作用，择要言之，可分四项述之。

一曰兴奋作用，前述辛香重剂，用于心脏衰弱，有鼓舞心动，取得强心之伟效（如麝、脑、苏等）。用于脑力昏沉（古称内闭），有刺激神经中枢，取得醒脑回苏之伟效（同上）。用于消化力弱，有刺激胃肠，亢进消化力之功能（如木香、豆蔻等），用于无力性咳嗽，有促进排痰，咳嗽减退之功效（如麝香）。

二曰防腐作用，前人称为芳香化浊，即防腐作用也。胃肠内容腐败发酵时，足以引起发热、泄利、疼痛、呕恶诸症，用芳香剂内服，可收制腐之效，而诸症全治。膀胱病易引起尿腐败而疼痛，皮肤溃疡易起脓秽而作痛，以

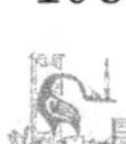

芳香剂与之，每收伟效。

三曰促进分泌作用，风寒外袭或体有病毒时，每起发热而为分泌不全症，如无汗、无尿之类。若与以适当之芳香剂，每能奏发汗利尿之效，前人称为“辛温发汗”“辛凉发汗”，正此芳香温剂、芳香凉剂之类。“芳淡渗湿”“苦辛化热”，正此芳香利尿之谓。盖芳香药内服，能刺激体内各个腺体之分泌故也。

四曰止痛作用，因血行障碍而发生之各部疼痛，用芳香剂可以促进血行之良好而和痛，因体内神经之紧张，用芳香剂可以收弛缓神经之效而解痛，前人谓“不通则痛”，正谓此血行障碍之故，“气行则血行”，正谓此神经障碍之故，“通则不痛”，正谓此血行与神经恢复常态之故。中医治痛必用芳香，为此故也。后人称之为疏肝、曰理气，皆芳香剂之医治作用也。

芳香剂未可漫施也，故其副作用不可不述之。芳香剂不适于已陷虚弱之病人，古人称“香窜入脑”为脑中枢已紊乱不堪，再以芳香剂刺激也，“香燥动火”；如神经已衰弱之病人，不堪再以芳香刺激，使更兴奋也；“辛燥劫痰”为内脏分泌减退，或炎症正在进行，不宜芳香刺激，病上加病也。此皆古人引为大忌，正此芳香剂之副作用也。

按：芳香尚能健脾悦胃，所谓臊、焦、香、臭、腐五气，芳香之品能理气和胃如藿香、佩兰、代代花、绿梅花、佛手片、豆蔻等。兼有悦脾如柏子仁、扁豆花、陈皮等。芳香之品重在辟秽祛浊，不但内服，亦主外用，可以用粉末研细或烟薰或喷撒。

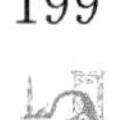

目前已有将芳香药物提炼出芳香油类，制成各种药品，如市售风油精之类。芳香剂出于国外之说未确，《内经》中已有“治之以兰”的记载。兰即佩兰有芳香祛暑辟秽之功。最近出土的一些文物亦有发现许多芳香药品随葬。

论苏合香丸

古人处方，以芳香配合名为苏合香丸，为苏合香油、丁香、安息香、青木香、白檀香、沉香、荜拨、香附子、诃子、龙脑香、麝香、熏陆香及犀角、硃砂和合为丸。近人但于昏迷僵仆，寒证气闭，吐利腹痛时用之。然观局方主治，首例传尸、骨蒸、肺痿及妇人血瘀经闭，小儿抽搐吐乳，疠痞癖疔肿，是用之方，不如近人之狭矣。

依西人药物学，诸芳香化合体有杀菌作用。故局方主治传尸、骨蒸、肺痿，持久服之，不特食欲亢进、营养可以改善，即咳嗽咳痰亦可减轻。其治昏迷气闭，为香窜兴奋之效。其止吐利腹痛，诸消化器病为芳香化合体有制止胃肠异常发酵之效，防腐而振起食欲促进吸收之效故也。小儿抽搐吐乳，由于胃肠发酵腐败而起不少，故苏合香丸用之有效。其治血瘀经闭，为麝香、安息香、沉香、香附诸药和会之力，凡此属能扩张下腹部之血管使起充血，故可为催经剂也（麝香能坠胎又治尿闭其明证也）。

龙脑即冰片，与樟脑同。西人用人工使樟脑还原即得，依药物学谓能兴奋血脉，使血压亢进，心脏衰弱者用之为强心剂，与麝香同功。故用于一切虚脱状态，可以兴奋其呼吸与心脏之动作，每用 0.1 克许入散剂之用，

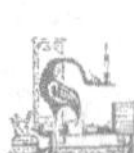

又樟脑有解热之效，因其有抑制产热中枢或兴奋散热中枢故也。

按：苏合香丸主治一切痛证，尤宜于胸痹心痛；文中论述其扩充应用之原理，有一定道理，可资参考。

（十）论糖质剂

中医药物一部分采诸食疗，而食物之最为人所嗜者，莫若糖味。世界各地，虽所长千差万别，要之十九不出淀粉与含水碳素，二者入人体内皆糖化以养全体，发热量以维健康。夫吾人摄取糖分如此之多，尚待再以糖作药，多上加多乎，然糖于人体关系至重也，对于治疗作用至大也，此固不可以不论。前时西医视糖为矫味剂，而不作治疗剂，自葡萄糖疗法发明后，对此忽重视之，普通解热剂中、内服、注射亦每每加糖剂与之，此本中医治疗法也。

糖剂不经复杂消化过程即可补给身体，此已为今日营养学者所明了，而治疗价值尚得吾人之说明而应用之，中医之糖疗法最早施用者为仲景，如甘麦大枣也，小建中汤也，炙甘草汤也，皆以糖为主剂者也。近世之应用最精者为叶天士，如甘酸化阴也，辛甘理阳也，甘润润燥也，皆以糖为主疗者也，兹取古今人所研究者，分别述之：

糖疗法之作用可分五项，一曰滋养作用，急慢性病人之摄食减少者，为补充营养、供给热量计，可用糖疗法。仲景之炙甘草汤、理中汤、叶天士之辛甘理阳、甘淡养胃、甘寒养阴，是其类也，近世则有葡萄糖疗法。二曰润滑作用，咽头喉头胃肠有炎症而发刺激症状，病人自

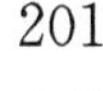

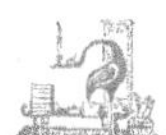

觉不快时，用糖疗法每能奏效，盖糖内服溶解以后，即发生一种酱液性之黏汁，可以被覆咽、喉、胃、肠等黏膜之类炎症面而使炎症刺激得以和缓。在咽喉则干燥呛咳可以缓解，在胃肠则疼痛秘结可以减轻，此为吾人习用之者，痢疾用大量蜂蜜或甘草，可以缓解痛及快利者也，正此故也。三曰清凉作用，除饴糖、蜂蜜、甘草等外，中药之含有糖质而起清凉解渴作用者，不一而足，如生地、麦冬、芦根、石斛、西瓜、花粉之类，自来称为甘寒养阴之品，此类药物实直接有清凉解热之功，间接有补益身体之用。四曰健胃作用，热病以后，或胃病日久以后，胃口每不振作，古人称此不曰胃阴虚，即曰肝火盛，此固难测之词。由今言之，实为胃力不足，胃酸缺乏之故，胃力不足最忌用刺激药，叶天士创为甘淡养胃之论，主用沙参、麦冬、花粉、米仁、山药、甘草之属，此类药物含有糖质及淀粉，浓煎内服，可以不经消化而补身体，使胃力休息而日渐恢复，此固恢复胃力之好方法也。胃酸缺乏之病人补给胃酸，叶天士创为甘酸化阴之论。盖胃酸缺乏之病人，其舌质必红，其口必渴，其胃必不舒适，其大便每不正常（利下或便秘），其时而内服甘酸配合之剂，诸证便可轻快，叶天士主用乌梅、白芍、生地之属，其热盛者再加川连，此即胃酸补给法也。五曰矫味作用，药物气味不比食物可口，以糖味加之易起快感，古方十九多有甘草，正使矫味作用也。

按：甘味之品未必一定含糖类，而含糖类之品未必一定味甘，前者如甘草，后者如山药、扁豆、米仁等。

糖类药物的作用与甘味药的作用合谈一起，此杨氏

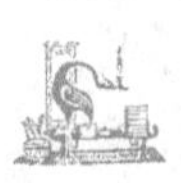

罗例五点是也，如细加分辨则不尽然也，读者诸君自可深究之。

(十一)论苦味剂

自来称“良药苦口利于病”，药味味苦几为习见之事，本篇苦味剂则只取纯苦味者言之。查中药纯苦味剂为黄连、胆草、黄芩、黄柏、大黄、木通诸品，而以芩连胆草三者为代表，兹亦就三者研究之：

一曰解毒消炎作用：局部炎症剧甚，不论何部，但遇血热毒盛，发生全身症者，苦味剂在所必用，三黄解毒汤其代表也。其局部炎症而现充血现象，疼痛紧张时，亦所在必用，龙胆泻肝汤其代表也。盖纯苦味剂实有解毒消炎之功故也。

二曰收敛作用：眼炎、齿炎、唇炎及湿疮溃疡等，以黄连浸汁冲洗之，即收消炎收敛之功。肠炎、下利、黄连内服，可以止泻。胃炎剧痛，黄连、生姜合用，可以缓痛止呕，是其证也。

三曰健胃作用：西医遇消化不良，好用龙胆酒、黄连酒作苦味健胃剂用。中医不然，遇消化不良，每用复方，如黄连与乌梅同用，谓之酸苦泄热，或黄连与干姜同用，或与吴茱萸同用，谓之苦辛泄热，其奏效尤捷，此即苦味健胃作用也。

四曰镇静作用：古人称为平肝，即今镇静之意。中医治法：凡上部(尤其头部)，神经紧张，疼痛发热，即用苦味剂，如川连、胆草之类，每收良效。胃部不快(即今称为肝火症)亦常用之，此即镇静作用也。

苦味剂用于健胃宜轻量，用于消炎宜中量，用于解毒收敛宜大量。

按：苦味剂杨氏举芩连胆草论述之，其实解毒消炎镇静为取其清热泻火解毒之功；收敛为其燥湿之效和清热解毒之共同作用；健胃剂今西医认为苦味健胃剂，但需量少则有效，过量则反之。对于慢性胃炎所引起一系列脾胃不和之证用芩连胆草确实能起到健胃之效。此与近代用痢特灵治胃溃疡有同工异曲之妙。

（十二）论酸味剂

中医酸味药以乌梅为代表，白芍、木瓜、五味子作用不强，惟萸肉可与乌梅并论耳。故本篇所论，亦以乌梅、萸肉为主。

乌梅、萸肉二药，古人不甚重视。乌梅只作杀虫作用，萸肉只作和肝剂用，宋代以后，乌梅作用始扩充作收敛剂，清代以降，更扩充作和肝用。其实，古人之所谓肝，亦无真知了解而具有标准之症状者，自现代医学昌明，乃知胃酸实为消化作用中之要素，而乌梅之作用，可因此而瞭然矣。

消化不良之胃病，每有缺乏胃酸症者，痞闷胀痛，食不知味，有因此而引起便秘或泻下者。凡患胃酸缺乏之病人舌质多绛，无苔，其口多渴，其少腹部多感灼热，此症在急性热病以后，或发结核热之病人，往往患之。其大便每每积滞不畅，或竟便闭，其时而用乌梅四五分服之，胃口可以立开，消化不良可以全去，本便闭者可以通畅，本泻下者可以立止，乌梅之效有如是者，萸肉亦可用之。

热痢经久不愈，吞整个乌梅，可以止之。岂乌梅之毒能制痢毒欤。

霍乱盛行，取乌梅汁一匙，每次食后吞服，可以预防，近世研究乌梅成分与盐酸相同，盐酸能杀杆菌故也。

用杀虫剂前六小时服乌梅一个，先以麻醉寄生虫，使其力弱，然后再服杀虫剂，则肠寄生虫可以荡涤尽净。

按：乌梅之伟效，杨氏说得较全面，夏日制成酸梅汤，不但生津止渴，且可以防病治病，诸如肠炎、痢疾、食不消化等均可得愈。

乌梅外用平胬肉亦有卓效，不妨可以一试。取乌梅肉少量加适量盐外敷1～2天。

乌梅尚有收敛止遗，如盗汗、遗精配伍它药效果卓然。

后人多作杀虫剂使用实取意于仲景乌梅丸。乌梅丸治蛔厥其功不小，当不可泯矣。

(十三)论皂素剂

中药经近人研究、而得确实成分可以实际应用者，为远志与皂荚。考远志本经主治咳，后人则作镇静剂，用以安心神。皂荚自来亦治咳嗽，然后代医生惟用贝母、桔梗之治咳，已将价廉易得之皂荚，弃置久矣。依近人研究，远志与皂荚均含有皂素，可以祛痰而止咳，西医用远志根皮浸酒出汁，皂荚祛弦去子去皮，用其白肉，剉碎煎服，谓治咳有显著之成效。余曾依法煎服皂荚二个，治迁延不愈之咳嗽，果得良效。远志尚未试验。想必有效验之中药治嗽，例用复方，今以皂荚一味而收效，此可试用者也。

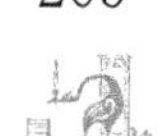

按：远志、皂荚祛痰之功确凿；对于痰迷心窍或痰湿

内阻之失眠远志颇宜，但多用有恶心之副作用。

皂荚以猪牙皂为佳，外用研细吹鼻有开窍之伟效，常用于中风实证或昏迷窍闭患者。入煎单味有很强祛痰作用，少少与饮，则顽痰容易咳出。因此凡痰吐不畅常用之，亦可配合竹沥同用。

（十四）论催眠剂

催眠剂西人例用麻醉性毒药，使神经中枢麻痹，自然入睡。故西医催眠剂每与止痛剂相类，可以彼此代用者，但次日醒后，头脑每感昏乱，精神不易集中，且中枢神经受毒药影响，当然有害。中药催眠剂即无此弊，如酸枣仁汤、桂圆汤、天王补心丸，治神经衰弱之失眠症，常有良效，次日醒后头脑清明，殊多快感，故久用之而无害。若重症失眠，酸枣仁、桂圆二品，实无效力。中医每用马宝至二三分便呼呼入睡矣，但马宝价贵，无力者非所克任，是其缺点也。又普通失眠，原因如夜间多食、多想亦有关系，必待绝无失眠原因而仍不能入睡时，方得用催眠剂，不然动辄服药，习惯一成，便难除去之。

按：催眠剂即安神剂。中医治病多对因疗法，如心肾不交则用交泰丸交通心肾；痰湿中阻则用温胆汤；胃气不和用半夏秫术汤……。在这些方剂基础上加入安神之品则标本同治。

神经衰弱证多为失眠，医嘱也很重要，强调耐心开导，说服，这比用药效果更佳。所以浙江中医学院许勉斋老中医说“强调是把医嘱倾肺腑”，要体贴关心病人是治疗本病关键。如一味用药，催眠则难治愈。

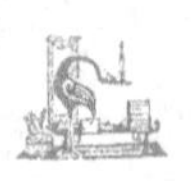

(十五)论昆虫剂

金石矿物成分易析,植物已较难矣,至于昆虫,则分析更难矣。中医自来无科学之好环境,无从为化学之分析。药物成分迄未明了,甚憾事也。考古代药典,多取昆虫制剂,以疗病,颇有治效,其所以有效之故,有待将来科学家之长期研究,非所语于今日之文化界者。

中药昆虫制剂种类颇多,择其功效著明者如次:

(1)壮阳剂:桑螵蛸、雄蚕蛾、葛上亭长。

(2)解热剂:白颈蚯蚓。

(3)镇静剂:全蝎、蜣螂、蜈蚣、蝉蜕。

(4)利尿剂:蝼蛄、蟋蟀、田螺、蟾蜍。

(5)发泡引赤剂:葛上亭长、斑蝥。

(6)祛瘀剂:水蛭、蝱虫、䗪虫

(7)祛风解毒剂:僵蚕、全蝎、白花蛇(全蛇)。

(8)强壮剂:白花蛇肉、蛤蚧、冬虫夏草。

(9)明目剂:无毒蛇胆。

按:昆虫剂当为动物药,这些药物目前正重点进行研究,浙江中医学院林乾良副教授主持这个课题的研究工作,曾发表了许多有价值论文可以查找参考,以匡杨氏之不逮。杨氏在30年代能如此罗列亦有一定的先进性。

(十六)石膏剂

石膏为医治病效能卓著之药,为仲景方四名剂之一(麻黄剂、附子剂、大黄剂、石膏剂四种),古人比青龙、玄武、黄龙、白虎四种。用之适应,其效可以复杯待之,顾时医畏其凉而不敢用,是以水伏中宫也;愚者畏其峻,说

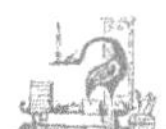

非大热大汗大脉大渴兼有时,非敢用也。而更可笑此,设石膏用之不当反压心力,自有各项禁忌,而石膏遂为禁药。不知石膏为钙盐,绝无毒性,而含钙之剂,对胃寒者尤无冲突;比例言之,小苏打固钙剂也,用于胃寒有效,可证石膏之适用矣。余治齿痛不热不渴者,常用石膏至八钱以上,绝无不良影响,是中宫水伏之说,不可信也。且糖尿病、急性肺炎、口腔炎,均用石膏,能收卓效,更为习见之事,唯用石膏之主症,若为烦渴,其效独著;若为口苦舌燥,尿色亦浊,其效尤著。

古人设石膏能清胃热,其事极确。然石膏作用,不仅清胃热也,用于乳儿痉挛,为镇痉剂。用于肺炎,为强心剂。用于异常发酵之下痢,为制酸剂。用于斑疹,为解毒剂。此皆加尔休谟之功,石膏同为加尔休谟之属也,其功相同,无待烦言。然则石膏医治效用,岂止解烦渴清胃热而已哉。

石膏用煅,作用与牡蛎同,只有止涩及制酸作用而已。此近世医工之无知妄作,弃醇醴而嗜糟粕,毁黄钟而为瓦釜,尚何言哉!尚何言哉!

按:石膏剂,自仲景创白虎汤之后,后也不乏应用。石膏之效在于原生质即自然所得之石膏。其作用元素多在杂质中,因此有人认为不宜久煎,而宜后下。石膏不宜吞服只需煎服,有吞服致死者。用量不宜太大,有认为石膏几斤没有必要,一般 30 克左右退热之功甚著。至于其养阴生津,清泄胃热之功常需配合应用,单独应用亦不理想。有说认为其是辛凉重剂,对气分热证有卓效,即白虎汤证是也。

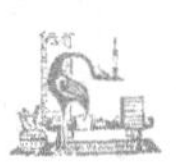

(十七)糖尿病治剂

糖尿病古方有三，一为白虎汤，旨在清凉解渴。二为六味地黄汤，旨在滋液养阴。三为黄芪汤，则强壮补气。大约糖尿病，初期宜白虎汤，中期宜地黄汤，后期为黄芪汤，皆宜大量用之。前人不知此病为蓝岛氏腺分泌缺乏所致，更不知胰缺分泌因素令所成，故不知利用藏器疗法，近世应用胰子一枚，加入相当方药中，说有著效云。

又日人条秀介博士，对中药何首乌，析出有效成分系 Palygohin(Insulin)即因素林样物质，说治糖尿病，有降下血糖作用，余未试验，不知确否。

前人对本病，不知为血糖作用，在食物禁忌上，仅说消渴三忌：酒、色、盐而已。近世研究一切有淀粉及糖者，皆可禁食，只宜脂肪蛋白等类，此亦吾医所宜注意者。

按：糖尿病治剂三方分别用于初中后期，近世不乏应用。糖尿病用药历来很多，方药众病难愈；千金有黄连丸、金匮有肾气丸。张锡纯创滋膵饮用猪胰子治此病，可谓是一大发明。此病饮食控制非常重要。而中医传统有消渴三忌即酒、色、盐，亦有一定道理，不能全废。

(十八)寒石散

风会所至，有不可以理解者。如魏晋人之散，唐宋人之丹，清代之鸦片，皆毒物可以杀人者也；顾其时全国上下，无不靡然从之。虽以之杀人，亦甘心者，今以寒石散言之。寒石散者，取锺乳硃砂雄黄等钙汞砒诸剂，炼合而成，以其粉剂故曰散。以此等药物性刚燥发热，服

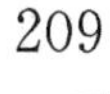

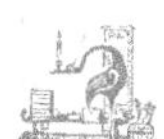

时宜凉，衣宜薄，故曰寒食。食后宜散发宽衣，户外行动，以透发体热，故魏晋人，名之曰行散。此魏晋文人集中常见诸诗歌者。隋书经籍志载散方及服食论甚多，千金、外台、病源论三书，亦详述之；皇甫谧深受其毒，故知之最详，均于病源论备言之。史册所载，服散创始于何晏云，按砒汞内服微量，实于身体有益，然服之过久或过多，则体内积蓄至一定程度，则毒发，便以丧命。唐宋人之丹，其药物与寒食散，不甚相远，其毒人亦相类，以韩愈之明，而亦为丹所毙，他何言哉。

按：古人为求长生不老之仙药，而创炼丹之术，实是一些温热药石耗精伤阴之品；因此受害非浅。杨氏进行贬斥，以正绳之。

寒石散实是热石散，以迷信而求长寿，则适得其反，以一时之快，而践踏其本源，欲求其生，反致其死。

近代亦有迷信一药而能治百病者。如 60 年代的鸡血疗法，卤碱疗法，尚有现在的红茶菌粗制滥造，毒害人体而不悟。当以适身煅炼，适时用药，饮食调养，精神内守为养生第一上策。而冀药物求长寿，此路不通，如青春恢复片之类无非广告而已，亦无实效。

（十九）寒石散之治效

寒石散以砒石、钟乳石、紫石英、云母石、寒水石等五石精炼而成（亦有不用砒石者），研为散剂，魏晋时代作为延年健身之灵药，士大夫往往服之。此散大热，最忌热食，又皆为矿石，故称寒石散云。考此散药物，以钙类成分为主，其有益于人体之故，余已有钙剂之伟效一篇可以参考。但钙剂治病有镇静收敛之效，砒石则不仅

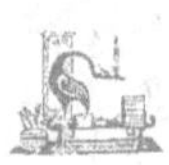

有补血助热之功，且能杀一切毒，故寒石散如能用于适应证，其功乃极大者。艺文类聚引有寒石散赋一篇，为晋人嵇含作。含，嵇康曾孙也，盖承乃祖遗教，亦以服食养生者也。其赋序云："余晚有男儿，既生十朔，得吐下积日，羸困气殆。决意与寒石散，未至三旬，几于平复。"

此小儿消化不良性吐利，即俗称为疳者。治之非法，每致夭亡，而寒石散足以治之，则为小儿科书所未载。其有效之故，即吾所举镇静收敛之功也。嵇含赋云：

"矜孺子之坎坷，在孩抱而婴疾，既正方之备陈，亦旁求于众术。穷万道以弗损，渐丁宁而积日。尔乃酌醴操散，商量部分，进不妨旧，旁无顾问。伟斯药之入神，建殊功于今世。起孩孺于重困，还精爽于既迷。"

按：寒石散于养生保健则误，治病除疾则可，这所谓"寒者热之"，凡阴寒内盛、阳气不振用此则收散寒回阳之功。嵇含治小儿寒性吐利用之对症则效，因此药以治病，此通则也；而药性有偏，以调整人体阴阳之平衡。正常之人，服之，则平之不平矣，反致病作，故寒石散作延年益寿之灵药则大谬。而作为治病之剂，峻药多，易伤正气，非邪盛正不虚者不可用之。

(二十)愈疟方

疟为习见之病，辨之甚易；然流行成疫之际，往往与伤寒相似，而以恶性疟疾为尤甚，非观察精明者不能判也，大抵夏深之间，疟初发时，挟肠胃症者，十之六七，挟神经症者，十之一二，其单纯发疟者殊少相见。挟有肠胃症者，时医说之食疟，或温疟，达原饮、清脾饮、泻心汤

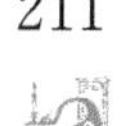

之类，苦辛开泄、清热导温，是其治也；其挟神经症者，时医说之风疟，或温疟，小柴胡汤、桂枝白虎汤之类，是其治也；发热既久，或阳虚须温养者，宜理中四逆辈，或阴虚而须滋养者，宜复脉青蒿鳖甲煎之属；但有疟疾初起不甚剧，而现慢性经过者，则反复发作，一二年不已，此最为困人，其经过中，大抵发现疟鼓、疟癖、疟劳三种。盖疟疾日久，心脏每现衰弱，而变恶性贫血现象，先则浮肿，继则腹胀，此疟鼓也。凡疟之发，脾脏每随之肿大而感不适，或疼痛，此疟癖也。反复发作，则赤血球因发热而破减，则起贫血，体内营养分因发热减少，则现消瘦，随之而起疲乏，日哺发热，状态如劳瘵，此疟劳也。凡此三病，实有一定之主方。疟癖则金匮人参鳖甲煎丸主之；疟鼓则集圣丸主之；疟劳则肘后方鳖甲一两（醋炙），雄黄二钱共为丸酒送服：并效验确实之方也。

附：集圣丸方（此本儿科疳劳有癖块方）

干蟾蜍一两二钱、芦荟八钱、五灵脂、夜明砂（淘净）各八钱、砂仁八钱、陈皮、青皮、木香、莪术、黄连、使君肉各八钱、川芎一两二钱、归身六钱，上药为末以雄猪腰四个和粟米为丸如龙眼核大每服二丸米饮下，日三次。

按：疟疾的治疗目前以西医治疗为多。至于疟疾之后遗症如杨氏所指出的鼓、癖、劳则需中医辨证治疗。文中所列之方可以试用。

（二十一）十枣汤

十枣汤为峻下剂，伤寒论主治："心下痞硬满、引胁下痛、干呕短气，汗出不恶寒者。"

此病后世注家以为结胸症，胃痛固不当用此峻剂治

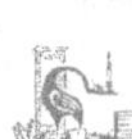

之，说明谓"心下痞硬满引胁下痛"是痛本在胁而下行及于心下耳，其非胃病明甚。考《金匮》痰饮篇："饮后水流胁下，咳唾引痛，谓之悬饮""病悬饮者，十枣汤主之"，据其所言观之为渗出性胸膜炎无疑。盖伤寒所述为渗出性肋膜炎之急性发作过程，故其前条谓"太阳下利呕逆表解者乃可攻之"，金匮所述为肋膜炎发作后之遗留症，故曰悬饮，但肋膜炎之渗出物多能自己吸收而在急性发作中每有呕逆下痢症，后世医工即能明诊其病，亦断不敢对已下利之病人用此峻剂也，故仲景以后，此方治悬饮遂成绝唱。

或者谓肋膜炎之渗出物在胸廓，十枣汤之排泄在胃肠中间，有横膈膜相绝，果取何道而收治效乎，则曰：肋膜渗出物过多，胸廓内淋巴管为所浸润，吸收作用不得不因之减退，其时以十枣汤峻下之，胃肠失多量之液体，各脏器组织自然分泌其组织液以补足之，如是肋膜之渗出物得以相当减去，而淋巴管因供给各脏器之分泌需要，吸收作用因之旺盛，如是，肋膜渗出物得迅速吸收，肋膜炎得以全治，此十枣汤治悬饮有效之故也。

仲景之后，此方虽无人治悬饮（即渗出性肋膜炎），然有以之治腹水者，丹溪之小胃丹即本方。吾乡有数人专售此药，以疗腹水，用无不效，盖即前述治悬饮有效之理。至以此方治哮喘，则更未之前闻。七八年前偶遇王君，谓其家世传秘方，即以甘遂、大戟、芫花三者等分为细末，和以枣泥为丸，服之治哮喘症而断根者已达数十人之多，王为人谨慎，且非以医为业，余虽未之试，其言果可信也。王君又谓渠家传秘诀，凡哮喘发作前背恶寒

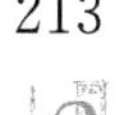
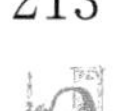

者用麻黄、不恶寒者用十枣。按哮喘病人痰声漉漉者多，岂亦悬饮之比，但仲景悬饮明言“咳唾引痛”，而哮喘不过气喘痰多耳，无引痛症也，遇有机会余当试用证明之。

按：十枣汤系仲景方，至今临床广泛应用。杨氏说明其治疗机制颇为透彻。

十枣汤的引伸运用所举实例，是可取的，尤其民间应用视作秘验方治哮喘更觉可贵。

现用十枣汤治肾性水肿以急则治标之法，据报道疗效很好，然。水去即需固本，否则反复使用则促其毙。

十枣汤必竟是峻下逐水剂，用量可由小到大，以泻下为度，攻补兼施之，虽组方中用十枣以缓药性但远不足以敌芫花类猛烈之性，因此用时需谨慎。

(二十二)传方数则

宋、庞元英淡薮载：香白芷为主，入鸭嘴，胆矾麝香少许，敷蛇伤溃烂神效。又云大蒜淡豆豉饼三物烂，研含为丸，温水下，服三十丸，日三服，治淋日夜数百起神效。杜仲两半、酒半斤，水煎六分服，治软脚病疼楚神效。盖脚气也，三方不见于他书，而淡薮历举验案，殆非欺人。

按：杨氏所举三方药平淡无奇，临床可以试用。

(二十三)萃仙丸

近人以服食之便，好用西药补剂，而赐保命剂，其尤著也。以吾所见，服用补剂终以中药为是，中正和平之药，有渐功而无偏弊，如萃仙丸，亦其一也。清朝野史大观云：“康熙癸酉十月三日，户部尚书山东王隲丰奏上

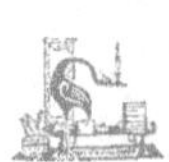

前，上问：‘卿年几何矣！’隝对曰：‘臣不敢隐，臣令实年八十。’上问：‘居常用何药饵！’对曰：‘向者科臣陈调元贻臣一方，名萃仙丸，非有奇草异味，而其能益人，调元服之，八十尚生一子，存年九十六岁，臣亦用之日久，以是倖享馀龄，效犬马之报于陛下耳！’上命以方进，次日恭缮进呈，上见隝跪起轻捷，顾左右曰：‘八旬之人，瞿镖如此，真福德老弱也。隝出，即命太医院依方修合。武进邹言伦常滋其门，闻之王曰，吾自中年以后，所御姹女，共六十八人，而体未尝疲，萃仙丸之力也。”其方如下：白莲蕊四两、川续断酒炒三两、韭子微炒二两、杞子四两、芡实四两、沙蒺藜微炒四两、菟丝饼二两、覆盆子酒炒二两、莲肉乳汁蒸三两、山药乳汁蒸二两、赤何首乌四两九蒸九晒、破故纸微炒三两、桃核肉二两、龙骨水飞三两、金樱子去毛三两、白茯苓乳蒸二两、黄鱼鳔三两炒成珠、人参二钱、炼蜜丸如梧子，淡盐汤下。

按：此脾肾双补，阴阳并调之剂；药性平和，药食同治之剂。故能健身延年，此方可以试治于老年病或作慢性病的病后调理。

(二十四)汉方简遗方

英人斯坦因博士，对我国西北古物，发掘颇多。曾在龙沙地方，得汉时木简一块，刻有古方，云：“人参、紫菀、菖蒲、细辛、姜、桂、蜀椒各一分，乌喙十分，皆和合。治久咳逆、胸痹、痿、止泄、心腹之积、伤寒方。”

按：汉木简遗方：人参、紫菀、菖蒲、细辛、干姜、玉桂，川椒、乌头合而为丸。从药性分析为温经散寒、祛风止痛之剂，其列之证颇合治疗法度。

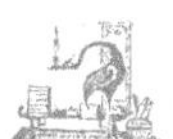

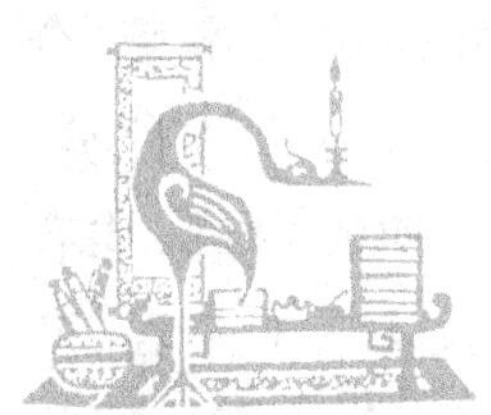

五、述　药

(一)历代本草之扩展

仲景书使用药品，不过百数十种，至神农本草（系魏晋间人委托之书），收录至三百六十五种；陶弘景撰本草经集注，增益三百六十五种。合神农本草经为七百卅种，盖其时南北分裂，西北民族交通发展，中央亚细亚药品随行人而来也；陶系梁人，生长南方，画墁录谓："陶隐后不详北药，时有低谬，多为唐人所质。"盖仅据传闻而记载之焉，迨及唐代，疆土扩大，南北交通发展愈远，欧洲之天主教，（其时称为大秦教），波斯之祆教，阿拉伯之犹太教，（今河南南部尚有遗迹及遗民），印度之佛教，既辐辏而来。即南洋诸岛人民，亦航海而朝，唐人说部之昆仑奴即马来人，胡商即波人与欧洲人。当各民族之来中国也，长途跋踄，感冒寒暑，势不能不携其信用习惯之药品，以为之备。且中古时代，欧亚诸国之医，皆僧徒兼之，故其教传播之地，药品即随之而至。观隋书经籍志所载，印度医方已在二三十种以上，则历代外来方药之多，概可知矣。惟习惯不同，生活不同，外来方药，当时未必置信，故唐本草只增百十四种，合陶弘景所录，共为一百四十四种，降及宋代，掌禹锡等，补注神农本草，合唐本草，共为千八十二种。盖已增益二百三十八种矣。嗣后苏颂作图经本草，陈承作重广补注神农本草，均有增益，而唐慎微撰大观经史证类备急本草三十二卷，药品已扩展至千五百八十二种，诚大观也。金元医生对收集药物，不知注意，故无著作传世。复次宋代以后，江南文化发达，而沿海如泉州广州明州，又为海外贸易之吐纳地。李时珍生于明代之杭州，收罗颇易，非唐代所说："江南偏方，不周晓药石，往往纰谬。"（见唐世于士宁传、对高宗语）之时可比，所撰本草纲目。摭采宏富，因复增益三百七十余种，而为一千九百五十六种云。清代乾隆之际，杭人赵恕轩，又著本草拾遗，对西南两粤与云贵之药品搜辑尤勤，而欧洲药品，亦有增入，共计增益二百余种，与李氏本草纲目合计已逾二千一百余种。盖自仲景殁后，至于赵恕轩时代，先后不过千五百余年耳，而本草由百数十种，进而扩展至二千一百余种，可见吾医界收集之勤矣。

按：本文以中药发展史为题，介绍中药学之扩展情况，说明医药界收集药物之勤。亦说明中医药这个宝库的丰富。

(二)药理篇

药物为治疗应用之一部分，如按摩、鍼、砭、蒸、熨、沐浴及外科手术，皆不用药物而治病，惟药物则更普遍耳！

吾国药书，汗牛充栋，其繁富推世界第一。惟其理

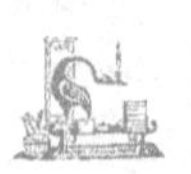

论多不足取。盖限于医化学之程度，其说明不得不幼稚也。原药物对病体之作用，殆有二，一为破坏；二为调节。硫黄、水银、砒石、雄黄、狼毒、吻钩诸毒物，皆能破坏组织，归诸死灭。医者利用其破坏之力，以适当药量用之，使除病有余害人不足，则治疗目的达矣。次为调节，多数药物皆为此调节作用而采取之。盖人体构造至巧妙也，人体成分至和谐也，此巧妙与和谐之内体中，稍有异物加入其间，即变其常态，此犹精细之器械，杂以细微尘砂，转运即生障碍。况组织精妙之人体乎！医者利用之以治病。在病者生理功能失常时，与以相当药物，抑其亢进者，激其减退者，则生理复常而调节如故矣。

以药治病，作用有二。诸有毒物及气味性质浓厚力大者，用于局部，如南星、乌头、水银、砒石、雄黄、狼毒诸属，于外涂外敷，外围用之，或腐蚀肌肉，或刺激病灶，若内服时必选毒少而不能吸收体内者，如轻粉、倭硫黄，用少量不吸收而有杀菌作通下之功。胆星、制附子虽已减去毒性而治病之力仍峻，此其一也。神农本草之上中二品，皆无毒性。内服之使吸收入人体中，以发挥其各自治病之作用是也。

药物之功用与分量至有关系。如大黄用大量则通下之力峻而有腹痛，中量而通下之益，无腹痛之害，微量则不起下利而有健胃之功。轻粉重量则死人，适量则杀菌而有通下之功。藜芦大量则杀人，少量则起吐。乌附大量则中毒，重量则镇痛，适量有强心之效（如四逆汤用附子是）。黄连重量则消炎解毒厚肠胃，微量则健胃。杏仁大量则中青酸毒，适量则利气止咳。甘草少量则和

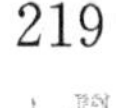

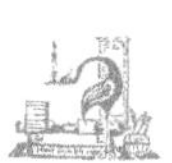

胃，中量则缓急解毒，大量则通便。此皆以用量轻重而治分异效也。然药物有服食大量而竟无害者，如牛蒡、胡荽子，古人以代蔬菜食。葛粉、山药、米仁、芡实人多充以食品。大枣、桂圆、胡桃平人多大量食之。岭南以槟榔为嗜好。此皆和平无毒之品，故日进大量可以无害。然苟以对症选用，虽少量亦足愈病，不得以无害而大量用之，如甘麦大枣汤之治脏躁也。

芳香气分之品，吸收体内甚易，其药力同并举，以作用于全体。故兴奋精神之药，无不芳香辛烈，取效俄顷之间。如行军散、紫雪丹、至宝丹、苏合香丸、牛黄清心丸等，无不芳香辛烈。虽均用少量，其结果与以大量者相等。观古人处方，芳香诸品无不少量用之，如麝香只用一厘是也。如桂枝、桂心、白芷、薄荷、紫苏、白蔻、益智、木香、香薷、藿香、沉香、檀香之属，只用少量(在3克以内)，则现功效，多用无益也。但吸收易者，消失亦易，欲使芳香药力持续有效，莫如制为丸剂，此与古人丸者缓也之意似是实非。

仲景治病，以一药治一症，东洞据之以著药徵，此固治疗之上乘，然以药论药，其说殊偏，盖药物作用非一。有药力过猛宜加副药制之，以拮抗其作用者。有效力未及宜加副药以助之，而协同其作用者。徐之才药对为此而作也，如通下则大黄与芒硝为伍，止呕则半夏与生姜为伍，挛急疼痛则芍药与甘草为伍，治喘则苏子与桑皮为伍，发汗则麻黄与桂枝为伍，止咳则紫菀与冬花为伍，回阳则附子与干姜为伍，臂痛则青皮与川芎为伍，烦渴则石斛与知母为伍，凡此皆协同作用而增进效能者也。

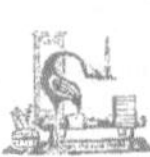

又发汗用麻黄而辅桂枝以制之，止咳用五味子而辅细辛、干姜以制之，泻心汤之黄连与厚朴同用，干姜芩连人参汤之寒热并用，诸水银剂中加绿豆粉，诸毒剂中加甘草、加蜜，皆拮抗作用，减少毒力以无害人体为目的也。

夫以药治病，固宜对症，然以年龄不同、性别不同、体质不同、习惯不同之故，往往有特效之药变为无效，利病之品转为害人者，此尤不可不辨也。大凡小儿感受性比成人迅速，故药效也易见；抵抗力较成人为低，故病变至快；容忍药量比成人不如，故宜轻量与之。观古人处方，小儿药量只及成人二分之一或三分之一，襁褓之子，依外医说，只宜六分之一与四十八分之一。但外医用剧药多，故非严格不可，中医通用无毒，似可宽容。要言之，宜成人量之二分之一或四分之一足矣。小儿用药，香燥走窜、辛烈刺激之品，少用为是。因小儿神经易受兴奋，误用香窜，每易引起脑症，即近人所谓香窜入脑也。老人者，功能衰减者也，难用峻烈之品，与小儿同。妇人与男子无异，其不同者，月经、妊娠、授乳之际也。故凡如大黄、芦荟、桃仁、丹皮等，能使骨盆充血，足以引起月经过多或坠胎者也。李时珍纲目序例所举妊娠禁忌诸药，皆不宜用。授乳之际宜禁毒药。因毒素由乳汁排泄，使儿受害也。虚弱者对药物感受性特效，故宜少量轻量与之。陈藏器诸虚用药例，可参考也。强壮而营养佳良者，药效多弱。古人对新病主攻，以体强药物反应弱，治病宜用劫药峻剂也。虚弱则神经易兴奋，故不任刺激，消化器敏感故难用峻药也。又习惯者，屡用某药则因习惯而减其效用，凡服食补品者多有此自觉，而

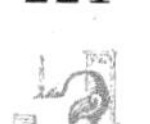

吸鸦片更其适例也。

欲使药物作用于病体而见功效，当使药物吸入体内，此必要之事实也。人体吸收药物之处有三，曰消化器，诸汤、散、丸内服者也；曰呼吸器，由鼻吸入，诸种芳香辛烈之气分药适用之；曰皮肤，诸种膏、散用之。外医更有皮下、肌肉、静脉等注射法，见效更速。

普通用药，内服者多。但胃吸收作用极少，必入于肠始能吸收，此为生理学已证明之事实。故内服药获效颇迟。古人急救每用辛烈（如四逆用干姜）辛香（如闭证用脑麝），不尽为兴奋用，兼为促进吸收设也。当肠胃食物充满时，内服药输送肠部更迟。古人所以主空腹时服之也。若药物而有强大刺激之品，空腹时服之，则伤害及胃，于是有饭后服之法。后人莫明其效。妄谓上焦病宜饭先服，下焦病宜饭后服，则不思之甚矣。且胃肠内容，仅多化学变化，药物不幸为其变化则无效。古人对服药有种种禁忌，如五荤、莱菔、腥臭及刺激性食物均须忌口。盖所以防药物为胃肠之化学变化也。脏腑痼疾，法宜缓治。内服则吸收缓而效力长，古人用丸以缓治之，往往能起沉疴，此其长也。

由呼吸器吸入芳香气体，往肺之毛细管吸收而转注入血中，其效迅速，当吾人夏令室闷时，吸入少许芳香药品，即觉全身通畅，若以吸入者内服则无效，大量用之，功效仍缓，其明证也。但能吸入者，仅限于气体耳。皮肤用药，其力峻猛，因非雄烈有刺激者，不足以起赤红发疱，即不能吸入。惟小儿皮薄，药效较强，古人有蒸法、药围法、药熨法等，想其效必不多，而妄者竟用参、芪、

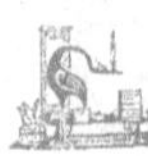

归、地平和无刺激者，杂于刺激药中，意欲治病，怎奈不能吸入内体何。

尝读神农本草，言药只主症候，未涉立言，其文不华，可依之以治病。金元诸家，不仅加入五行，且有入肺之谈，其言愈多，其道愈惑。故其欲论明药理，非用科学方法不可，不得妄说。此非一人一时之事，当有待于将来。吾人兹所研求者，惟用告人经验以对症选药而已。此为药治而非药理，然较金元诸说明通多矣。西医论药无分寒热，古人则于此兢兢焉。吾谓必须分寒热者，为有作用有力量之品，然可用副药佐之，仍不为害。如胆草者，寒药也，西人用于肺结核而营养更良好。麻黄者温药也，时人用治肺炎而奇效。半夏者辛温药也，仲景以治咽痛。黄连者，寒药也，西人以之健胃。远志温而有刺激也，西人不分寒热而用之祛痰。车前子寒而能利尿也，日人用以止咳。是寒热可以不分矣。且本草诸家，于药性亦彼此互异。此以为温，彼以为寒；此以为苦温，彼以为辛温；此以为苦寒，彼以为辛凉，分歧之火莫知所从。夫药性岂真有寒热哉，大抵气味浓厚，有刺激性者，能兴奋神经者，能发汗者，能使充血者，能助益机体之抵抗力者为温药，如附、桂、麻黄、南星、参、芪之属是也。气味虽厚，但无刺激性者，有滋润性者，通下者，消炎解毒者、有抑制机能亢进之效力者，内服使消化机能减衰者为寒药，如芩、连、大黄、犀角、栀子之属是也。故温剂适用于虚症寒症者，以生理机能已减衰，非兴奋刺激，不足以复其健康也。寒剂适用于实症热症者，以病理机转过于亢进，非抑制镇静不足以免体力之消耗

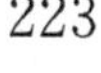

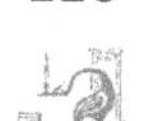

也。明乎此而寒温之义了然也。

内服药者，有待胃肠之吸收而奏效也。而胃肠吸收之良否，视消化机能之良否以为断。消化不良吸收为难，纵有神丹亦只过胃肠而排出，于治病无毫毛之利也。古人知之，故于方剂中，对病用药必有益胃之品。桂枝汤有草枣，麻黄汤有甘草，小柴胡汤有参、草，白虎汤有粳米，四逆汤有甘草，六味丸有山药、茯苓，承气有甘草曰调胃，诸泻心汤有参、草，类此不胜举例，要之皆益胃也。皆直接助消化，间接使吸收迅速而奏效捷也。时人开方，每加姜枣，用熟地必兼砂仁，皆斯义也，惟心中未必如吾所言之明确耳。

按：药理篇之论述颇详，提出药物对机体作用一为破坏；一为调节。二论说理畅达，对药理有高见。其中反复论证，参以西说，于临床很有启发之处。

（三）一味

中医称一药为一味，此非味觉之味，王荆公诗云“并作南来一味凉”，此亦非味觉之味，与吾人常说“一味客气”，“一味老实”之味同义，盖一味犹一惟也，一本也。若为味觉之味，则一药之内，甘酸辛苦每有同含者，则复味而非一味矣。

按：“一味”医者习用而多不推究，杨氏此说可资参考。药有性味，所谓“四气五味”，药以复味者多而单味者孤，但必有一味为主，如甘草以甘为主，五味子以酸为主，一味言其大概也。

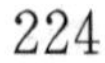

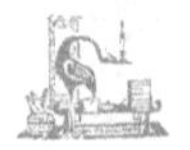

（四）汉地方官贡药之故事

汉制地方官须按规定贡药，太平御览引应邵，邵贡药物表，可证。表云："臣邵居郡，旧因计吏献药，缺而不修。惭悖交集，无辞日久。今道少通，谨遣五官孙艾贡茯苓十斤，灵芝六枝，鹿茸五斤，五味一斗。计吏发行，辄复表贡。"

按：茯苓、灵芝、鹿茸、五味作为贡品，足资此类药物之伟效。茯苓等药于老年病、虚损等证用之颇宜，绮石《理虚之鉴》认为"茯苓为纯精之品，无以过之"。清·叶天士是著名临床家，在其治虚损一类医案中亦有$\frac{1}{2}$以上的病例中用茯苓。灵芝近日认为对心血管系统、神经系统及衰老证均有好处，古称仙草，目前可以人工培养。鹿茸、为温肾壮阳之品。五味子为敛肺止咳、涩精止遗、生津止渴之良品，在生脉散中配人参、麦冬，有强心复脉之功。目前亦制成口服液投放药肆。这些药品除鹿茸、灵芝价昂外余二味皆为平常用药。医者明此，不致视若平淡。

(五)药物成分之不足深信

西医以化学分析而知药物之成分，此为药物学一大革命、一大发现。赖此而识药物之医治作用不胜枚举，此固中医所虚心接受，切己体会，以为治病之根据者。然而，成分之不足深信者，甚多也，如谓葛根、山药之成分为淀粉；谓石膏为硫酸钙；滑石为硅酸镁之化合物，皆无药物作用者。然吾人用之，皆有著效，又谓人参只有兴奋成分，胆草、黄连只有健胃作用，然吾人用之每奏滋养与健胃之外之奇功，是其分析所得之成分，固不可信矣，科学研究重在徵验，凡研究所得之结果而与事实不

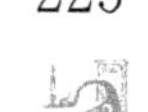
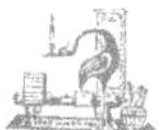

符，即废弃之无所惜。今对中医作用甚著之药物，谓无药物作用或少作用，其分析之不足信尚待言哉。且奎宁为西医之圣药，经无数分析而得之有效成分，然治间歇疟奎宁有效，治间歇疟已去而遗有恶病质或滞钝性消化不良者（即吾医谓脾肾虚），则不宜奎宁而宜原植物之鸡那皮，原植物与有效成分之作用有异如此，是分析成分所得之结果未尽足以论述药物作用也。此犹我国麻黄带节者不发汗，用根者反止汗。又如杞子，用其子强壮，用其根解热。如芫花，用其根为峻下剂，用其花为醒脑剂（花名葛花）类乎此者，不一而足，皆非今科学程度所能分析而说明之哉。如犀角与羚羊角药效极大，为吾医之名贵药，但吾人不能盲信西医分析之结果，视此为石灰质、胶质、有机质等混有物，因而弃之不用，吾为此言非蔑视科学也，谓其分析所得未合于事实也。

按：杨氏之论比较客观：有些药物的药理作用不能一时可以分析所得如有些中药含有稀有元素，今日才略有所知，有些药物是原生药如石膏，它不光是钙质，而其有效成分在于原生质。因此不能一叶障目，不见泰山。而如文末云："犀角与羚羊角药效极大，为吾医之名贵药，但吾又不能盲信西医分析，因而弃之不用。"这是很客观地说明中医药中有许多内容是深奥莫测，不能尽以现代西医药理可以分析尽之。

（六）误鸡舌香为毒药之笑谈

鸡舌香即丁香之雌者，形较小而香，非毒药也。汉应邵汉官仪中引一条，竟有误认为丁香为毒药者，阅之殊可笑也。为录如下：

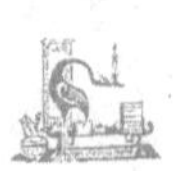

“桓帝时，侍中刁存，年老口臭，上出鸡舌香与含之。鸡舌香颇小，辛螫不敢咀嚼。因自嫌有过，得赐毒药。归舍辞诀（按：与家人诀别），欲就便宜（按：即自杀意），家人哀泣，不知其故。赖僚友诸贤闻其愆失（即帝赐毒药之传闻），求视其药，出在口香。咸嗤笑之。更为吞食，其意遂解。存鄙儒，蔽于此耳。”（按：即不识药为所蔽也）

按：《笑谈》鞭鞑了封建士大夫的愚昧无知和封建伦理观念，寥寥数言，刻划深刻。于今，对于外行也是一个极好的讽刺。丁香有二即母丁香与公丁香。古人认为母丁香力大入药最胜，此《笑谈》中用的为母丁香，故入口辛螫。鸡舌者言其形状也。但根据近人记载较公丁香弱，油分也不足，故多以公丁香入药应用。可能是古今之变迁故。

（七）朱晦菴记生附子中毒状

朱子全集记其本人中附子毒症云：“附子今人未偿不服，但熟即已疾，生则杀人耳。汉淳于衍毒杀许后，盖生用也。果尔，则虽平人亦不免，况乳妇乎。或者乃以今人有新产而以附子愈疾者，遂疑汉史之误过矣。予尝中乌喙毒，始时，头岑岑然，久之加烦满，正如许后之症。当时在深山中，不能得药，须臾，通身皆黑，势甚危恶，意必死矣。偶记汉质帝语，得水尚可活，亟令多汲新水，连饮之，遂大呕泄而解，此亦不可不知也。”

按：附子、乌头同物各类，朱氏所记附子中毒证状比较简洁，中毒与否与剂量、炮制有关，杨氏所记此案告诉我们中毒及早以快吐为急救之上策，此古今同辄。

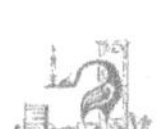

(八)杨天惠附子记

宋赵与时宾退录引东蜀杨天惠撰《附子记》(见说部二十卷),文长千余言,叙述产地种法利益贮法,皆极详尽。而辨种尤其真确,其言曰:"附子之品有七,实本同而末异,其种之化者为乌头,附乌头而傍生者为附子,又左右附而偶生者为鬲子,又附而长者为天雄,又附而尖者为天佳,又附而上出者为侧子,又附而散生者为漏蓝,皆脉络通贯如子附母,而附子以贵,故独专附名。自余不得与焉,凡种一而子六七以上,则其实皆小,种一而子二三,则其实稍大,种一而子特生,则其实特大,此其凡也。附子之形,以蹲坐正节,角小为上,有节多鼠乳者次之,形不正而伤缺风皱者为下……。"据其述观之,则附子如吾乡芋艿子耳!近时医工,每咎药肆之盐渍附子,余尝亲叩川人,谓附子不用盐渍,每易腐溃。杨天惠亦言,此物不仅难种,而且难藏,或已酿而腐,或已暴而挛。若有物焉,阴为之,故园人将采,常祷于神,或目为药妖云:其酿法、用醯窖,安密室掩伏,弥月乃发,以时暴凉,久乃干空,方出酿时,其大有如拳者,已定辄不盈握,故及两者极难得。然则宋时附子,本用醋渍矣!今国医之盲信西方者,每好写原附子,不知附子不用盐渍或醋渍之,固不能致远贮久也。

按:此《附子记》将附子形态论述详尽,附子用盐渍人皆知。用醋渍罕见,目前中药房亦不备,而药房之附子多用淡附片。据云四川附子作菜;南方附子入药;为辛热回阳之峻剂。然近时所用附子药效其性大减而不烈不知何故?

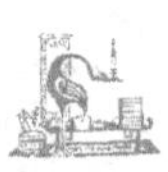

(九)柳子厚论石钟乳

石钟乳为魏晋唐宋时代,共同服饵之物,古代论之详矣。此石纯驳优劣未一,其驳而劣者,服之过久,则有愦闷壅塞之不快意感,古人谓之石动,即今人所谓副作用也。柳子厚亦服石者,对此有极高当之见解,非如韩愈,贸然服饵,因而丧生者也。观子厚与崔子敬书可见,其书曰:“其精密而出者,则油然而清,炯然而辉,其窍滑以夷,其肌廉以徽,食之使人荣华温柔,其气宜流,生胃通肠,寿善康宁,心平意舒,其乐愉愉。由其粗疏而下者,则奔突结涩,乍大乍小,色如枯骨,或类死灰,淹顇不发,丛齿积类,重浊顽璞,食之使偃蹇壅郁,泄火生风,戟瘊痒肺,幽闭不聪,心烦善怒,肝举气刚,不能和平,故君慎焉!取其色之美,而不必唯土之信,以求其至精,凡为此也……。”

子厚论石钟乳,只辨形状质地,而不必专主产地,此论矿物性药物,固甚恰当,然推而言植物性药物,则产地之土壤,分别于治效上,相异殆甚,何得谓:“是故经中言丹砂者,以类芙蓉而有光,言当归以类马尾蚕首,言人参者以人形,黄芩以腐肠,附子八角,甘遂赤肤类,不可悉,若果土宜乃善,则云生某所,不当又云某者良也。”殊不知兼药用植物,因产地不同,治疗相异者甚多也。

按:杨氏提倡“道地药材”此论目前亦得提倡。药有得天地之偏性,而调人体之偏颇,现唯求药多而不论质量,则药效著减。东北之人参,种之于南方乏补气之力,宁夏之杞子,长于江浙则不堪入药……如此之类枚不胜举也。

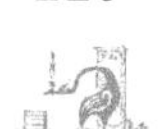

(十)药效之推广应用

世界药物愈应用则其医治作用愈广，其药理作用愈明，此一切皆然，非特药物也。顾吾中医界，殆言之痛心，有终身记诵方歌，不读本草者，有死记协同作用之药物（甘淡、苦辛、酸苦、咸寒、温燥之类）而不分析个别作用者，用专治神农本草经不屑研究后世药典者，有夜郎自大死守故籍不参新知者，此医道所以日荒也。如白桃花之下泄，射干汁之轻泻，古代本草虽记载之，然经日人应用，而其效虽确，大黄、黄连、胆草之健胃（消化不良），轻粉之止泻（小儿腐败性下利时每服六厘），则西医知之，中医不知也。肉桂之健胃（古称温肾），或远志之祛痰（本经首主咳逆），古人知之，今人忘之，而西医乃大用之。禹余粮之补血（系酸铁），麦角之止血，吾古今人俱不知之，而西医能知之行之。毕澄茄之于慢性淋病；贯仲（西医称绵马根）之杀绦虫（不论有钩无钩）；蒲公英之于消化不良性便秘；车前草之治百日咳；则为吾医界之创闻，至于日常应用药品，如麻黄吾人但知能发汗利尿治喘而已，日人则有散瞳作用在焉。如百部，吾人但知能治咳杀虫耳，不知尚能消解肌痹之风块。如艾叶吾人但用之灸火温针耳，而不知其根为癫痫之特效药（用大量）；桃叶已无人识其作用矣，而日人乾研之以治汗疹皮肤炎湿疮而收著效。此皆西医历经治验之明效，非吾抱残守缺之同道。所能想象者。

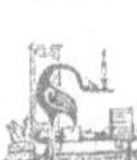

复次，昆布、海藻之消瘿散块作用，吾人能知之用之，而其有效之成分在含碘，吾人乃不知也。牡蛎、蛤粉之治胃疼，吾人知之，而其作用在制酸，其成分在含钙，

吾人乃不知也;藕节、五倍子、荷叶、石榴皮之止血,吾人知之,而其有效成分为单宁酸,吾人乃不知也,若是类者,皆非参考医化学不为功。大黄、巴豆日常所用之药也,中医有用熟大黄而巴豆去油者,不知大黄泻下之功有基于其所含之薄膜质,煎煮既久则薄膜质分解而其力减,巴豆之渣(即霜)有毒质而泻下之力在于油,吾人用煮熟大黄、去油巴豆,是犹弃米取糠也。白砒、轻粉极有作用之药也,古人以此为长生不老之补品,截疟制梅毒之圣剂,治疗顽疮之大药,今医界能用此者已无人矣。顾西医对此,其使用之普通与吾人不异,吾人如不参考其标准之药量,将永无使用之日,至乌梅汤之预防霍乱伤寒;连钱草之治小儿五疳;繁缕之疗齿痛;蕺菜之发汗镇痛解毒消肿。虽历读本草亦无法知晓者也,米仁只用之健脾而不以此去疣,赤小豆只用之利湿,而不以之消肿,若非日人治验,吾人肯如此应用乎。石菖蒲为仙家服食之品,而实健脾作用也;五加皮浸酒,为今人常服之品,而实功同于参也。凡上所述,皆由中西参证而得,非好学深思之士,其孰能之。

按:药物之推广作用是指药物的延伸应用或扩充应用,由于科学不断发展,人们认识不断深化,再加现代医学对药物研究重视,因此,许多原来记载的药物的功效,往往有新的扩充和发现,是事物发展必然规律。如泽泻、"药性赋"云:"利尿通淋而补阴不足。"而后人望文生义,认为不足以补阴,但现代研究泽泻降脂片应用于临床,具有补阴气、健身体的作用,对于老年病确有补阴样的作用,这个问题得以解惑而与神农本草经记载亦颇一

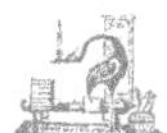

致，而进一步验证了东垣对泽泻认识的正确性。

（十一）药量之标准

标准药量至难言也。吾医用复方，其拮抗作用与协同作用，影响甚大，非如西医之用单味药，效易见、量易定也。古代本草不注用量，非古人糊涂也。复方之药物作用，本不易知也。近人研究者往往记有用量，此因中医进步之证。然有作用多方面者，不得概以轻量中量重者为已足，尚须附加用法，方称翔实而足为后学之津梁。如麻黄作为解热剂时用轻量，作为利尿剂时用中量，作为治喘时用大量。桂枝伍于发汗剂时用轻量，改变营养状态，促进消化功能时（古称和卫阳，即建中汤证）用中量，治疗风痹时用大量。附子作强心剂时用大量，峻下作镇痛剂时用中量，作止泻剂时用轻量。大黄峻下时用大量，缓下时用中量，健胃消炎时用轻量。石膏解热解毒时用大量，解烦渴用中量，其他用轻量。当归催生时用大量，通经解凝用中量，补血用轻量。芍药和痛时用大量，平肝用中量，伍于健胃剂用轻量。黄连泻火解毒用重量，消炎用中量，健胃用轻量，世之治药物者，得吾论而分别注明，诚国医前途之幸。

然有至难言者，日本人使用药量至轻，与吾苏杭医生通用相较，几为一与二之比，而苏杭医生使用药量又与内地各处相较，又为一与二之比，同一药也，而相差如是，已足令人怀疑。吾乡有传方专治鹤膝风，名四神汤（即疡医大全方）生黄芪八两、米仁、茯苓各三两，苍术二两，合计重一斤，曾有七八年陈久鹤膝风不能行动，服此而汗出如渗，次日便能起坐者。夫四药非汗药，乃以大

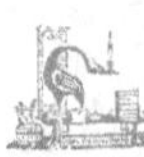

量而出汗，岂瞑眩作用欤？抑用大量变为发汗剂欤？不可得而知也。

四神汤以外，尚有鸡鸣散，亦以大量用药称。此本证治准绳方，老医皆习用之，极神效。陈修园称为脚气第一品药，不问男女，如感冒风湿流注，脚痛不可忍，筋脉肿者，用无不验。其方为槟榔七枚(捣)、橘红木瓜各一两，吴茱萸、紫苏叶各三钱，桔梗、生姜各五钱，约计六两余，浓煎，于天未明时冷服，天明时大便下黑粪水，早饭时痛止肿消云，按上列七药，皆无下利作用，而大量内服能下粪水，殆亦瞑眩作用欤？观四神汤与鸡鸣散，乃知甘草大量(两以上)而起下利之说，甚可信也。

按:药量之大小，直接影响到效果。日本人谓“汉方之秘在于药量”，并非过言。药量的变更，有一定准则，如六味地黄丸的相互配伍的药量为8∶4∶4∶3∶3∶3，如不照此配剂则功效迥别。有经验的医生，用药很注意轻重，一分之上下亦有计较。目前由于药品质量的低劣，一般医生用量较大，实亦不可全然，应按病情，并参照实际效果进行临床增减。

用药要适可而止，过轻药不至病所，过量药过其病所，亦浪费药材且伤害人体；如杨氏所云黄芪强壮用轻量，实是经验之谈。有人不识此药一味以补剂量重为好，结果适得其反，引起变证百出，气壅难忍。又如大黄量少后下泻下力强；而量大反复用则力弱而反有止泻作用。中药量之大小无一定确数，这需自己灵活掌握不如西药之明确，此是中药有待进一步发展和提高的一个重要问题。

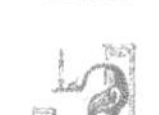
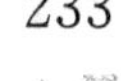

（十二）论酒与药

以医疗而用药，盖有数类。一为生药酒制，或炒或洗或浸是也，古人用此，或取其流行血气，或取其监制苦寒，或取其上行头目。炒、洗、浸诸法，以酒浸药为上法。盖植物药浸酒，其分解药之成分，比煎为佳，服时并酒下之，其吸收作用将愈速。但药物之有黏浆者，仍有待于温汤分解，酒浸不如水煎。诸芳香辛辣苦温等味，用酒浸之，可分解其成分而不失其气味。二为取酒下药，古人于寒湿诸痹、癥瘕积聚，内服汤剂，每用酒下之，此取酒之刺激胃肠促其吸收，使药力得以达病所也。三为取酒调药，外证之属于阴寒者，用之外涂。古人用酒治病不外上述三途。然酒之疗病非此三端也。考西人用白兰地、葡萄酒等以治虚脱及高热病人之心脏衰弱者，此即吾医用六味回阳饮、四逆饮、四逆汤之时，饮酒所以捷效者。盖酒精之局部刺激可以兴奋其中枢神经系统，且酒入血液又可以扩张脑及全身之血管，改善血流而虚脱可复。又高热病人心脏衰弱而有效者，也为酒之刺激作用。

酒有解热功效，大量用之，体温可以下降。盖酒能扩张血管，使体温由体表而放散，而热可解也。

酒有利尿作用，能扩张血管刺激肾脏，其结果使尿量增加。

急慢性衰弱状态之恢复期、疲劳等，酒之适量服用，可以减除痛苦，能增进消化力，间接以恢复体力，使营养改善。适量之酒可以降低脑之兴奋，可以免除体力之消耗。又因酒有轻度刺激胃壁之作用，故能使食欲增进，

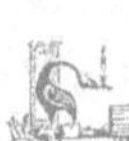

辅助消化，促其吸收。

以上皆为西人论酒与治疗之说，翔实可信，可扩充而用之也。

按：酒与医药关系甚密。医字繁体字即有用酒治病之义，可见古时用酒治病颇为广泛，《内经》有醪醴，至仲景更扩充应用。酒的作用非常广泛，其成分亦很复杂。近世对酒有种种的不同看法，一种认为有百害而无一利，一种认为有利健身。最近据有关方面研究，少量饮酒有健身延年之效，有劝君饮酒之言。酒与药，有并用者，有单独用者。酒的种类颇多，如白酒、黄酒、烧酒……。其他还有许多药酒。事实上酒即药也。

(十三)论水与温汤

本草纲目第一目即为水，计分四十余种，较以今说，似多属妄谈也。惟中医内服诸药，汤剂最多。是水与治病之关系，固不能不明矣。考以水治病，古人有温汤探吐法，多饮热水取汗法，烦渴引饮令饮冷水法以水为天然白虎汤汁，有温浴取汗法，有大热冷潠法，种种不一，而汤剂之宜热服、冷服、温服等尤非明究其理不可也。

按外医书，纯粹之水接触于生体细胞，能使细胞内水溶物质渗出，水则渗入细胞中，膨大共厚形质，甚则能使细胞失去生命力。故饮纯粹之水，胃黏膜受其刺激，则恶心而起呕吐，故古人用以探吐。对于肠能令泻下，故近人多空腹饮水以治便秘。能浸润表皮使之柔软，故皮肤病洗之可促其病组织之脱落，创伤溃疡洗之，可因轻度刺激而促使组织之新生，可因清洁而防细菌之再感染。

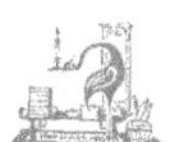

白虎汤症饮冷水而取效之理由，盖病入阳明而内外大热，新陈代谢非常亢进，体内不免有炎性产物、细菌毒素及组织之病态改变等，此时饮多量之水，则多量之水化作汗、尿等可将积滞于组织中之代谢产物带出体外故也。

温汤热服可以取汗，此为古今人所习知，可以除痉挛则理稍深矣。盖痉挛之故有二，一曰热盛而不汗解；二曰寒冷刺激，神经反射之故。解热以汗，除寒以热，故可用温汤治之。惟古人例用对症煎、以热服之，以取效。故妇人子宫痉挛而痛及一切下腹部脏器痉挛等诸腹痛疝痛等，内服药非热服不可。

大抵发散诸剂宜热服，辛烈味者宜冷服，药力峻者宜冷服，和平剂宜温服，治痛诸剂宜热服，其大概也。

按：水与温汤均系物理与化学作用之综合。水液进入人体，其变二端，一为人体所用之津液，《内经》所谓"水精四布"者也。一为人体之病理产物成为一种疾病反映如痰饮水湿体内滞留而为病如水邪凌心、水泛肌肤、水停胃脘等等。

水与药物同煎而成为药物之煎剂，起着溶媒的作用，同时本身亦起着治疗作用，如发汗剂利尿排石之品，均系大量温汤内服，以利药物充分发挥作用。因此水与温汤是理化作用的综合。

（十四）论胶浆质药物

凡药物入水或水煮以后融解而为浆、糊、膏样物者，如甘草、玉竹、天花粉、石斛、沙参、苁蓉、木耳、石花菜、地黄、小麦、米、百合、银杏、荔枝、龙眼、甘蔗以及饴糖、

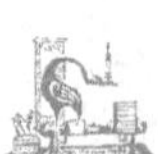

阿胶、蜂蜜之属，皆有黏性、浆汁、膏汁者也。内服此种药物，不易为黏膜所吸收，能久存于肠胃之间，故呼吸器、消化器而有炎症，恒用此种药物之粘浆以为被覆黏膜、避免刺激，以治愈之。如鼻干咽痛，喉痒咳嗽为呼吸器之炎症，古人用甘草、玉竹、沙参、天花粉、麦冬、百合、阿胶、木耳治之。胃痛、腹痛苟为炎症，即用石斛、麦冬、甘草、甘蔗、饴糖之属治之。膀胱尿道有炎症用银杏、地黄、木耳之属治之。

又药剂有辛辣味者，古人用此种药物以矫以味。盖辛烈味能刺激味神经末梢使起不快。古人辛散药多有蜜制，为矫味之意。而甘草、大枣几乎无方不加，亦此意也。此类药物，古人多用以治肺火、肾火及阴虚火旺一类之病，每奏捷效。盖肺热咳嗽，内服此等药品，则咳喉上部黏膜得其散布，外界刺激得以免除，咳嗽乃止。故其有效于深呼吸道之炎症为间接者也。肾炎为内脏炎症而分泌减退之病，用此种药物以内服之，则不特足被覆刺激，且因其黏浆足以润组织之枯燥，地黄、枸杞、苁蓉、玉竹、菟丝子等诸补肾药，皆为此目的而应用之也。

地黄、阿胶、白及、石斛诸黏性浆膏药，有效于止血。盖亦利用其黏浆性，使弥护破绽之血管也，此说为汤本求真所创。然以此治消化器出血而奏效，其理可通，但阿胶、白及亦可治肺出血及小便出血，此则难以弥护破绽血管言也。西人谓由于血液成分之膨胀及胶样物质之变化，使血液急速凝固，而然未知是否。

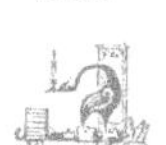

咽痛热干用牛蒡治，以牛蒡为黏浆药，取其黏浆以被敷炎灶，则喉炎自愈，而便溏泄泻则又禁用，以黏浆药

通例不易吸收，由肠管排出。没有大便不实而再用此，其下利也将愈甚。此不但牛蒡，此类药物皆宜慎用之。古人治便秘用瓜蒌、苁蓉、地黄、阿胶、蜂蜜、甘草之属，正利用其不易吸收之黏浆，由肠管排出也。

凡黏浆性药物，吾人正利用其不易吸收之故而治病，然其害亦大。盖黏浆药能妨害胃肠，对滋养物之吸收而营养易生障碍，且其不消化物因发酵而生炎症。故用此宜慎，而消化不良者尤宜注意之。

按：胶浆质药物，杨氏此论，有可信者，有臆测者，需细读细辨之。如补肾药之地黄之类的论证，不足取信。因此对胶浆质药物需看到其物理的作用，还需看到其药理作用，即药物本身功效，如牛蒡子治咽喉痛仅其清热疏风之功，甘草要其有润性需用蜜炙。只能一分为二地对待此篇之说，才足可取。

(十五)国药含有赝碱类及皂素类者

药学博士曾方广，发表下列各药，均同含有赝碱类者。

曼陀罗花、莨菪、鸦片、苦参、石蒜、麦角(即麦奴)、乌头、藜芦、山豆根、麻黄、益母草、吴茱萸、防己、黄柏、黄连、石斛、贝母、白藓、钩藤、鹧鸪菜等20种，皆含有赝碱，按自麻黄以上10药，古代本草均明言大毒或小毒，而益母草以下10种茫无谓有毒者。然益母草用于产后之行瘀止血，功与麦角相同，吴茱萸鹧鸪菜均能杀虫，与苦参相似，石蒜、藜芦均为吐剂，曾氏主治痢疾，与吐根同(即爱美丁)。则藜芦亦可治痢矣。黄连、黄柏，自来用为燥湿解毒药，殆为杀菌之功欤，防己治风痹，与乌头

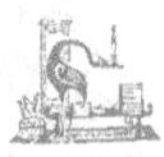

作用相同，故曾氏谓同属镇痉镇痛药，与中医见解相同，惟中医不以防己为毒剂耳。山豆根用于喉痛，岂以其赝碱能麻醉故也，钩藤为镇静剂，殆神经被所含赝碱麻醉软。惟贝母为祛痰剂(曾氏谓为止咳)，石斛为生津清凉剂，而谓皆含赝碱与鸦片同，此剂不胜敬叹也。千百年来药物，经此分析，得明真相，诚属幸事，然谓石斛只含赝碱，不敢置信。

曾氏又谓下列各药，均有皂素，有祛痰作用：款冬、沙参、远志、南星、皂荚、桔梗等六种均有皂素，经此分析乃知徐灵胎批判叶桂曰沙参治嗽之不当者，为无的放矢矣。

按：曾方广分析药理，举出数十种药物的成分，是否经过实验研究，未可全信。

(十六)小麦之医治作用

小麦治病，不仅麦奴有收缩血管及解毒作用而已，其稭有利尿作用；麦麸可治肿疡；其浮而陈者，能止虚汗；但饮麦汤，能催进利尿；若制为面，则发酵而有促进消化之功，小麦之效能有如是者。

按：小麦之作用颇广，一般入药以北方淮小麦为最，《金匮》有甘麦大枣汤治脏躁症。以后，取得小麦、麦暴花等治盗汗。麦杆有利尿通淋之功。生麦芽大量可回乳。小麦生咀可以咬头破溃以治疔疮；麸皮可以炒药，如麸枳壳。此品有药食同疗之作用。

(十七)论远志

远志者，近人多作安神剂用，西人则作祛痰剂。考《神农本草经》云其可治咳嗽，而后人从无注意者。西人

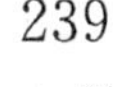

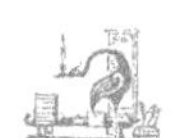

药物学谓：远志内服能刺激喉头、食道、胃等黏膜，能使恶心，故可用为祛痰剂。是远志为刺激气道上部黏膜而致咳嗽，然后排出其痰，非治咳嗽药也。故西人谓此系刺激性祛痰剂也。

按：远志西药多作祛痰用，多用易引起恶心。对于痰湿内阻之夜寐不宁者，远志配石菖蒲颇有效验。

（十八）论蟾蜍

蟾蜍治水肿疗臌胀，为古人传统方，其收效极良。考近人药物学，谓蟾蜍皮肤分泌液中，有曰"索法瑾"者，其作用与狄吉他林同。此外尚有肾上腺碱及痉挛毒素。所谓蟾酥，皆含有三种物质者也。

近人称：狄吉他林能旺盛动脉之血流，使血压升高而血管不起收缩，并使脉搏减慢，心脏之收缩功能正常。故诸心脏病起全身营养障碍，如臌胀、水肿而有分泌不良，呼吸道迫促诸候，可以升高血压，加快血流，而因血流供应不足之分泌不良以除，全身营养障碍可得臻良好。又因血压升高而动脉不收缩，故尿量可以增多而水肿随之可减。血循环状态良好，氧气之供给状态改善，则呼吸急促可以除之。夫蟾蜍含有狄吉他林，即蟾蜍之功用也狄吉他林之功用。可知古人以治臌胀、水肿，非无故矣。《本草纲目》虽不载此说，而其疗固可信也。

肾上碱功用亦能使血压升高，鼓舞心脏，与狄吉他林相同，惟有收缩血管之力，故用于止血收敛，古人以蟾蜍外治，殆为此欤。

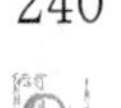

按：蟾蜍消胀磨积、解毒散瘀之功颇著。常用于小儿疳积、臌胀及癌肿病人，用之无任何毒性。至于蟾酥，

为有毒之品，用需对症，曾有人报道六神丸中毒，责其原因在于蟾酥，引起心脏功能紊乱，此不可不知者也。

按：近人经验：肝癌疼痛用活蟾蜍剖腹外敷，有明显止痛作用，可作临床参考试用。

（十九）鸭跖青

呕吐有用半夏生姜而未止者，世人皆主用吗啡，而不知用甘草（约五六钱浓煎服之必效）腹痛剧甚，世人主用苏合香丸。辟瘟丹之属，而不知用菜油（内服半杯），此为舍易就难。昔读本草，知鸭跖草能清热解毒，心知其然而未试用。日人片仓元周《青囊琐探》谓："其气味苦寒无毒，主治寒热瘴疟，小儿丹毒，尝用于伤寒温疫，热邪不解者。"取效甚多云。查鸭跖草，多生田间，蔓生而不易枯，虽枝而悬之空中十余日，一朝得雨，即便萌生，此至贱易得之物，相其治效，殆与生地知母焦栀银花四味合剂同功，片仓氏谓："伤寒启微新完方中用此。"惜未得其书。

按：鸭跖青，又各鸭跖草，效用颇广。今介绍民间治跌打损伤一方：伏天之鸭跖草新鲜采来，放入甏内，加清水密封，待来年即为澄清液，凡跌打损伤者，即饮一大碗，有解毒活血治伤之功（一大碗约 250 毫升）。

（二十）芫花商陆巴豆

芫花商陆巴豆，皆为峻下剂，而皆有发泡作用。三药刺戟异常强大，前人使用皆以小量，并以药监制之，巴豆去油法，或以他豆同炒，使巴豆油渗入他豆而弃去之，或压榨其油而用豆滓（古称巴霜），使巴豆之毒得减少也。商陆根则以豆或豆霜同等分量和蒸，而生豆与豆叶

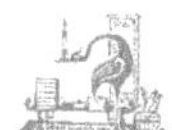

复曝干切用之，亦减少其毒之意，故伤寒论有商陆水服杀人之说。芫花则以醋和煮十余沸，复浸水一宿，取干燥用，亦减少毒汁之意。故陶弘景曰："用当微熬，不可近眼。"盖其刺戟性与巴豆同也。凡此三药内服，均起剧烈之水泻，及既泻以后，肛门直肠内有灼热之苛辣感，盖药之剧泻作用，正在其强大刺激，使肠壁起一时性炎症，因而肠之滤出机能亢进而起剧烈之水泻也。但三药暴烈，不但其药本身须减少其毒，即制成后仍须设法监制之，故芫花内服之加枣，商陆之和糯米，巴豆之佐代赭石等皆和缓刺激限制副作用之意。又此三药皆可外用为发泡剂，或刺激剂，或引热外出剂；用于肿疡初起有效。与其毒性较少而医治作用相似者，尚有蚤休与射干，蚤休、射干均可外用作刺激剂以治肿疡，大量内服，亦俱起泻利作用也。

依本草记载，芫花主治咳逆上气痰鸣咽肿，与射干作用全同，此亦可玩味者也。

按：芫花商陆巴豆均为峻泻之品，为减少毒性并使用药安全多经炮制后用。炮制之法，杨氏论述颇足传法。

商陆为利尿通便剂，品种较多。民间治风湿痹痛，用白色商陆根 30 克加猪蹄同煮服用。据云，红色商陆根有毒，不可内服。有人误作参类，认为有补益作用，此乃取其形象参也，绝无参样的作用。芫花可以漱口（不可下咽）治牙痛有效。巴豆外敷可以冷灸起泡。此均为民间有效之疗法，故录之。

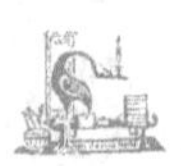

(二十一)防己之作用

防己，吾人通用以利水湿，仲景则以此治风痹，夫风痹诚不免有湿毒；然日人所精制之防己素注射液，绝不见利尿作用，向尝疑之。及见刘绍元说明谓："防己具有麻痹肌肉神经结合点之特殊效用，服小剂量则利尿，大剂量则其抑心之作用（即麻痹肌肉作用）。"始知用以利湿宜用小量，以治风痹宜用大量云。

按：防己分汉防己、木防己二种，汉防己长于利水，木防己擅于祛风。目前均用汉防己或二者通用之。防己古今多用于祛风湿止痹痛，近人试用于高血压患者有一定疗效且无明显副作用。西医已将此品提炼成为汉防己甲素又称喜美林，作为祛风湿药应用于临床，扩充用于高血压亦有此品。

(二十二)益母草与红花

此二药为国医对分娩后必用之品，具有通经祛瘀作用。刘绍元博士之研究，谓二药对于动物试验，无论受孕或未受孕之子宫，以益母草或红花流浸膏注射之，其子宫肌立即紧张及伸缩作用均甚持久，因而认为刺激子宫之特效药。故产后服之，可以止血，迫使子宫恢复正常状态也，按二药既能使子宫起紧张与收缩，则妊娠之不可用明矣。

按：益母草与红花为妇女调经之要药，有活血化瘀之功。益母草又有利尿之功，因此，肾炎水肿亦可用之。红花少量三至五克有养血和血之功，量大有破血耗血败胃之弊。红花常配伍桃仁运用如桃红四物汤，清·王清任主张活血化瘀即重用此二药。

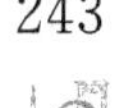
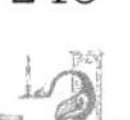

(二十三)麦角与硫黄

麦角即吾医麦奴,系稞麦之黑色寄生菌,麦将熟时有之(效力以新药峻,陈一年者减半),西医但用之以催进陈痛或月经过多时服之。谓其有收缩血管之功也,吾医则用以治阳毒温毒,热极发狂发斑、大渴之证。陈延之小品方最先使用,名麦奴丸,古今录验名高壹丸,朱肱活人书谓伤寒阳毒,热极似狂者用黑奴丸一丸,汗出或微利即愈云。陈修园从众录伤寒附法口诀云:“阴毒还阳石硫黄,阳毒黑奴小麦疸。”即小品方;以麦奴、黄芩、麻黄、芒硝、火黄、釜底煤、灶突烟等分为末蜜丸,重四钱,新汲水下。谓:“服后若渴饮冷水者,令恣意饮之,须臾自当寒振汗出,腹响微利而解也;若不渴者,恐是阴极似阳,服之反为害耳。”麦奴经历代试验,其效如此。

硫黄内服,西医仅作泻剂用,与吾医用半硫丸治便秘同。近有倡硫黄疗法以治梅毒性淋毒性痛风者;但吾医有金液丹,治虚损百病;有还阳散(硫黄末二钱水调下)治伤寒阳毒、四肢厥冷,陈修园谓:“服后良久,寒热不出再服之,汗出愈。”而仙方家视硫黄为长生之品,是西医犹未知扩充用之欤。

按:麦角,西医妇产科广为应用以治产后子宫收缩不全而大出血者,稽考古籍,我国早已应用临床。硫黄,目前主要外用为主,内服以半硫丸入药,至于温肾壮阳,张锡纯最为推崇之,然必须用硫黄之上品有效。只有耗阴之弊。

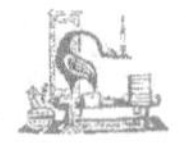

(二十四)苦胆

动物胆汁大抵味苦,然亦有不苦而甘者。新鲜牛胆味甘，为余所亲尝。但埤亚称："诸鱼中惟鲤鱼胆甘可食。"又云："蝟胆甘、栋蜜苦。"则余未曾验它。又都公潭纂谓："蜂酿黄连花则蜜苦，猴食果多则胆甘。"当非虚设之辞。

按：胆以味苦居多，杨氏亲尝味甘之胆，确令医家引为重视。按五味各归各喜者，味甘之胆与苦胆，则功效当非一同。

(二十五)木鳖子

木鳖子亦称马钱子，有大毒，其毒质西人名为士的宁，有缓痛作用。西医常用治胃肠神经证，用量极微，顾时珍纲目意谓："此品苦寒无毒。"吾亲遇某医，用番木鳖一钱，治五岁小儿之麻后喉病，而收卓效。纲目亦谓可治咽喉痹痛，用法为含之咽汁，或磨水噙咽。疡医大全喉风门；有用番木鳖一个冰片二分，研细吹方。杨拱医方摘要：治喉痹作痛，用番木鳖青木香山豆根等分，为末吹之。又唐瑶经验方，治缠喉风肿，用番木鳖仁一个，木香三分同磨水，调熊胆二分，胆矾五分，以鸡毛扫患处取效。此皆本品一钱以上煎服，余实未之前闻，兹检旧申报(二十五年夏)谓"木鳖子可治疗各种毒症"，特抄如下：

十日哈瓦斯电：巴黎国立医院医生贝棱，试用木鳖子精，治疗各种毒症，即中毒最深者亦可应手而愈。贝氏觉察患白喉之人，其症状与吸入巨量安眠药者，颇有相同之点，曾用大量木鳖子精，治疗安眠药毒，辄能治愈，乃以同样方医治白喉，其法参照病人体重，每重一公斤，每日注射木鳖子精半毫克，历五十日之久，经其诊治

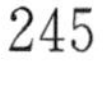

者，二十三人，皆告痊愈。”

按：本品主治喉病，前人已有验方，而治白喉有效，经此证明，可信愈确。但本品过量用之，每见抽搐，纲目谓无毒，大抵对症用之，非大量亦无害之意。

木鳖子，为辛热大毒之品，用之适当效若桴鼓，常用于风痹顽疾有卓功。

(二十六)超过爱美丁之治痢药

龙牙草可治痢疾，曾闻诸某草泽医久矣。以未深信，故不试用。吾乡杨若鹏将军，于二十九年，任钱江岸军指挥官，由前线归来，谓军中患痢者甚多，西药爱美丁，不胜供给，取乡人验方，用龙牙草一味煎服汁，病院中百六十余人，皆次第经四五日而全愈。昨读社医报，有西医刘以祥之报告如下：

余在闽时，某同事患阿米巴痢甚剧，注射爱美丁，及用凡脱个内服，均无效。人极羸瘦，衰弱不堪，最后回家，服龙牙草，不过一星期而全愈；又友人某君患阿米巴痢，用爱美丁注射，毫无效果，改用龙牙草煎服，一次而愈；又日本东京帝国大学农学部彬田磐氏，在杂志上介绍此药，有详细之记载，称为下痢之神药。

用时将龙牙草一二株洗净，截长约一寸，加水二三杯，煎至一杯服之，每日二或三次，无论如何顽固之痢，均可治愈。按吾人之观测，其药不仅有收敛作用，而且有杀菌作用，故对于各种痢疾，均能奏效也。

中医界得刘以祥之报告后，有叶君橘泉，亦用此草治痢，有收效卓著之报告二则。余经此启迪，固取本草纲目读之，则更有明白之记载，如苏颂谓：“赤白下痢初

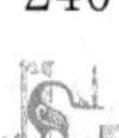

起捣为末，每天饮服一钱七，无所忌。”医方摘要亦谓：龙牙草五钱、陈茶一撮煎服，治赤白痢神效。但李时珍谓：本品有破血消肿之功，可治癥瘕、久疟、经闭、鼓胀云。

按：龙牙草系仙鹤草，可以止血止痢，民间享有盛誉，干品较鲜品功效略逊。除止痢外，尚有补虚之功，其方即龙芽草 30g 加红枣十枚同煎，故民间又称其为脱力草。

（二十七）百部之作用

二十年夏与亡友张寄庵先生，同寓杭市。困于蚊扰，张君谓：百部本草云能杀虫，必能杀蚊。即向药肆购百部五钱捣碎，先聚蚊帐内，再取百部粉燃之，烟气所及，蚊纷纷落帐下死。其功与除虫菊无异。知本草杀虫之说可信也。然本草谓能止咳，余用之有效有不效，治传尸骨蒸劳效力，殊不可见，治八角蝨，则有特效。治肠寄生虫尚未试验。若用之有效，则此物微苦，小儿可以大用者。

西医余云岫，对百部有精确之研究，谓：“此药在我国用之于皮肤病洗涤之剂，用之于肺病内服之剂，以为有消毒杀微生物之功，余用此膏（即百部水煎为膏）以敷于急性亚急性之皮肤湿疹之非有强度分泌者，殊有卓效，用之内服于胃肠病，亦觉有功，轻度之痞胀，轻度之泄泻，恒用之有功。又可以为防腐剂，夏秋之交，药水之常服用二三十日者，每易变味，用此膏入药水中，可以防止也。”此实是补本草之所未及者。

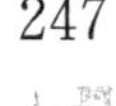

按：百部之功效，本文例举颇详。百部能杀蚊虫尚

未见闻。读者不妨可以一试，制成防蚊香。

(二十八)论松脂

东坡墨帖云："松之有利于世者甚博，松花、脂茯苓皆长生；其节煮之以酿酒，愈风痹，强腰足；其根皮食之，肤革香，久则香闻下风数十步外；其实食之滋血髓，研为膏入醴酒中，则醇酽可饮……。"其数松之有利如此，而松之药物作用，厥为松脂。

松脂亦名松香松膏，有自然流出与人工蒸取之别，其自然出为白色，蒸取而得为暗红色。皆含有主要成分之松节油，古人亦知蒸之。苏颂本草谓："火烧松枝取液，名松脂云。"则不去脂粘，非如近世所用，无色液体之松节油矣。

松节非必取诸松树，凡松柏科之树干、皮、枝、叶，皆含有。而可以法蒸得之，其医治作用，可得而言者为。

1. 本品能溶解脂油，且有挥发性，故能透过皮肤黏膜，而侵入组织之内。昔人利用此作用，以为擦剂。以治神经痛，风寒湿痹等。或制为乳剂，以治冻疮，及弛缓性溃疡，以促其治愈。

2. 本品杀菌力强大，前人常佐他药治疥癣白癜、秃疮恶疮烂疮，而收著效。

3. 松节油单纯内服，常引起急性肾炎，若煎服松枝松叶，则含量减少，虽大量无妨，此前人治风痹历节，所以常用之也。

4. 西医有用本药，治化脓性气管炎、肺坏疽及慢性支气管炎，以为祛痰剂者。中医无人用之；唯圣惠方：治肺痈痰阻，用杉木屑二两、炙皂角三两为末，口服。杉固

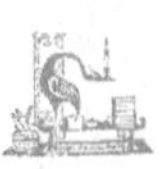

与松同科也。

5. 六朝时代，多饵松脂，谓可辟谷延年，本经列为上品，其制炼之法颇繁。此物入肠凝积不易吸收，而营养价值殆不易知，内服不易饥饿或可信，谓能延年，未见其然。

6. 西医有用本品，作为利尿剂者，中医无人用之。但松脂埋地年久而成琥珀，此中医用为利尿剂者。

7. 古人所谓松澉，即西医称为木爹耳者，削松树根，束而燃于盛水碗上，上盖密不通风，碗盛于有水大桶中，约半日许，即得黑色之半流质体，此吾乡人所常制者，此物内服，能行气化痰，对泌尿器病、慢性咳嗽，有良效。亦可化为气体，令病者嗅之。又此品五分黄蜡二分炼和，以治牛皮癣、湿癣、秃疮等有效。

按：松脂的功效杨氏例举七条，读者可需取舍。目前松脂已少入药应用，唯琥珀多用之，琥珀安神利尿活血运用极广。松针据分析含有维生素 A，民间亦在应用。至于长生延年之说此为臆测，毫无科学性。

(二十九)斑蝥之特殊治疗——壮阳与破淋

芫青、斑蝥、葛上亭长，皆同物而异名。其物剧毒，中西医俱用为引赤发泡剂，而少内服。二十三年秋，余寓保定，曾亲见某孕妇为坠胎服干斑蝥钱许，而起剧烈之吐泻与疝痛，不过八小时而毕命。西医制为斑蝥酒，以斑蝥粗末一分，浸酒精八十分，经七日后去滓，再加酒精足八十分而成，每服五滴至二十滴，治阳痿与小便淋沥。盖本品内服，有壮阳之功。深师方，亦偿以此治疗淋病。与别录称能破淋者同。兹抄于下：

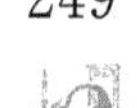
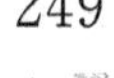

"取葛上亭长，折断腹，腹中有白子如小米三二分，安石板上，二三日收之。若有人患十年淋，服三枚，八九年以近，服二枚，服时以水少许，着小杯中，爪甲研之，当扁扁见于水中，仰而吞之，勿令近牙齿间，药虽微小，下喉自觉至下焦淋所，有顷药作，大烦急不可堪者，饮干麦饭汁，则药热止也。若无干麦饭但水亦可耳，老小服三分之一，当下淋疾如脓血，连之而去者，或如指头，或青或黄，不拘男女皆愈，若药不快，淋不下，以意节度，更以服之。"

按:本药治淋，依深师所言:殆局部发热之作用耳。

按:斑蝥，不可妄用，为大辛大热有毒之品用之不当可见尿血不止。因其破血作用甚强。

(三十)连钱草

时珍本草纲目谓，连钱草即积雪草之别名。观其所引主治及形状，颇有相歧，积雪连钱二名，殆非同为一物也。此药时人不用，日医反广用之，谓治小儿病疳，有著明效验，而于感冒性发热倦怠时，用之有效。陈藏器亦谓:"主暴热，小儿寒热，腹内热积，捣汁服之。"则日人所治，非异撰矣。

按:连钱草与积雪草，实为二物。然以连钱草命名者较多。连钱草又名遍地香，具有芳香之气，可治肾炎水肿、黄疸等病。积雪草则不然，但均有利尿之功。还有金钱草，亦有称连钱草者，故无学名殊难分辨。然此类药物均有雷同功效。

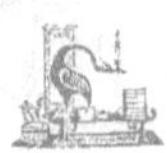

(三十一)曼陀罗花及闹洋花

二药皆毒剂，诸含阿忒罗品之主要成分，与莨菪同。

吾国除草泽医使用外，药肆视为禁品。然治疗作用异常伟大。吾尝亲见服用者四五人皆收良效。亦尝见中毒者二人，一则神经发扬而舞蹈，一昏迷厥而如尸，皆服用过量故也。

考前人记载本经于闹洋花，主治温疟、恶毒、诸痹，此今草泽医，恒用之者。李时珍于曼陀罗花，“主诸风及寒湿脚气煎汤洗之”。又主“惊痫及脱肛，并入麻药”，皆镇静麻醉剂也。

西医对此二药，或制膏剂，或制酒剂，应用尤广，剂量规定甚严。林房雄博士谓：曼陀罗药 3 克，与烟草 6 克，混合燃吸，可以镇咳治喘。又用叶 0.5 克煎服，可治腹痛，其子 0.5～0.7 克煎服，可治下利，作止泻剂。又叶研细，与五倍之饭相和合，糊于纸上，作为罨料，可治神经痛痹通。或作为锭剂纳入阴户，可治月经痛，入肛门可治痔痛及里急后重。

闹洋花之主成分与曼陀罗同，故内服可以止痛宁神，又能平肝安胃宁肠，服鸦片不效者，服此药有效。

按：二药均为麻醉性止痛剂，用量不宜过重，重则毒性大，可见种种副作用。此药不能乱放乱采，因其止痛有伟效，故病人不解，以达欲愈，反致中毒者不鲜。

(三十二)收敛剂——棉子

赵学敏本草拾遗，于棉子记述其医治作用有二：①作为收敛剂用，凡内外出血痢疾淋带痔疮等，皆主用棉子仁炒黄内服。②作为强壮剂用，凡肾虚阳痿种子精冷等生殖器衰弱症，皆主用棉子仁熬去油为丸内服。因收敛剂，故后世变而为调经之强壮剂，因棉子油有毒，或主炒黄减油,或主除油以用滓,近人研究棉子油粕,含甲维生素颇多,故可作为强壮剂用。缘棉子味辛而涩,故具强壮收敛作用,西医谓棉根皮煎服,可调经助子宫发力与麦角同。

按:棉子酚可以做为男子避孕药,目前正在进一步研究,上述诸功,可资参考。

(三十三)戎盐

名医别录云:戎盐一名胡盐……。北海青南海赤,按煮盐,晒盐,凡海滨及盐池所制者,其色皆白,独岩盐,系自然结晶,每随附近泥色而异,故有青赤之分,其药物作用则青赤白一也。

(三十四)石膏西瓜退热之伟效

体温持续增高,至如近人所谓,稽留性热者,多现渴饮大汗,神识昏迷状态,此伤寒论所谓阳明胃热。用石膏或西瓜,每奏奇效,此病炎暑时常见之,兹录袁之才自记医案一则以徵之。

丙子九月,余患暑疟,早饮吕医药,至日旰忽呕逆、头晕不止,家慈抱余起坐,觉血气自胸偾起,性命在呼吸间。忽有同徵友赵藜村来访,家人以疾辞,曰"我解医理",乃延入诊脉看方,笑曰:容易。命速买石膏加他药投之,余甫饮一勺,如以千钧之石,将胃肠压下,血气全消,未半盂,沉沉睡去,额上微汗,朦胧中闻家慈叹曰"岂非仙丹乎",睡须臾醒,君犹在坐,问思西瓜否?曰想甚。即命买瓜,曰凭君尽量,我去矣。食片许,如醍醐灌顶。头目为之轻,晚便食粥。

按:夏月之西瓜有天生白虎汤之称。石膏又为白虎汤之主药，对夏月高热之证，如阳明经证及暑湿伤津之温热病，病在气分用之颇宜。此作用千古如是，洵非虚妄之言哉。

(三十五)紫菀之通便作用

凡排痰药，皆可移作排脓药；凡镇咳药，多可移作轻泻药；前者如贝母、桔梗、薏苡、皂荚之属，后者如杏仁、瓜蒌、前胡、牛蒡、枇杷叶、紫菀之类。此为余五年前，独有之心得，今读北窗炙輠录（宋施彦执著）正有紫菀通便一条，录如下："蔡元长苦大肠秘固，医不能通，盖元长不服大黄等药故也，时史载之，未知名，往谒之，阍者龃龉久，乃得见，已诊脉，史欲示奇，曰：'请求二十钱。'长曰：'何为?'曰：'欲市紫菀耳!'史遂市紫菀二十文，末之以进，须臾逐通。元长大惊。问其况，曰：'大肠肺之传送，今之秘无他，以肺气浊耳！紫菀清肺气，此所以通也。'此古今所未闻。"

用紫菀、杏仁、枇杷叶等合用通便，王孟英屡用之，称曰灵其气机，实则此等药，正有轻泻作用耳。

按：紫菀等排痰药移作排脓药，仲景早有经验，以桂枝汤、千金苇茎汤、外台桔梗白散治肺痈成脓之证，方中桂枝、贝母、冬瓜仁等均为排痰药而作为排脓药用。后世多学此法，脓从痰治如仙方活命饮中之象贝亦此意也。

镇咳药移作轻泻药，此即开肺以通腑之义也。肺与大肠相表里，肺气肃降，腑气得通，大便得下，前贤所订五仁汤，查《方脉正宗》治大肠燥结不利用杏仁、桃仁、瓜蒌仁、川象贝、胆星为丸吞服，此等经验亦就是杨氏所论

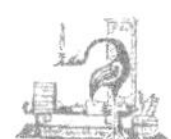

镇咳药移作轻泻药之范畴也。

(三十六)蚯蚓解热之作用

以解热剂使用蚯蚓者，先见于弘景别录，次见于陈藏器本草，均主伤寒伏热狂言，天行诸热，小儿热病，或以盐化为水，取汁饮，或去泥焙干作屑服，而江民莹名医类案有陈斗斗父及何氏仆病疫二例，佥以一味蚯蚓服之愈。蚯蚓解热之效，诚显然已。又普济方云，梁国材言洋洲进士李彦直家，专货五福丸，一服千金以湖十口，梁传其方，即以生蚯蚓一条研烂，入五福化毒丹一丸同研，薄荷汤下，治小儿急惊，亲试屡验云云。按小儿急惊，大抵天行热病，体温高至摄氏四十度时之抽搐症耳，以蚯蚓解热则抽搐狂乱自止，嗣后应用渐广。故李时珍谓："能主治伤寒疟疾大热狂烦……头风齿痛风热赤眼，以及大人小儿小便不通。"则解热以外兼有利尿作用矣！此药经上海德医传入欧洲，精制而为高贵之解热品，经日人卫生试验所分析而未得成分，林方雄博士谓："能解流行性感冒和其他感冒之高热。"皆根据吾国古方而收治验者，乃吾医界竟不知用以解热，反谬作祛风药用，则不思之甚矣。

按：蚯蚓即地龙，一般以广地龙入药，除解热熄风外，尚有止咳平喘之伟效；顽固性支气管炎，有解痉平喘之功。据湖北朱曾柏氏 1980 年第 8 期《中医杂志》报道用地龙、杏仁、桃仁治愈一例十余年顽固性哮喘，可知地龙作用之大。而该药未有副作用，小儿老人咸可应用。

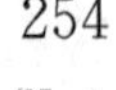
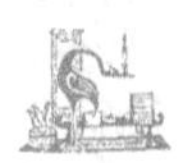

(三十七)麝香之强心作用

余十年来之研究与治验，以为麝香强心之效速而力短，如西医之樟脑剂、蟾酥之效缓而力久。如西医之毛地黄。屡经比较，其理愈彰，兹先就麝香一论述之。

麝香在汉魏以前，只为贵人佩戴辟恶之品而不入内服药，嗣后应用渐广，取历代本草研究之，大约可分六途：①为合于其他药物，制为粉剂，以治慢性溃疡，盖取其局部刺激，促其制腐并肉芽生长之效。②为制成膏药贴诸皮肤，用于痹性疼痛、打仆损伤，局部瘀积等。以为诱导之用。③为合于散剂内服，以治胃肠搅乱之症，如顽固呕吐，肠内容物腐败发酵，而发胀满绞痛，以防腐制酵之目的，前人所谓行气也。④用于一时性心动停止之症，如古人称为客忤中恶中暑。而王好古所谓："治一切恶气及惊怖恍惚者。"盖麝香内服吸收后，能兴奋呼吸中枢血管神经中枢及心脏之肌肉，故用之一切虚脱状态，可以兴奋其呼吸与心脏之动作也。⑤用于一切热性病而现闭证症（即虚脱症）时，以麝香与之，即现兴奋与解热之功，如至宝丹、紫雪丹、苏合香丸，皆任用麝香是也。⑥用于小儿惊痫，亦维持心脑之力而已。

考古人应用麝香可谓六类。至今，然绝少单味用之，盖习用复方故也。且古人脑麝连称，各种成药大抵亦二者并用，实则龙脑（即冰片）之药治作用与麝香同，而龙脑者可以人工制造，使樟脑还原而得也，然古人对麝香用途尚有未尽者在，如无力性肺炎，如老人支气管炎，如小儿肺炎或气管炎，如古人称为哮胀者，若失清解机会，脉现细数时，用本药每奏一时之捷效（此由得之西医之临床经验曾实验而有效者）。

按：麝香，功效卓著，用途极广，然药源极乏，目前有

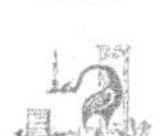

人工制造者，亦有用灵猫香代替之。麝香尚有极强利水作用，据人介绍对肝硬化腹水膨膨用麝香 0.05 克吞有很好利水作用。其次外用治陈伤风湿性关节炎等痹痛，麝香有极强走窜作用。目前多作外用。

(三十八)酸味药之作用

中医习用药中而酸味最甚者，为乌梅、萸肉、五味子、白芍、木瓜五品，乌梅自来用为杀虫止泻剂、清热解毒剂；萸肉为强壮收敛剂；五味子为镇咳祛痰剂、清火收敛剂；白芍为和血止痛剂、为清热泻火剂；木瓜为理肝和胃剂。但此五品，皆有共通之酸味，而酸味药，殆可治某种之胃病，古方加减思食丸，除茯苓草及麦芽四味外，有乌梅四两木瓜半两之处方，以治消化不良。叶天士有酸苦泄热。甘酸化阴之说。盖胃之消化，有赖于酸之分泌；如胃酸减少，即发种种消化不良症状，如呕吐痞满疼痛下利便秘，皆可蜂起，其时而予以酸剂，则诸症可以轻快，然临床不多，每每不敢使用酸剂，因胃酸过多之胃病。其所现症与此相似，若贸然服用，胃病必将增剧故也。老于此者，一诊便知。盖胃酸缺乏病人，其舌必绛，其味必苦，其口必渴，而两便必热，其脉必弦而洪，其人色泽必红光焕发如无病人者，历代诸医真能解此者，唯叶天士。能举症告人，确然不惑，则自鄙人始。

按：酸甘化阴，酸苦药用于胃酸不足一般表现为胃阴匱乏之证如杨氏所言舌绛、口渴等证；上述所举五味酸药亦各有主功。凡酸味药亦不一定都能增加胃酸，而酸主收敛，因此，如五味子，萸肉有收敛之作用常用于盗汗、遗精等证。白芍木瓜能缓急止痛，常需配甘缓之品

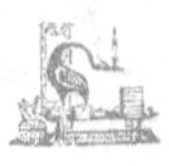

如甘草、参、芪等。乌梅有杀虫祛腐之功内服以驱虫，外用以平胬。因此有共性亦有个性。

(三十九)论密陀僧

密陀僧之成分为氧化铅，能消积杀虫消肿，有毒，故外用。对治疗及面膏为要药，本草纲目于口疮、鼻疮、面皰、皮肤上各种斑点、臁疮之属皆用之，但内服用于镇怯治惊，亦有著效。洪迈夷坚志谓："惊气入心络，喑不能言者，用密陀僧末一匕茶调服即愈。昔有人伐薪，为狼所逐，而得是疾，或援此方而愈。"此正镇静之功，与二药所论大同。

按：铅有止涩功，于出血性病尤效，大明本草主治镇心，治惊痫咳嗽呕逆吐痰，此镇静之功也。顾密陀僧为有毒物，圣惠方主醋制后研服治顽痰；又云煅黄后研服，用量在 6 克 3 克之间云(又查密陀僧为赤黄色，本系铅燃烧后之结晶体，无取再行燃烧云，用醋则尚有理。盖密陀僧久置空气中，徐徐吸收炭酸气，成碱性碳酸铅)。医宗金鉴之主用密陀僧一味截疟，大人七分，谓咸良效，殆杀虫之功欤。

按：密陀僧，系外用药，民间用治狐臭，至于内服已很少用。非全是氧化铅，内含有多种成分。

(四十)代赭石

市肆出售之代赭石，为粒状或土状之赤铁矿，其成分为氧化铁，含有赤色土，研之作朱色，我国用以入药久矣。自仲景旋复代赭石汤以后，皆习用为平肝之剂，于胃肠病现功能亢进状态(如噫气呕吐腹部跳动……)，而有著效，但代赭石本含赤色土，有止泻作用，捣细而内用

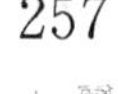

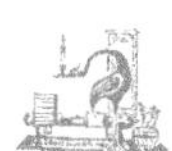

外用，对于出血、下利诸症，亦有著功，大可扩充用之。

按：代赭石之平逆之功，临床广为应用。据人经验，代赭石必须研细入药，否则功效不显，故需令药店将代赭石打细入煎。

（四十一）金鸡勒之历史

查慎行人海记云："上（指康熙）留心医理，熟谙药性，常谕臣等云'方书记载汤头甚多，若一方可疗一病，何云屡易。西洋有一种树皮名金鸡那，以治疟疾，一服即愈。可见用药只在对症也'。又云'余宗人晋斋自粤东归，带得此物，出以相示，细枝中空，俨如去骨远志，微辛'。"而记载本品最早者为清汪昂之本草备要，述其作用为："发表止痛截疟神效。"谓霜由炼而成，性尤烈云。当时金鸡勒，已普遍使用于朝野矣。但金鸡那本产南洋群岛中；明清之交，因以南洋为西洋者，赵恕轩本草拾遗记："粤番相传，不论何疟，用金鸡那一钱、肉桂五分同煎，一服即愈。"考之西史，当十八世纪初叶，有法医某，携本品归国治疟，英法二国医生，群起反对，以为有伤生理，不知吾国当十五世纪时已正式采用，见于本草记载矣。自荷、英人占领南洋群岛，鉴于本品治疟特效，旋行垄断，于是原植物皮无法进口，中医界相率遗忘，试观道光之后，吾医著作与时俱增，然绝无对本药之只字研究，最近五十年来，吾医界反视本品为西药，不屑使用，不知吾祖先早已用于四百年以前矣。

按：金鸡纳霜树治疟，中医早有记载，目前治疟多采用西药，已少用中药了。需知西药源在中药之中。此文可证。

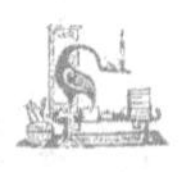

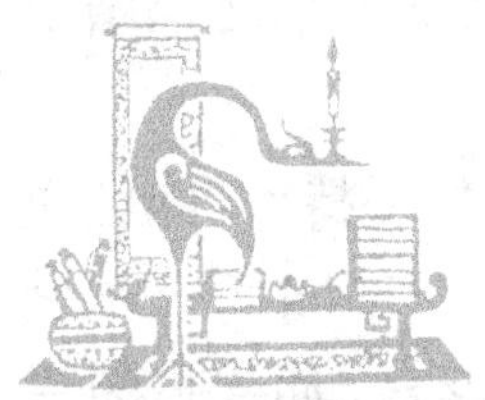

六、杂　论

(一)死与生

孔子曰:“未知生,焉知死。”此在论人生则然,论治医则不然。夫治医者,贵能转危为安,死里求生。故不知死不足以治生,则辨死之要矣。抑死之与生,犹日夜相代乎前而难得其联。有壮人无故而暴绝者,有劳损羸瘠而全其天年者,有身冷尸厥数日而复苏者,有一瞑不返而仍腹热茎举者。惟人必如何而为真死,如何而为假死,如何可以施救,如何则归而不治,此医者所当急辨之也。

死者,全身生理功能永久停止之谓也。其原因虽多,要不外脑、肺、心三脏之间接或直接障碍,停止功能。西人称此三脏器为死门,由此也。病理学则列举死因如下:

1. 由于心脏静止,心动麻痹。

2. 脑髓麻痹,由血液运行障碍波及脑神经系统之中毒作用,或因脑震荡,或因反射作用,致延髓之呼吸中枢及心动中枢麻痹者亦死。

3. 由大血管破裂或体腔脏腑三大出血而死。

4. 衰弱，因饥饿、疲劳、素有毒性代谢产物之郁结及自家中毒，以致全身营养障碍而死。

5. 氧缺乏而窒息者。①血液中之氧保持者（即红血球）减少；②由于循环障碍之红血球分布不同或分布之障碍；③呼吸障碍，不能补充体内消耗之氧（如气道闭塞或空气中氧稀薄等）。

死有卒死徐死之别，其症状则大抵一致。人当濒死时，因诸脏器功能为最后之痉挛运动。则为死战；随意筋不能如意运动，则筋肉弛缓；呼吸筋作用减失，则呼吸幽微；肠括约筋麻痹，则下利；膀胱括约筋麻痹，则遗尿；气道分泌物不能由气道排除，则痰郁如塞，与出入之空气接触，则痰声如拽锯；心脏运动幽微，则脉细若断若贯索状；因心脏筋肉障碍，则脉结代；体温亡失，则厥冷；贫血则皮色苍白；视神经反射消失，则瞳孔反应不存在；角膜失其固有之光泽，则眼失神；颜面筋肉消失则憔悴，颊部陷波，鼻梁尖锐；另有死前温度升腾，面目戴阳，俗称回光反照或残灯复明，属危笃险象。

古医书之所谓厥脱，与热症分利甚之战汗（叶天士温热论记载）其实皆假死也。其原因虽多，要之为生理功能之非常衰减，古人用参附姜对症治之，意在兴奋全身生理细胞之功能也。其真死与假死之别，有方法可辨。或持烛火于鼻前，检其动摇否；或置镜于鼻口前，视其生云翳否；或贮水满怀载于心窝，观其溢出否；用卧龙丹搐鼻，检其发嚏否；或用光射眼，察瞳孔收缩否；或触角膜，观有反射闭锁否；或用银针刺肌，血液良好否；或

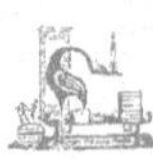

用生南星或以烙铁，贴触皮肤，观其能发赤否；若久病则可以切脉知之，以此验之，真假判然矣。

吾国先民于医理诚不及今之外医，而审症固有极精确者，辨生死亦其一端也。惜前人著作中每多以偏概之说，不加厘定，难为全信。兹分类述之，以资参究。

呼吸系统证候：

气微弱：为虚症非死症。

气喘：多为痰热甚，非死症。久病有此为心弱，为败症。

鼻扇：新病有此为危症（如肺炎）可治。久病有此为死症。

鱼口气粗：死症。

痰声拽锯：死症。

息高：热病下后见此必死，久病须参旁症。

鼻鼾：危症。

气息坌涌（指喘息大起大落，鼻孔若异常狭窄者）：为危症，古用牛黄夺命散治。

气咽（有入无出）：为危症。

音喑：暴病为肺热，久病为肾败。

窒息：死症。

脑神经系统证候：

戴眼（即双眼上翻）：为热入脑，属危症。

抽搐：重症。

脚踡：危症。

手颤：新病有此，为延髓病，极危。久病为风，可治。

项反折：为热为风，可治。

昏迷不语:重症,尚可治。

喜暗恶明:面暗向里:为阴症。

病人性情反常:常为死候。

目瞪而呆:危症。

舌卷囊缩:死症。

寻衣摸床:为脑病,死症。

头项痛伴吐:为脑病,危症。

不知羞耻:重症。

半身不遂:骤发为死候。

手撒:神经麻痹之死症。

泌尿消化系统证候:

大吐大利:为脱液、亡阴危症之先兆。

自利遗尿:为膀胱直肠麻痹,久病为死症,热病为危症。

呕血、脱精:危症。

绝餐不食:危症。

久病自利:危症。

腹部陷没:重症。

非肿胀而腹膨大有形:危症。

小便不通,高突有形:有尿毒之变,危症。

高年噎膈:死症。

高年单胀:死症。

吐粪汁:危症。

胀满不可施补泻:死症。

血行系统证候:

肢冷过肘、膝:危重症,为热为塞宜参兼症。

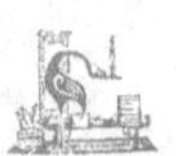

无脉：重症，若见其他证候，多为死症。

脉躁疾、脉数一息八九至、脉迟一息一二至，脉如鱼翔虾游，脉结代，阳症得阴脉，趺阳无脉，巨里动数或不动，脉无胃气皆心气将绝或已绝之征，为危症。

人迎（颈脉）跳动：危症。

唇爪青紫、郁血：皆心脏证之重症。

形神与证候：

颜额黑暗：肾病，有死之倾向。

眼上睑现黑斑，其他处皆无：死症。

鼻旁青：危症。

环唇青：危症。

唇黑：死症。

齿枯唇焦：死症。

舌绛而干：重症。

舌干焦：死症。

面蒙尘垢（即晦黑色）：危笃症。

肌肤甲错：死症。

爪下青兼气促：死症。

病未传爪下深红：死症。

瞳孔散大或无反应：死症。

小儿囟门下陷：险症。

天柱倒折：死症。

汗出如淋：亡阳危症。

汗出如油：死症。

发直：死症。

耳轮枯槁：肾败，为死症。

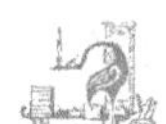

目失神：死症。

大肉已脱：死症。

眼球陷没：危症。

久病面赤：戴阳，为死症。

舌齿枯黑：死症。

发黑疹、黑斑：死症。

手足厥冷、烦躁：死症。

痉厥不还：死症。

腓肠部痉挛：重症。

指纹陷凹：危症。

内闭外脱：死症。

头倾视深：死症。

辨别证候之为重为危，为治为不治，能将上列诸症融会贯通之，可判然矣。惟诊脉一端，失之简略，当另篇详之。

内经有五实、五虚皆为死候之说。以脉盛、皮热、腹胀、前后不通、闷瞀为五实。脉细、皮寒、气少、泄利、饮食不入为五虚。由今观之，谓病重则可，谓死候则不可也。后人之虚劳十绝，则无一而非死候矣。“如气短、目无精光……鼻虚张，气短……面青、眼视人不直、数发泪……面黑暗黄、素流汗……泄涎唾、时时妄……爪青、恶骂不休……背脊痠痛、腰重、翻复难……面无精光，头目自眩……舌卷缩如红丹，咽唾不得，足踝小肿……发直如麻、汗出不止……”以为心、肺、肝、肾、脾、胆、骨、血、肉、肠十绝之症，法在不治。此外又有痘疮七恶：一烦躁闷乱，谵妄恍惚。二呕恶泄泻，不能饮食。三青干

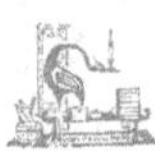

黑陷，塌痒破烂。四头面项肿，目塞口闭唇裂。五寒战咬牙，声哑色暗。六喉舌溃烂，食入即吐，饮水则呛。七腹胀喘促，四肢厥冷。谓七恶中但见一症，势不可为，盖亦甚言之耳。又陈实功与薛立斋各有创疡七恶之说，大抵谓疮疡而现脑、肺、心三候，即为恶象，呈现消化障碍亦恶象也。

生死之辨，如上已详。得其环中以应无穷，治法自在人耳。孟子曰：能与人规矩，不能使人巧。先人之遗训，规矩也，用其规矩以适方圆者巧法也。

按：生死之别，杨文罗例数十条，大略已备矣。总言之，以得神者昌，失神则亡；得谷则生，绝谷则亡；临床种种病象，当先观二目之有神、无神；神志之昏或清，其次诊脉之有、无、疾、数。目前，现代医学对死有一定检验标准，一般以心跳、呼吸停止，经抢救不能复苏者为死。有的属临床死亡现象可见数分钟或数十分钟心跳、呼吸停止，然仍有复活的可能，这需医者加以注意。我国古代华佗等名医能救活棺中产妇之死，或许即属此类。

(二)寤生

《左传》庄公寤生、惊姜氏：注以为开目生。夫生而目开，何所惊惶，此殆俗称闷脐生耳。当小儿难产，或生时冒寒者，生下即气绝不啼哭，万密斋称为寤生，千金方主张，用煖水一器灌之，须臾当啼。谓此由难产少气故也，又谓可以葱白徐徐鞭之即啼，西医对此证，主用冷水洗擦之。陈眉公闻见录云：太原王相公性生冷无气，母惊谓已死，有邻妪徐氏者，反复谛视良久，突曰此俗名卧胎生，吾能治之当活，活则当贵，但不免多病累阿母耳。

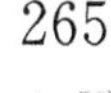

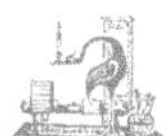

趣便治之，其法用左手掬儿，右手掴其背百余，递时嚏下而醒。

按：小儿临产时由于难产、滞产等种种原因而引起窒息，假死，急需吸出小儿口中羊水或粪块，并提起小儿双腿倒悬，捶拍背部，即刻可听见啼哭，则小儿复苏，此为产妇之常法。

（三）吕海痛骂庸医

道山清话载："熙甯四年，吕海表乞致仕，有曰：臣本无宿疾，偶值医者用术乖方，不知侯有虚实，阴阳有逆顺，诊察有标本，治疗有先后，妄投汤剂，率伍情意，差之指下，祸延四肢，寖成风痹，遂难步行，非徒殚跖戾之苦，又将虞心腹之变，势已及此，为之奈何！虽然一身之微，固未足恤，其如九族之讬，良以为忧，是思逃禄以偷生，不俟引年而还致。"吕献可之斥庸医，可谓至矣。

按：庸医古今皆有，为昏庸无能，杀人而不见血之罪人；孙思邈责为"含灵巨贼"。其著有《千金方》和《千金翼方》意为人命之重，贵于千金，一方济之，德踰于此。庸医者一为不学无术而企踵权豪。二为唯利于性命之上，邀射名誉。而治病虚虚实实，不求其本，但饰其末。至于命归于庸医。吕献可之痛斥，足快吾侪之心也。

（四）司马光言医官劄子

嘉祐八年，哲宗病，医官朱安道等，治百余日而未愈。司马光道以朱安道等方术无效，奏请更医，连上二劄，中颇有可录者三端。

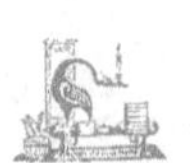

1. 宋医官之昏庸状　劄子云："僧志缘本不晓医，但以妖妄惑人于江淮之间，称诊人六脉，能知災福，今亦出

入于禁庭，叨忝章服，察其疗疾，实无所益。”此亦太素脉一类之妄谈，而宋朝居然奉为御医，可笑也。又云：“今闻诊御脉者，常以十数。工拙相杂，是非混淆。发言进药，更有倚伏，前跋后疐，左瞻右顾。虽有虑扁之术，将安所施？于是强者自青，弱者符会，雷同比周，共为诬罔。不顾圣体，但为身谋，但云脉气平和，脏腑无疾。然后旁侧众人，窃观形症，岂得为安。”此种“但为身谋”之医生，于今而未已也。

2. 青任医师之选择　信医不青，为病家大忌，司马光对此主张云：“凡用医之道，在谨择其人而青任之，然后良工得尽其术而功效可见。”

3. 医官考试制之怀疑　翁子云：臣闻向者朝庭选医官数人，皆委近臣试以难经灵素，考其通精。取合格者为医官。亦有不试而使与妄道等杂处共事者。夫良医有性识敏达，以平生所治之人，考其得失，探其精粹，得之于心，未必皆读书者也。亦犹诵诗书者岂尽能治民，读孙武者岂尽能行兵。今以难经素问试之，是徒得记诵之人，未尝得医人也。

按：扁鹊云：“人之所病，病疾多，而医之所病，病道少。故病有六不治”……“信巫不信医”为六不治之一。而昏庸者医、巫不分，此病者之大患。而医者“但为身谋”，不深究医术，所谓深究者亦空谈理论、不从实践，岂能治病起沉疴。杨氏所录三端，言中肯綮。

(五)元·许衡之医学研究

许文忠公衡，以纯儒为元代大师，余读其遗书，对医籍研究有独到处，是不可以不录。

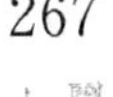
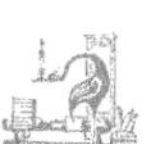

1. 公年谱云 “年七十有三，病晕，医诊之曰：‘偏阴偏阳之谓疾，今六脉皆平，先生其少瘳？’公曰：‘久病而脉平者不治，吾殆将不起乎。’遂不服药。”按年老久病，其脉应异，为脉证相符，今脉如平人，所以不起，许公之见，诚独到也。

2. 公与李生诗云 “人生寿夭本难齐，补养徒烦一例推。医到明时无百中，病方传处有千岐。医能宛转深求病，病解间关巧避医。生死于兹系天命，莫将天命责人为。防病须防未病时，临病休恃药能医。寸疮溃处全身死，一忽差来五脏危。禁盗莫如先禁博，存毛未必存胜皮。万般补养终成伪，只有操心是要规。”

按：“医到明时无百中”“临病休恃药能医”此非深知医道者不能言也。

3. 公论友人病症书云 “某顿首再拜复启，十六日承海简，知近日宿疾尚未痊愈，可胜忧想。桑根煎固治肺疾，然须从升降浮沉，多加时药，少加治药，以待秋凉，虽旦暮未有显效，而他日长养之气，渐有升发，则神秘汤辈，可以两服便验，斯理也，尝与遵道论之，甚不可以迂阔浅近之不信也。未知先生以为何如？”

又公与李才卿等论梁宽甫病症书云：“梁宽甫症候，右胁，肺部也。嗽而唾血，举动喘促者，肺症也。发热脉数，不能食者，火来刑金，肺与脾俱病也。脾与肺俱虚，而火乘之，其病为逆。如此者例不可补泻，盖补金则金与火相持，而喘嗽益增，泻火则虚火不退位，而痃癖反盛。正宜补中益气汤先扶元气，少以治病药加之，闻已用此药而不获效，意必病势苦逆，而药力未到也。尝与

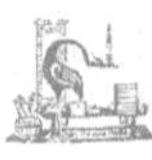

宽甫熟论，远期秋凉，庶就平复。盖肺病恶春秋火气，至秋冬则退也，止宜于益气汤中，随四时阴阳，升降浮沉，温凉寒热，及有见症，增损服之。或觉气壅，间服加减枳术丸，或有饮，间服局方枳术汤，数月后，庶逆气稍回。逆气回，则治法可施。但恐今日已至色青色赤，及脉弦脉洪，则无及矣。近世论医，有主河间刘氏者，有主易州张氏者。张氏用药，依准四时阴阳升降而增损之，正内经四气调神气之说。医而不知此，妄行也。刘氏用药，务在推陈致新，不使少有拂郁，正造造化新新不停之义。医而不知此，无术也。然而主张氏者，或未尽张氏之妙，则瞑眩之剂，终莫敢投，至失机后时而不救者多矣。主刘氏者，或未悉刘氏之蕴，则劫效目前，阴损正气，遗祸于后者多矣。能用二家之长而无二家之弊，则治庶几乎！宽甫病候，初感必深所伤食，当时消导不尽，停滞淹留，变生他症，以至于今。恐亦宜效刘氏推陈致新之意，少加消导药于益气汤中，庶有渐缓之期也。鄙见如此，未敢以为必然。惟吾才卿、元甫、子益共商论之。”

按：宽甫病系肺结核，而公诊断及治疗精当如此，其评张刘二家亦极确当，论病如此，求之前代大医，亦难多得。

4. 公序吴氏伤寒辨疑论云　先朝国医吴敏修著伤寒辨疑论，实得仲景伤寒之要。先生犹子璋，乱后独有其书，顷尝幸得而详读之，概见先生医学之妙。尝谓医方有仲景，犹儒有六经也，必先见于此，然后可与议医。然其文古，其义隐，学者读之，茫然不可涯涘。今是书辨

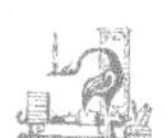

析疑似，类括药症。至发先贤之未发，悟后人之未悟，虽以愚之不敏，一读且有开益，彼专门业医者，得是说而推之，则所谓茫乎不可涯涘者，当了然矣。

按：古之儒者多通医理，许衡之论医学即此之谓，非精通轩岐之学者，不能论理至此；见其之论亦可侧知其于临床亦有丰富经验，故为一个学验并进之儒医，其晚年或许以医济世可进一步稽考。

（六）费密之医学著作

中国医好以儒医自任，实则金元以后，以通儒而习医者，为数甚鲜。元有朱丹溪，明有喻西昌、张景岳，清有尤在泾、徐灵胎、柯韵伯，如此而已。夫此诸贤，皆理解通明，绝无影响模棱之辞，遗著之为人传诵，非偶然已。但明清之交，其说开颜李之先导，以馀力读医，著有长沙发挥一卷，王氏诊论一卷，金匮本草六卷，伤寒口义二卷，共计十卷。惜无刻本行世。以费先生之学识衡之，其于医学，必有卓然可观者，而宝玉秘藏，竟未明世，殊足慨焉？先生名密，字此度。号燕峰。生于明天启五年，卒康熙三十八年。四川新繁人。

按：杨氏之记录，可供中医文献资料研究者收集之参考。

（七）橘黄

吾乡俗谚："九月橘子黄，郎中入书房。"此语实有所本，杨升菴集引："唐李伯珍与医帖云：'白金一铤，奉备橘黄之需。'始不晓所谓，及观读世说有：'枇杷黄，医者忙，橘子黄，医者藏。'乃知时使然耳。"然则橘子黄时，医生休闲，正因天气清凉，时病减杀故耳。

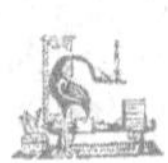

按:俗谚“夏郎中,冬裁缝”,喻其忙矣。秋令肃杀之气,夏月湿热蕴盛,春风冬寒,四时六淫,时时可袭人体而致病,民间俗谚说明四时季节疾病的变化,非绝然如此。又云“枇杷黄,医者忙”,此正是指夏初之季,时病之多发尔,然时病四时均有,而病之发生与客气交加,非时之气,正气强弱有关。

(八)虞悰引疾表

因病引退,上表乞准,见于前史已多,然绝无抒写病人胸臆者。南齐虞悰(字景豫,余姚人),因病乞退上表,文句无多,而出以胸臆,故可观,为钞录之,亦医林掌故也。文曰:“臣族陋海区,身微稽土。猥属兴运,荷窃稠私。徒越星记,终惭报答。卫养乖方,抱疾婴固。寝瘵以来,倏逾旬朔。频加疗治,未见瘳损。惟此朽顿,理难振复。乞解所职,尽疗余辰。”

按:“因病引退,上表乞准。”古今同风即今之“病退”,即因病退休离职养病也。

(九)简文帝之劝医文

梁简文以帝王之尊,著文劝医,博求医典,改善疗术,用心可谓仁矣。因录之,以为同仁告。——此文见文苑英华。

“天地之中,惟人最灵,人之所重,莫过于命。虽修短有分,夭寿悬天,然而寒暑反常,嗜欲乖节,故疟寒痟首,致毙不同,伐惟烂肠,推年非一,拯斯之要,实在良方。”(按:以上明医道之重要。)“故祇域(即印度)医王,明于释典,如来大师乃以医王为号,以如来能治烦恼病,不能治四大乖为故。亦有骚人之咏彭城(疑误),秦国之

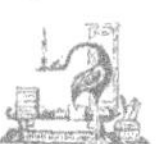

称和缓，季良之遇卢氏，虢子之值越人。爰至久视飞仙长生好道，蓄玉匣之秘，研紫书之奥，……能使业门之下，鼓响独闻，雍祝之旁，萧声犹在，周礼疾医，掌万民之疾，凡民之有病者，分而治之，岁终则各书其所治，而入于医师。知其愈与不愈，以为后法之戒也。（按：以上明古代崇尚医道）至如精研玄理，考核儒宗，尽日请谈，终夜讲习，始学则负墟尚溲，积功则为师乃著，日就月将，方称硕学。专经之后，犹须剧谈，网罗愈广，钩深理见，厌饫不瘠，惟日不足。……况医之为道，九部之诊甚精，百药之品难究，察色辨声，其功甚秘，秋辛夏苦，几微难识（按：以上明医与文儒相同，应努力研究）而比，（近世）之术者，未尝稽合，曾无讨论，多以少壮之时，涉猎方疏，略知甘草为甜，桂心为辣，便是宴驭自足，经方泯弃。同庾敳之读庄子，导孔丘之好周易。然而疾者求我，又不能尽意攻治。”（按：以上明世医之不学。）“假使不能为地，自可即为已益。所以然者，若无分贵贱，精加消息，以前验后，自可解之，日知所无，坐成妙术。而自已不能也，治疾者众，必以孟浪酬塞，恶之者多，爱之者鲜，是则日处百方，月为千治，未尝不轻其药性，任其死生，光革之功，于何而得。及其爱深亲属，情切友朋，患起羔育，痫兴府俞，虽欲尽其治功，思无所出，何以故，本不素习，卒难攻成故也。”（按：以上明努力与不努力之利害）“胡麻、鹿藿、只救头痛之疴，麦曲、芎䓖，暂救河鱼之疾，思不出位，事局辕下，医者欲求反死者于玄都，杨已名于绿帙，其可得乎。术道困穷，于斯已极，诚当善思此意，更兴其美，非直传名于后，亦是功德甚深。比夫脱一鸽于权衡，活万

鱼于池水，不可同日而论焉。”(按：以上明劝医之故)

按：医以救民之疾苦；梁·简文以帝王之尊而著文劝医，其目的乃为治国治民，文中从医药之重要性等方面予以劝说。此文于今亦有一定意义。

（十）医典之佚文

御览引云：“吕博少以医术知名，善诊脉论疾，多所著述。吴赤乌二年，为太医令，撰玉匮针经及注难经，大行于世。”此佚书也，录之以考之。

按：杨氏录此可供今日研究中医文献者及海内外藏书家研究参考。以为发掘祖国医学遗产作出贡献。

（十一）蒜发之宣发

今人年壮而发白者曰蒜发。蒜发二字，始见于北史慕客绍宗传中。唐陆德明说卦释文：“巽为寡发”云：“寡本作宣，黑白杂为宣发。”本草经芜菁子条云：“芜青子油涂头，能变蒜发。”辍耕录称：“人之年壮而发斑白者，俗称蒜发。”是蒜、祘、宣可通称云。

按：蒜、祘、宣，古代音同义通之例。杨氏作了稽考。蒜发为青年白发之谓，近已少见于书。

（十二）服食养生与魏武帝之影响

服食养生，盛行于晋唐二朝。而推其原始，实由魏武。千金方载魏武与皇甫隆令云：(皇甫隆令事博物杂志可参考)。

“闻卿年出百岁，而体力不衰，耳目聪明，颜色和悦，此盛事也。所服食施行导引，可得闻乎？若有可传，想可密示封内。”

故曹子建辨道论谓：“世有方士，吾王(魏武)悉所招

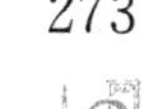
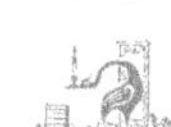

致，甘陵有甘始，庐江有左慈，阳城有郤俭。始能行气导引，慈晓房中之术，俭善辟谷，悉号三百岁。……余尝试郤俭，绝谷百日，躬与之寝处，行步起居自若也。夫人不食，七日则死，而俭乃如是，然不必益寿，可以疗疾而不惮饥馑焉。左慈善修房内之术，差可终命。然非有志至精，莫能行也。甘始者老而有少容，自诸术士，咸共归之。”据此可知当时魏武招集之多，故曰：“悉所招致。”博物志云：

“甘始、左元放（即慈）、东郭延年、行容成御妇人法，并为丞相（魏武）所录，间行其术，亦得其验。降就道士刘景受云母九子丸方，年三百岁，莫知所在，武帝恒御此药，亦云有验。”

博物志记魏武招致方士计十六人，并所录问，并验其术。惟子建以为：“本所以集之于魏国者，诚恐斯人之徒，挟奸宄以欺众，行妖隐以惑民，故聚而禁之也。……自家王与太子及余兄弟，咸以为调笑不信之矣。”（见辨道论），此子建自不信之耳，当时魏廷官僚，信奉者固甚多也。魏文典论云：

“颍川郤俭，能辟谷，饵茯苓。甘陵甘始亦善行气，老有少容。庐江左慈，知导引之术，并为军史。初俭至，市茯苓，价暴数倍。议郎李覃，学其辟谷，餐茯苓，饮水中寒，泄利殆至殒命。后始来，众人无不鸱视狼顾呼吸吐纳。军谋癸酒宏农董芬，为之过差，气闭不通，良久乃苏。左慈到，又竞受其导引之术，至寺人严峻往众问受，阉竖真无事于斯术也。人之逐声，乃至于是。”

曰“俭至茯苓价暴数倍”，曰“始来，众人无不鸱视狼

顾呼吸吐纳”。曰“左慈到，又竞受导引之术”，可信当时魏庭盛行一时，故曰：“人之逐声，乃至于是。”

按：此篇谈养生之术，当今极为提倡，是却病防老、健身延年的好办法。

其中所谈茯苓一物，孙思邈甚为推崇，适用极为广泛，是治病防病之良品，茯苓利湿健脾以治痰，为祛邪养正之品，仲景八味肾气丸中用之，后钱乙脱颖而出之六味丸亦用之。明·绮石《理虚元鉴》中认为“茯苓纯精之品，无以过之”。可广泛应用于一切虚损之证。清·叶天士更是心领神会，在其理虚案中有一半以上方用茯苓，因此此品不但养生保健，却是治病之上品。古今同一，至今茯苓对于治疗老年痰嗽、胸痹、肿瘤都证明有极好治疗效果，为补虚祛邪之常用药。

（十三）李渔之养生谈

李渔为清初明士，一生致力于歌曲，尤于工艺多所创造；晚年撰笠翁偶集，对颐养天和，实多独到之言，盖本其旷达之见，发为乐天之论，游戏人间，和以天倪，此近人所称乐天却病法也。

此书共分六章，第一行乐部，计分贵人、富人、贫贱人、家庭、道路、春、夏、秋、冬，随时即景等七项；行乐之法，大旨不外安分止足、行乎其素而已。第二止忧部，分①止眼前可备之忧，在乎安详。②止身外不测之忧，在详以省过，勤以砺身，俭以储费，恕以息争，宽以弥谤而已。第三调饮食，则语语精要，如爱食者多食，怕食者少食，大饥勿饱，大饱勿饥，怒时衰时勿食，倦时闷时勿食。第四节色欲，对快乐过情，忧患伤情，饥饱分殷，劳苦初

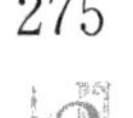
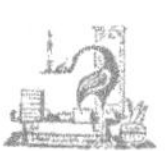

停，新婚乍御，隆冬盛暑诸时，均宜即止。第五祛病，则论病人自己处置法者，如谓："病未至而防之。"即预感期之自疗也谓"病将至而止之"。即管觉期之专心请医治疗也谓"病已至而退之"。即进行期之自己努力集中精神与医生共谋合作也。第六疗病大旨宗内经，临病人问所便之义，推论对病人不宜逆其所好，尤于鼓励病人之情绪。

此书出版于康熙初年，距今已四百年，而养生读精核如此，顾不为吾医界所称是医家之陋也。

按：李渔为歌曲家，而对养生之法所列六条从精神、情志、饮食、节欲、防病、治病等几方面加以论证弥足取法。

(十四)桓谭论养性无益

桓谭新论主养生不能长生，谓人之养生，譬诸麻烛，操护得法，可以尽燃，若益以油脂，则燃烧愈久，然尽性亦归于灭。若不加操护，不知转烛，或以风熄，或以烟熄，如人之遇病而无良医治疗以死也。故曰："人之有长，长之有老，老之有死，若四时之代谢，而欲变易其性，求为异道，惑之不解者也。"君山此说，自是通论，又曰："余与刘子骏言，养性无益，其兄子伯玉曰：'天生杀人药，必有生人药也。'余曰：钩吻不与人相宜，故食则死，非为杀人药也。譬若巴豆毒鱼，砒石贼鼠，桂害獭，杏杀猪，非天故为作也。"

按："养性不能长生"生长壮老死乃是新陈代谢之规律。故自秦始皇求仙药至今世上无神仙可觅，延年益寿，尽终天年，乃必养生，听天由命的宿命论，本身是唯

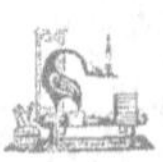

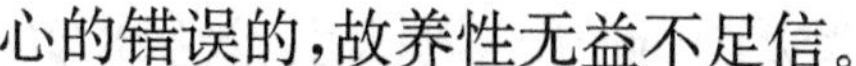
心的错误的，故养性无益不足信。

(十五)蔬食主义

中西人养生主张，有至相反者，即蔬食与肉食之争。吾国先哲主素味自养，以为甘脆肥美乃腐肠之药。而养生之要，在乎精神之健全。非如西人动辄以脂肪蛋白，竞取血食为食品者。神仙家以长生久视为目的，观其食品尽为植物，宋儒穷理之馀，间及养生，大抵皆主蔬食；佛教戒杀生，更无论矣。自俄人美突尼可夫，倡肠管自家中毒说后，欧人亦渐趋蔬食主义，今德国人尤信仰之，即横行一世之希特勒亦终身素食者也。美突尼可夫氏说：蛋白在肠分解辄能形成毒素，幸大部分被吸收而入肝脏，得以失去毒性，但其未被吸收者，则在肠而成病毒，近人研究心脏病，狭心症，心悸亢进，心动徐缓，不整脉，消化管性喘息，头痛，记忆力减退，中毒性神经炎，忧郁症藏躁，胃病性忧郁症，消化管性神经病等，皆基因于肠管自家中毒云。

肠管自家中毒之所以发生，在于肉食过多，蛋白分解而为毒素之故；我国哲人，无论为佛为道为儒，佥谓血食过久，能令精神昏惰，不能精进；然主张热量者，视人如机器，视食物如柴炭，以为血食热量高于一切，因而漠视蔬食，此机械唯物主义之极端者。吾尚徵诸动物，牛马食草，猫狗食肉，而牛马之精力，固甚伟大也。况蔬菜之含有脂肪蛋白淀粉者，何限奚必杀生而没得亏；夫蛋白的过多，将分解而为毒素，脂肪过剩，将壅积而变肥胖、中风、病风、糖尿、胃癌。胥由肥满而起，而蔬菜等此也。

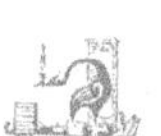

一切生活力，皆来自太阳，此为古今人共信之事实。素食中之叶绿素，纯由太阳造成，由叶绿素作为媒介，传入吾人及动物以无限之太阳力，即活力者。吾人食蔬菜外，此活力何由而得哉，近人研究叶绿素分子，与血液素极相似，同为碳、氧、氢之组成物，不过血液素中，有一铁原子，叶绿素中为一镁原子耳，而叶绿素入胃破裂后，产生一种类似石膏之物质，此为组成血液素之必要部分，蔬食有益于人类如是。某科学家，谓叶绿素破裂后，能增强细胞膜，入细胞中，可以增加细胞的抵抗力，可以阻止病菌之生长；美国医生且有制造叶绿素，以治年久创伤而收卓效者，由此可知蔬食之乡农，何以比肉食之市民，抵抗力强大之故矣。

按：蔬食主义即主张食用植物性食物，而少食动物性食物。这对养生防病是有一定意义的。杨氏多方引证虽未必全可足取，但亦说明多食植物性食物于人体有益。近人研究结肠癌的发病率，亦提到多食动物性食物者发病率较高。而植物性食物含有多种维生素。但亦非绝然，中医所谓“血肉有情”之品，对治疗虚损有一定伟效，较之“草木无情”之品为优也。

(十六)傅青主

阳曲傅青主，以湛深之学，为卓绝之行，持民族主义，不受清禄。清·李兆洛先生事略称先生既绝意世事，而家传故有禁方，乃资以自活……尚走平定山中，为人视疾，失足堕崩严，仆大惊哭、曰：死矣！先生旁皇四顾，见有风峪甚深，中通天光，百二十石柱林立，则高齐所书佛经也，摩娑终日出，欣然妄食，其嗜奇如此，顾寗

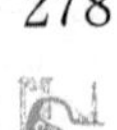

人尝曰:“萧然物外,自得天机,吾不如傅青主。”吾尝慨医界少逸品,宋有庞安常,可谓逸矣!但不免浪漫,而流于荒唐,若先生则天半朱霞,可望而不可即矣。

世有傅青主女科,实系清初,陈士铎石室秘箓之女科部分,盖访贾假先生之名,以欺世耳!此访贾卿为,比对陈氏原书,便知一字不遗者,然先生实有医学著作,惜为文名所掩,未见行世;张元奇叙社子良药园医案云。

余曾在张变君待郎,许一见傅青主医案矣!凡请诊脉者,必具病状,亲为照勘,纸尾先加案语,后列方,青主书法雄伟,而体察病状,审量方药,至详且慎,真可宝贵,书厚盈寸,医案与家书参错粘附,似后人为之搜辑者,变君殁后,不知此本散落何处。

按:杨氏提出一个独特的见解:认为《傅青主女科》系托名而已。此书实同于陈士铎《石室秘录》而一字不差。但杨氏亦认为傅青主是位有名医家,留有傅青主医案,惜未得传。

(十七)朱丹溪与葛可久

我国学术史上之闻人,得同时间,相互切磋之益者,殆不胜记,尤以文学界为尤著,然独医界缺如也。华佗与仲景同时,而不相闻;叶天士与徐灵胎同里而不相识;喻西昌与张景岳同时而不相问此皆千百年同时并时并出之人材而各各不相闻问,岂真交通梗之耶?抑负高自慢,不肯互见耶?不得其解矣?惟徐祯卿异林记云。

朱彦脩尝治浙中一女子瘵且愈,惟颊上两丹点不灭;彦脩技穷,谓主人曰:“须关中葛公耳!然其人雄邁不羁,非子所能致也,吾遗书往彼必来。”主人悦,具供帐

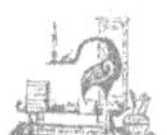

舟楫以迎，使至，葛公方与众搏大叫，使者俟立中庭，葛公瞪目视之曰："尔何为者？"使者奉牍跪上之，葛公省书不谢客行，亦不返舍，遂登舟，此至，彦脩语其故，出女视之。可久曰："法当刺两乳。"主人难之，可久曰："请覆以衣，援针刺之。"应手而减。主人赠遗甚丰，可久笑曰："吾为朱先生来，岂责尔报邪？"悉置不受。

呜呼！千百年来，医界名宿，互相推崇而不攻讦者，只朱葛两人耳。

按：杨氏此则医话，虽记的是朱、葛会诊之实录，然披露中医界之陋习。逊思邈《千金方》"大医精诚"中说："凡大医治病，必当安神定志，无欲无求……夫为医之法，不得多语调笑，谈谑喧哗，通说是非，议论人物，衒耀声名，訾毁诸医，自矜己德。"朱、葛二氏之医德，实为当今中西医界的楷模，不能压抑人家以见己高，而需互相学习，取长补短，共同提高，"一心赴救"而为"济生大医，反此则是含灵巨贼"，当今不可不戒。

(十八)朱晦菴论避疫

朱子全集伤寒漫记中，有论避疫一篇，蔼然仁者之言，急录之以告今人，其言曰："俚俗相传，疫疾能传染，人有病此者，邻里断绝，不通讯问，甚者虽骨肉至亲，亦或委之而去。伤俗害理，莫此为甚。或者恶其如此，遂著书以晓之，谓疫无传染，不须畏避，其意善矣。然其实则不然，是以闻者莫之信也。余尝以为诬之以无染而不必避，不如告之以虽有染而不当避也。盖曰无染而不必避者，以利害言也。曰虽染而不当避者，以恩义言也。告之以利害，则彼知不避者，信吾不染之利害而已，不知

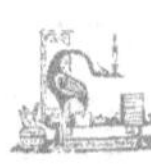

恩义之为重也。一有传染焉，则吾说将不见信，而彼之避也惟恐其不速矣。告之以恩义，则彼之不避者，知恩义之为重而不忍避也。知恩义之为重而不忍避，则虽有染者，亦知吾言之无所欺，而信此理之不可违矣。抑染与不染，似亦系于人心之邪正，气体之虚实，不可一概论也。吾外太公祝公少时，邻里有全家病疫者，人莫敢亲，公为煮粥药，日走其家，遍饮病者而后归。刘宾之官永嘉时，郡中大疫，宾之日遍走视，亲为诊脉，候其寒温，人与药饵，讫事而去，不复盥手。人以为难，后皆无恙云。”

按：疾病的发生，总其要，不外乎正气的强弱和病邪的轻重，即邪、正的斗争。《素问·评热病论》说“邪之所凑，其气必虚”，故正气虚是形成疾病主要原因，外邪乃是致病条件。当然外邪在一定条件下亦很重要，《素问·刺法论》说：“黄帝曰：余闻五疫之至，皆相染易，无大小，病状相似，不施救疗，为何可得不相移易者？岐伯曰：不相染者，正气内存，邪不可干，避其毒气。”这里明确地指出了疫病具有传染性，要免于疫病感染，除了正气存内外，还必须避其邪毒，这是事物二方面。朱氏论避疫，实是内经此论的心法要诀，也阐明了人道主义的救死扶伤论。

（十九）彩线避疫之俗

1933年春，吾浙东西盛行脑膜炎，死者甚多。民间以彩线、黄布袋悬于小儿颈上，以为可以避疫，流行一时，甚则壮年亦为之，可笑也。考以彩线避疫，由来已久。汉应劭风俗通义云：“夏至著五彩避兵，题曰：‘游光厉鬼，知其名者无温疾……又永康中，京师大疫，云厉鬼

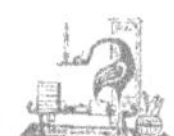

字野重游光……其后岁岁有病，人情愁布，复增题之，冀以脱祸。”即彩线避疫之原始也。

按：迷信与科学，相辅相成，科学不明，迷信盛行。彩线避疫则是一例。事出有因，据目前民间流行，端午节辟邪除病人人挂佩香袋，亦以彩线挂之，据云可以防病除虫，实同出一辄。还有喝雄黄酒之类……也迷信之所为。

(二十)清初之防疫法

俞理初癸已存稿云：“国初有查痘章京，观旗人痘疹，及内城民人痘疹移之政令，久久事乃定。”此即今卫生行政之隔绝传染法也，清初对此严厉执行即皇子亦不能免；如康熙六十年谕云：“世祖章皇帝，因朕幼年时未经出痘，令保母护视于紫禁城外，父母膝下未得一日承欢，此朕六十年抱歉之处。”

又存稿云：“康熙时，俄罗斯人遣人至中国学痘医；由撒纳特衙门，移会理藩院衙门，在京城肆药。盖其时牛痘接种术未发明，而中国已有吹鼻种痘法也。”

按：天花的防治中国发明最早，吹鼻种痘分二种，一为旱苗法，以痘痂研细粉用之。另为水苗法，痘痂加人乳或水，棉裹塞鼻。

(二十一)医界中之逸品——庞安时(字安常)

常叹医界，独少逸品，奔走形势之门，耽逐锱铢之利，彼此攻击，尔我相夸，千百年来，殆成风气。章太炎，品第职业高下为十六等，而医居十二等以下，非无故也；而宋·庞安时，独以逸闻，澹小亲讥称：“庞安时蕲州蕲水人也，隐于医，四方之请者，日满其门，安时亦饶于田产，不汲汲于利，故其声益高，余常见其远自金陵过池

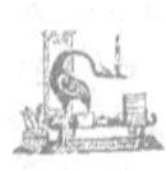

阳，先君命余往谒之，随引四五大官舟，行李之盛，侔部吏者。一舟所载声乐也；一舟辎重也；一舟厨传也；一舟诸色艺技人，无不有也；然其人自言重听，不肯入京，或谓不然，医之妙，亦近世所无也。”

东坡志林称：庞安常为医，不志于利。得书法古画，喜辄不自胜。九江填道士，颇浮其术，与余用药，无以酬之，为作行草数纸而已，且告之曰：“此安常故事，不可废也。”

按：医界中流弊古今皆然，仲景《伤寒论·序》说：“怪当今居世之士，曾不留神医药，精究方术……但竞逐荣势，企踵权豪，孜孜汲汲，惟名利是务，崇饰其末，忽弃其本，华其外而悴其内。”当今亦有一些不学无术之流，阿谀逢迎，投人所好，置人命于无关，如此之辈，还不若庞安时之避世之士，自得其乐，吾行吾素为上策耳。然庞安时之避世当今亦不足取，但在当时是难得可贵的。

（二十二）医自备药

古之医生，皆自备药，如今西医亦然。隋唐以后，药品日多，医者不能自备，于是乃有药肆司其事者；汉时卖药之韩康，则非药肆，而似今草泽医也；宋赵金时《候鲭录》记王彦伯售药之事云：“王彦伯医名既著，列三四灶煮药于庭，老幼塞门而来请，彦伯指曰：热者饮此，寒者饮此，风者气者，各饮此。皆饮之而去。效者各负钱而酬，不来者亦不责之，其长者之流欤。”按千金方，有彦伯方，殆隋时人也。

按：医者除诊外常须识药。医自备药，则识药性，懂炮制，制药品；而于临床运用则更明确；当今医者，不识药者多，坐堂应诊，故有开白头翁几只之笑料。

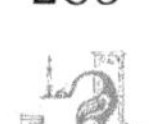

(二十三)沈存中之药谈

沈存中括,为宋博学之士,以余力治医学,著有沈氏良方,今所传苏沈良方,为后人取东坡论医诸说,附刊存中良方之后而名之,固乃为沈氏书也。其自序良方,有辨疾、治病、饮药、处方、别药五难,说皆精,可以垂世,而论处方别药二段,尤别有心得,如论处方之难云:

“世之处方者,以一药为不足,又以众药益之,殊不知药之性,有相使者,有相反者,有相合而性易者,方书虽有佐使畏恶之性,而古人所未言,人情所不测者;庸可予哉。如酒于人,有饮之踰石而不乱者,有濡吻则颠眩者,漆之于人,有终日搏漉而无害者,有触之则疮烂者,焉知药之于人,无如此之异者,此禀赋之异也。南人食猪鱼以生,北人食猪鱼以病,此风气之异也;水银得硫黄而赤如丹,得矾石而白如雪;人之欲酸者,无过于醋矣,以醋为未足,又益之以橙,二酸相济,宜其甚酸而反甘;巴豆善利也,以巴豆之利为未足,而又益之以大黄,则其利反折;蟹与柿尝食之而无害也,二物相遇,不旋踵而呕;此色为易见,味为易知,而呕利为大变,故人人知之。至于相合,而知他藏致他疾者,庸可易知耶!如乳石之忌参术,触者多死,至于五石散,则皆用参术,此古人处方之妙。而世或未喻也,此处方之难四也……橘过江而为枳,麦得滋而为蛾,鸡踰岭而黑,鸖鸽逾岭而白,月亏而蚌蛤消,露下而蚊啄坼,此形器之易知者也,性岂独不然乎。予观越人艺茶畦稻,一沟一陇之异,远不能数步,则色味顿殊。况药之所生,秦越燕楚之相远。而又有山泽膏瘠燥湿之异,禀岂物物尽其所宜。又素问阳明在天,则花实

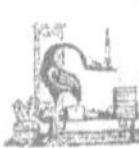

戕气，少阳在泉，则金石失理；如此之论，采掇者固未尝悉也。抑又取之有早晚，藏之有焙眼，风雨燥湿，动有槁暴，今之处药，或有恶火者必曰之而后咀，然安知采藏之家不常烘煜哉，又能必乎，此辨药之难五也。”

上论特异性，地方性及药物拮抗性，协同性诸点，皆发千百年来之朦胧者。

按：近代医古文亦有选此文。

(二十四)杭世骏论脉分左右之谬

钱塘杭世骏，以博学而旁究医术，其序重刊江瓘名医类案也，有论脉一段，斥驳人迎气口分画之谬，其言曰：

“身伪王叔和之脉诀行，左为人迎，右为气口，庸医奉为科律，二语不知其何本也。六节藏象云：人迎阳脉，气口阴脉，可言阴阳，不可言左右也。人迎在结喉之左右，气口即寸口，亦曰脉口，为诸脉之总汇，在手鱼际之后一寸，人迎有左右，气口亦有左右，明于人迎气口，则知四经十二从，以通于十二原，以贯于三百六十五气穴，三百六十五经络，所谓钩毛弦石滑，与夫春弦夏钩秋浮冬沉者，洞若观炎矣。”

杭氏所论虽非尽合，然以辟左人迎右气口之说，已殚乎有余矣。

(二十五)朱子论事亲学医

朱子语录云：“问人子事亲学医如何，曰最是大事，今有璞玉于此，必使玉人雕琢之，盖百工之事，不可使一人兼之，故使玉人雕琢之也。若更有珍宝物，须是自看，必不肯任其自为也。今人视父母病，乃一任医者之手，

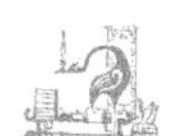

岂不害事，必须识医药之道理，别病是如何，药当如何，故可任医者也，或曰已专能尽医者之术，或偏见不明，适兴害事奈何？曰：且如识图画人未必画得出画工然，他却识别得工拙，如自己曾学，今医者说道理，便自见得，或已有所学，亦要说与他商量。”此段大意，不误为人之子者稍识医药卫生之道，固甚切要者。

按：医药普及，一般常常需人人能知，这于防病治病大有俾益。科学发展，文化益明，医药亦须人人皆知。益寿延年，需自行调摄，请医治病，亦能遵医之嘱，不致任性摆弄。

（二十六）石介之选医诗

宋石介有哀邻家一诗，讥选医无识，颇中肯綮诗云：

邻家不选医，医无救病术，朝一医工入，暮一医工出，有加而无瘳，皇皇不安室，吁嗟邻家愚，予为病者恤，瞽医一日更千人，盲药何能疗沉疾。

按：古时医生分高低，名医诊费高贵，病家信任。问疗效之好坏，看医术之高低，病家方肯选医。石介选医诗，一是披露庸医之无能，二是指病家不善于选医。然选医之事，亦不能见异思迁或一日易数医，使医者无所适从。作为病家应让医生细之推敲，慢慢摸索，所谓欲速则不达也。

（二十七）苏子瞻之眼医诗

前代名人，以诗文赠谢医人多矣。大抵泛而不切，华而不实，独苏子瞻赠眼医王彦若一诗，则近写实。并见当时眼科技术之一般云。

针头如麦芒，气出如车轴，间问脉络中，性命寄毛粟，而况清净眼，内景含天烛，琉璃贮沉瀣，轻脆不任触，

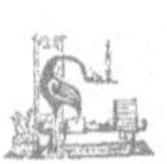

而子于其间，来往施锋镞，笑谈纷自若，观者颈为缩，运针如运斤，去翳如折屋，常疑子善幻，他技杂符祝，子言吾有道，此理君未瞩，形骸一尘垢，贵贱两草木，世人方重外，妄见瓦与玉，而我初不知，刺眼如刺肉，君看目与翳，是翳要非目，目翳苟二物，易分如麦菽，宁闻老农长草更伤穀，鼻端有余地，肝胆分楚蜀，吾于五轮间，荡荡见空曲，如行九轨道，并辔无击毂，空花谁开落，明月自朏朒，请问药全堂，忘年先尊宿（原注汪彦若药全先生门下医也）。

按：苏子瞻之眼医诗，其中是记录眼病手术的经过，说明苏氏观察之精细。苏氏之论，可知其于医理亦是通晓的。

（二十八）眼科来自异域

眼科医术，仲景以前无闻也；孙思邈集千金方时，稍有记载，其术至粗浅也。世传龙树眼论一卷，宋史有著录，文辞古雅，极有系统，非出零碎之辑，与外台秘要谢道人论相出入，而证治之法，针镰之术，目之部位定名，其精微特出，与当人国人之所辑迥异。其来异域，较然可知，龙树菩萨，或为託名。而其书非国产，固可信也。其有“波斯之法与汉土用法不同”等语，可知为隋唐间人传录异国者，白香山病目诗云：“案上漫铺龙树论，盒中空撚决明丸。”殆谓此也。隋志有龙树菩萨药方四卷，或为是书之滥觞欤。

按：眼科来自异域，为杨氏一人之见。据中医眼科考证，不足取信。

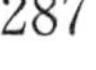

（二十九）医药未分业前之现象

中国内科医工，盖有三变，药囊刀圭备诸一身，行走四方者，为行医时代。登门应诊，随与药物者，为坐医时代。唐宋以后，民间药肆纷立，医工于是只负诊病疏方之责，而与药物配方分途矣！宋赵令畤侯鲭录云："王彦伯，医名说著，列三四灶于庭，老幼塞门而来请，彦伯指曰：热者饮此，寒者饮此，风者气者各饮此，皆饮之而去，效者各负钱而酬，不来者，亦不责之。"此业医时代之现象也，考千金方，有王彦伯方，则王殆隋时，或隋以前之人欤。

按：医药本不应分家，原本医药一本，后有分合，这是历史、科学社会之发展所造成；今亦医药分家，其害非浅，不可言也。

（三十）北魏之医药社会政策

北魏以胡人入主中华，为虑华人反抗，常实行社会改良政策，如施行均田制也，摧抑豪强也，所以笼络人心者，颇注意之。而医药之社会政策，亦其一也；魏书显祖本纪，皇兴四年春三月诏曰："朕思百姓病苦，民多非命；明发不寐，疚心疾首。是以广集良医，远采名药，欲以救护兆民，可宣告天下：民有病者，所在官司，遣医就家诊视，即使药物，任医量给之。"令医生到病家诊疗，且与药物，此为古今所未有之事，造福人类，奚待言者，元史食货志言：立惠民药局，官给钞本，月营子钱，以备药物，择良医主之，以疗贫民，嗣后胡元亦尝行此，然范围，只及贫害，其不善遍可知。又百官志云：广惠司……掌修制御用药物及和剂，以疗诸宿卫士及在京孤寒者，此则今通行施医局一类办法也。

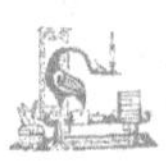

按：国家管理医药，利国利民。此则简短记录可见一斑。由于国家管理医药，亦使医药事业之发展，如唐

新修本草，宋惠民良方，清医宗金鉴等乃是著名的国家统一编纂的医药专著，于医学发展起了很大作用。

(三十一)宋元之医学国家管理制度

中国药学自来视为世业，私人传授，国家不过问也。唐太医署虽谓有助教，然传授限于生徒，非所云医学制度也。宋初宏开太学，学制大备，太医局乃制提举一，判局二，判局选知医事者为之，科置教授一，选翰林医官以下，与上等学生及在外良医为之，学生常以春试，取合格者三百人为额，太学律学武学生诸营将士轮往治之，各给印币书其状(即治疗报告书)。寒终，稽其功绪，为三等等第补之；上等月给钱十五千，毋过二十人；中等十千，毋过三十人；下等五千，毋过五十人；失多者罚黜之(见宋史职官志)。观此固俨然可称为医学制度矣，及徽宗崇宁二十年，乃正式立医学，昔之隶太常寺(犹今内务部)者，改隶国子监(犹今大学院)，置博士正录各四员，分科教导，纠行规矩。立上舍四十人，内舍六十，外舍二十，斋各置长谕一人(见宋史选举志)。此则与今之医科大学具体而微矣。及南渡后，于置医学以外，且举附试、省试、别试以选拔之。今南雅堂业书，有太医局程文，可以窥见当时医学考试制度之大概。

元代虽不继发展医学，然取缔医生之官令颇严，元史形法志云："诸医人于十三科内，不能精通一科者不得行医。""太医院不精加考试，辄以私妄举充随期，太医及内外郡县医官，内外郡县医学不依法考试，辄纵人行医者，并从监察御史廉访司察之。"时下医生不读历史，闻举行中医考试之说而愤然，不知医司人命，不严格取缔，

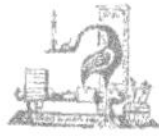

在行医者固便利矣，而病人受枉无穷也。

按：医学实行考试制度，择优录用，按劳取酬，促使医术的提高，这是一种积极有效的措施。医学分科，更有利于医学向精专深难进军。然目前中医很少分科，而以“中医科”名之。或分简单的“内、妇、儿”，范畴日趋缩小，反不如昔，长此以往，中医有消亡之危，吾辈须奋发自强，已责无旁贷。

（三十二）吾国医院之雏形

北魏诸帝，对社会政策颇知注意，非仅推行均田而已；如宣武谓曰：“朕垂乾御历，年周一纪，而道谢擊壤，教惭刑厝，至于下民之茕鳏疾苦心常愍之，此而不恤岂为民父母之意哉，可敕太常于闲暇之处，别立一馆，使京畿内外疾病之徒，咸令居处，严敕医署，分师治疗，考其能否而行赏罚。”（见魏书宣武帝记）此今国立之中央医院也。又李亮传云：“曾就沙门僧坦，研习众方各尽术，针灸授药莫不有效，徐竞之间多所救邮，四方疾苦不远千里竟往从之，亮大为厅事，以舍病人，停车与于下，时有死者，则就有棺殡，亲往弟视，其仁厚若此。”此今私人设立之医院也。

（三十三）汉晋权量差别

晋裴颜传“颜通博多闻兼明医术，荀勖之脩律度也，捡得古尺，短世所用四分有馀，颜上言宜改诸度量，若未能悉革，可先改太医权量，此若差逢，遂失神农岐伯之正，药物轻重，分量乖互，谓可伤夭，为害尤深，古寿考而今短折者，未始不由此也”云云。

按：古今权量之差，历代有所考证，以仲景方来说古之一两今之三钱许。后世也代有变迁，此篇仅言汉晋耳。

(三十四)药杀狱囚之惨

南齐书王僧虔传云"郡县相承,有上汤杀囚",此与秘密杀害无异,实惨事也。僧虔为此上书请禁,但不知当时狱医为何忍下手耳,王疏云:"汤本以救疾,而实冤暴或以肆忿,若罪必入重,自有正刑,若去恶宜疾,则应先启,岂有死生大命,而潜制下邑(即权暗操郡县意),愚谓治下囚病,必先刺刺郡,求职司与医共诊验,远县家人省视,然后据理,可使死者不恨,生者无怨。"按王传"郡县相承"四字观之,则药杀狱囚,由来久矣。惨哉!

按:药以治病救人,药杀狱囚,非为正刑,杨氏录此,以痛击封建狱医之残忍。

(三十五)瞑眩即药物副作用之意

中医不好用毒药?其意可取也。然真欲治病,非用毒药不可。尚书说命工:"若药不瞑眩,厥疾勿疗。"孔颖达传:"服药必瞑眩极,其病乃除。"正义曰:"瞑眩者令人愦闷之意也。"是瞑眩者正药毒发作之谓,方言云"凡饮药而毒,东齐海岱间,或谓之瞑,或谓之眩"是也。周礼天官:"医师上士二人,下士四人,府二人,史二人,徒二十人,掌医之政令,聚毒药以供医事。"亦古人不废毒药之证。

按:毒药攻邪,内经早有明训。但今人已不复或少用毒药以治病,甚为可惜之事。如马钱子治风痹,水蛭之破瘀,蜈蚣之祛风其效卓著,但今人往往谈虎色变,望而生畏,而每以甘药轻浮之品应付;这不利于发展和提高中医事业。

(三十六)唐代医生兼营化妆品业

近史学家称唐为汉族新生时代,其时不仅力征经营，威振国外，即其生活水平，亦超越各时代以上，观唐代医生之兼营化妆品业便知其说非虚。

千金方、外台秘要二书记载，当时通行之化妆品，约分五种：

1. 曰面脂　亦称面膏，所以润泽颜面，如今之雪花膏然。其配合之药，芳香如白芷杜蘅麝香丁香之属，润滑如桃仁杏仁白及之属，脂肪如羊髓猪油之属，和合为之。

2. 曰澡豆　取以洗手，亦称手膏，使手润白者，大豆为主，配以香药及脂肪为之。

3. 曰口脂　以红蓝花为主，和以香药，制为膏，盛于盒内，如今西人所售之口香然。若其香之不甚者，取以涂唇，名唇脂，又有造胭脂法，则有色有香。

4. 曰衣香　纯用芳香药，分为二种：一以包装裹衣，一则燃之薰衣。

5. 曰化面　有二种：一为去面皰，雀斑之粉；一为面粉，以水银为主，即近世所谓宫粉。

此外尚有生发膏，染发膏，皆化妆品也。千金外台，皆专辟一卷记之，并云："面脂手膏衣香澡豆，士人贵勝，皆是所要，然今之医门，极为秘惜，不许子弟泄漏一法，至于父子之间，亦不传示。"夫称"士人贵胜，皆是所要"可以知当时之风行，至于医门，不许泄漏一法，父子之间，亦不传示，可以知当时化妆品业，为医门专营国利之事，故千金翼方曰"圣人立法欲使家家悉解，人人自知，岂使愚于天下"因公布云。

按：录之供诸君参考，以广见闻。

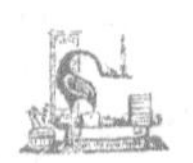

跋

辛酉冬，《潜厂医话》书成，编者责余一言。既览徐、姜俩老所撰序，详议医话之源流，缕析全编之大意，至当。金玉在前，自揣浅薄，本不敢更加蛇足。忽忆及一段旧事，爰赘数语而归之。余之知杨则民先生，盖因先师丁济民先生故。二十二年前，丁师来函，嘱收集杨公资料；并郑重告以吾国医界中，能熔中西医学暨古今哲学于一炉者，杨公实为千古一人。后余得杨公挚友许勉斋医师之助，录万余言，寄奉丁师。由此可见，丁师实杨公之知音也。今杨公得见重于时，而丁师墓门已拱，思之不禁泫然。杨则民先生，浙江诸暨人，自幼颖悟，笃志劬学，古今中外之书无所不读。后接受进步思潮，从事革命活动，曾两度以此入狱。铁窗无所事，遂悉心研究中西医药，朝斯夕斯，迺成绝学。当代之倡中西医结合，并亲付之实施者，以吾浙之杨则民、施今墨为最早。若论临症，施公略长；至于理论，杨公尤为博雅。所著《内科学讲义》等，真可谓中西汇通矣。杨公于医学之外，益以哲学，其说理之透彻，行文之流畅，素为学者所共推。

所著"内经哲学之检讨"一文，先后有十余种医刊转载，一时无两。至于杨公之热心中医事业，奔波呐喊，种种事迹，世所共知，则又不待余言之也。不敢言题，聊赘数语，以志景仰云尔。

闽榕后学林乾良谨跋于浙江中医学院

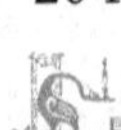